“十四五”国家重点出版物出版规划项目

转型时代的中国财经战略论丛

医药科技创新体系构建与实证研究

——以山东为例

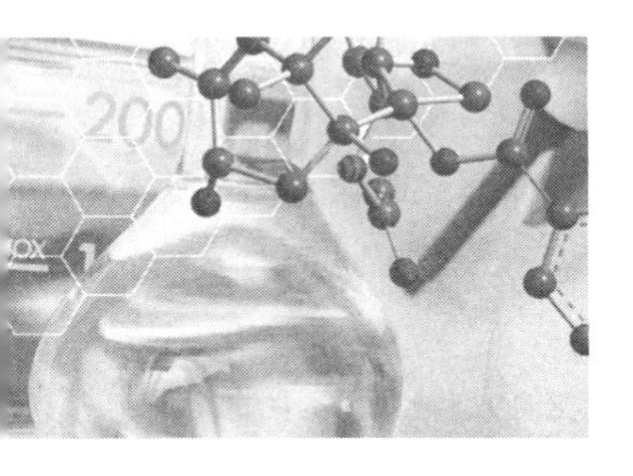

The Design and Empirical Research for a Pharmaceutical Innovation System

赵友春 编著

中国财经出版传媒集团

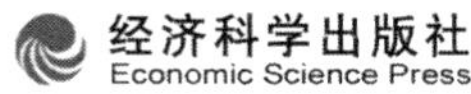

图书在版编目（CIP）数据

医药科技创新体系构建与实证研究：以山东为例/赵友春编著．—北京：经济科学出版社，2021.9
（转型时代的中国财经战略论丛）
ISBN 978 - 7 - 5218 - 2872 - 6

Ⅰ.①医…　Ⅱ.①赵…　Ⅲ.①医药学 - 技术革新 - 研究 - 山东　Ⅳ.①R

中国版本图书馆 CIP 数据核字（2021）第 187804 号

责任编辑：宋　涛
责任校对：蒋子明
责任印制：范　艳

医药科技创新体系构建与实证研究
——以山东为例
赵友春　编著
经济科学出版社出版、发行　新华书店经销
社址：北京市海淀区阜成路甲 28 号　邮编：100142
总编部电话：010 - 88191217　发行部电话：010 - 88191522
网址：www. esp. com. cn
电子邮箱：esp@ esp. com. cn
天猫网店：经济科学出版社旗舰店
网址：http：//jjkxcbs. tmall. com
北京季蜂印刷有限公司印装
710×1000　16 开　25.25 印张　400000 字
2022 年 1 月第 1 版　2022 年 1 月第 1 次印刷
ISBN 978 - 7 - 5218 - 2872 - 6　定价：88.00 元
（图书出现印装问题，本社负责调换。电话：010 - 88191510）

总 序

《转型时代的中国财经战略论丛》是山东财经大学与经济科学出版社合作推出的“十三五”系列学术著作，现继续合作推出“十四五”系列学术专著，是“‘十四五’国家重点出版物出版规划项目”。

山东财经大学自2016年开始资助该系列学术专著的出版，至今已有5年的时间。“十三五”期间共资助出版了99部学术著作。这些专著的选题绝大部分是经济学、管理学范畴内的，推动了我校应用经济学和理论经济学等经济学学科门类和工商管理、管理科学与工程、公共管理等管理学学科门类的发展，提升了我校经管学科的竞争力。同时，也有法学、艺术学、文学、教育学、理学等的选题，推动了我校科学研究事业进一步繁荣发展。

山东财经大学是财政部、教育部、山东省共建高校，2011年由原山东经济学院和原山东财政学院合并筹建，2012年正式揭牌成立。学校现有专任教师1688人，其中教授260人、副教授638人。专任教师中具有博士学位的962人。入选青年长江学者1人、国家“万人计划”等国家级人才11人、全国五一劳动奖章获得者1人，“泰山学者”工程等省级人才28人，入选教育部教学指导委员会委员8人、全国优秀教师16人、省级教学名师20人。学校围绕建设全国一流财经特色名校的战略目标，以稳规模、优结构、提质量、强特色为主线，不断深化改革创新，整体学科实力跻身全国财经高校前列，经管学科竞争力居省属高校领先地位。学校拥有一级学科博士点4个，一级学科硕士点11个，硕士专业学位类别20个，博士后科研流动站1个。在全国第四轮学科评估中，应用经济学、工商管理获B+，管理科学与工程、公共管理获B-，B+以上学科数位居省属高校前三甲，学科实力进入全国财经高校前十。工程学进入 ESI 学科排名前 1%。“十三五”期间，我校聚焦内涵式发展，全面实施了科研强校战略，取得了一定成绩。获批国家级课题项目 172 项，教育部及其他省部级课题项目 361 项，承担各级各类横向课题 282 项；教师共发表高水平学术论文 2800 余篇，出版著作 242 部。同时，新增了山东省重点实验室、省重点新型智库和研究基地等科研平台。学校的发展为教师从事科学研究提供了广阔的平台，创造了更加良好的学术生态。

“十四五”时期是我国由全面建成小康社会向基本实现社会主义现代化迈进的关键时期，也是我校进入合校以来第二个十年的跃升发展期。2022 年也将迎来建校 70 周年暨合并建校 10 周年。作为“十四五”国家重点出版物出版规划项目，《转型时代的中国财经战略论丛》将继续坚持以马克思列宁主义、毛泽东思想、邓小平理论、“三个代表”重要思想、科学发展观、习近平新时代中国特色社会主义思想为指导，结合《中共中央关于制定国民经济和社会发展第十四个五年规划和二〇三五年远景目标的建议》以及党的十九届六中全会精神，将国家“十四五”期间重大财经战略作为重点选题，积极开展基础研究和应用研究。

与“十三五”时期相比，“十四五”时期的《转型时代的中国财经战略论丛》将进一步体现鲜明的时代特征、问题导向和创新意识，着力推出反映我校学术前沿水平、体现相关领域高水准的创新性成果，更好地服务我校一流学科和高水平大学建设，展现我校财经特色名校工程建设成效。通过对广大教师进一步的出版资助，鼓励我校广大教师潜心治学，扎实研究，在基础研究上密切跟踪国内外学术发展和学科建设的前沿与动态，着力推进学科体系、学术体系和话语体系建设与创新；在应用研究上立足党和国家事业发展需要，聚焦经济社会发展中的全局性、战略性和前瞻性的重大理论与实践问题，力求提出一些具有现实性、针对性和较强参考价值的思路和对策。

山东财经大学校长

2021 年 11 月 30 日

前　言

医药经济发展事关国家兴旺、人民健康。2021年3月23日，习近平总书记在福建考察时指出："现代化最重要的指标还是人民健康，这是人民幸福生活的基础。把这件事抓牢，人民至上、生命至上应该是全党全社会必须牢牢树立的一个理念"。党中央、国务院高度重视医药创新发展工作，早在2007年《国家中长期科学和技术发展规划纲要（2006—2020）》就规划了"重大新药创制"国家科技重大专项，并于2008年启动。相关省市党委、政府都高度重视这个专项的实施对本省市医药经济的发展，山东省委省政府积极抢抓机遇，责成山东省科学技术厅牵头对接国家专项，取得了显著成效。

山东省通过实施"重大新药创制"国家科技重大专项，着力破解当时制约山东医药创新发展的难题，在创新体系构建、医药创新发展规划、投融资机制、国家专项项目争取与落地、物理发展空间等方面，加强调研，解决了如下问题：

1. 搭建了医药创新发展的科研平台。包括总投资12亿元，建筑面积29万平方米的山东国家综合性新药研发技术大平台济南中心区、国家创新药物（济南）孵化基地；总投资60亿元的国家创新药物（烟台）孵化基地（山东国际生物科技园）；总投资5亿元的国家创新药物（潍坊）孵化基地等均已经建成投入运行。其中，国家创新药物（烟台）孵化基地的生物医药销售额已经超过1000亿元人民币，济南市生物医药销售额按照大口径统计也超过1000亿元人民币，远远超过了当年的规划目标。

2. 构建了山东省医药创新体系。"重大新药创制"国家科技重大专项极大地调动了地方党委、政府的积极性，2010年山东省人民政府为专项专门出台了《关于加快医药科技创新体系的意见》，提出将以建设山东国家综合性新药研发技术大平台和国家创新药物孵化基地为突破口，以“一区、六基地、三十个创新团队、二十个示范企业和三个新药产业密集区”为重点，构筑山东省重大新药创制体系和重大新药成果转化体系。到2020年，逐步建成运行机制科学、技术链与产业化链密切衔接、区域相对集中、服务能力完善、具有国内先进水平并能够支撑医药产业快速发展的医药科技创新体系，形成鲁中、半岛、鲁南新药产业密集区。截至2020年底，上述建设任务已经超额完成，取得了非常好的成效。

3. 加速了医药科技资源的聚集发展。一是聚集了医药科技人才。山东国家综合性新药研发技术大平台共引进高层次人才56人，其中海外学者28人，国家“千人计划”特聘教授6人，山东省“万人计划”14人。2010年，经山东省委、山东省人民政府批准，山东省人才工作领导小组为“重大新药创制”科技重大专项配套实施了“泰山学者—药学特聘专家”专项建设工程，为国家新药研发大平台增设30个“泰山学者—药学特聘专家”人才岗位，组建30个医药研发团队，引进和培育30名左右的高端人才。二是财政资金向医药创新聚焦。山东省以及相关市财政积极为新药大平台配套。例如，仅2010年山东省医药企事业单位就争取国家专项项目62项，获得国拨经费3.57亿元，带动地方配套11.33亿元，其中省财政配套1.26亿元。2010～2013年底累计达到全社会对医药创新体系建设投入超过100亿元；再如，济南高新区管委会落实基建资金和研发资金达2.07亿元，用于大平台济南中心区建设。三是推动了高等学校、科研机构和企业联合创新。例如，山东大学药学院、中国海洋大学药学院、山东省药学科学院、山东省医学科学院（齐鲁工业大学）、山东中医药大学、山东省中药研究院等以国家专项为纽带，联合医药企业成立山东新药产业技术联盟。再如，山东博科生物集团公司联合大学、科研单位成立医药创新创业共同体等。

4. 取得了可观的科研成果。“重大新药创制”国家科技重大专项实施以来，山东省生物医药的自主创新能力显著提高，在培育医药新的增长点上实现了新跨越，取得了丰硕的科研成果。例如，山东国家综合性新药研发技术大平台共获得国家批准新药证书46件，其中，3.1类以上的新药证书21个；临床研究批件73个；3.1类以上的临床研究批件

20个；在国内外核心期刊发表学术论文1532篇，其中SCI、EI收录论文达338篇，出版学术专著23部；共申请专利470项，其中授权国际发明专利2项，授权国内发明专利129项；获得国家技术发明一等奖1项，国家科技进步二等奖15项。

这些成绩的取得，得益于“重大新药创制”国家科技重大专项的实施，得益于山东省委省政府抢抓机遇和高度重视，在顶层设计、政策推动、领导推动，调动市地党委政府和医药科研单位积极性等方面精准发力，省市各部门与高等学校、科研机构、医药企业通力合作，形成举全省之力建设医药科技创新体系的良好局面。对这段历史进行总结记录，对经验教训进行研究分析，对存在的问题进行解决路径探索，并利用区域经济理论研究适宜于山东医药科技创新体系建设的医药区域经济聚集发展区划，为今后一个时期继续推动山东省医药科技产业创新发展提供理论支撑和科学实证。同时，也为其他省份医药创新体系建设提供一些借鉴，这是写作这本书的初衷。本书内容涉及科技管理、区域经济理论应用、医药科技创新等，适于医药科技工作者、医药科技政策研究者及相关专业人员阅读。

笔者作为《山东省人民政府关于加快医药科技创新体系的意见》等医药科技政策文件的主执笔之一，亲历了2008～2014年山东省践行科学发展观，积极推动医药科技创新等工作，见证了全省医药科技工作者协力共建山东省医药创新体系的热情。这本册子之所以能够成书得益于当年为国家综合性新药研发技术大平台共同努力的领导和同行，包括山东省科学技术厅翟鲁宁（山东省政协第十一届副主席）、王家利、孙伟、徐茂波等厅领导，以及社会发展处王守宝、郭怀芳、徐峰、马腾跃、马文哲、马超、杨炎明等同仁，山东大学药学院娄红祥、王凤山、刘新泳、张娜等，中国海洋大学药学院管华诗院士、吕志华、吴强明等，山东省药学科学院凌沛学院士（现山东大学）、张玲、彭辉、解荣利等，山东省医学科学院韩金祥、姚庆强（现济宁医学院）等，山东中医药大学欧阳兵、商庆新、张惠云、齐冬梅、田景震、张永清等，山东省中药研究院武继标（现山东中医药大学）、赵渤年等，还有医药企业里的科研人员等。本书部分引用数据由山东财经大学图书馆张正禄教授、尉雪波馆长、贺芳夏主任和数学与数量经济学院沈万芳教授、刘雨菲硕士生，山东省科技统计中心副主任武秀杰副研究员，烟台市科技局姜雪科长等帮助检索；山东财经大学党委副书记韩作生教授、科研处副处长王晓迪、崔霞、学生处副处长焦玉波、孙鹏博士等给予指导和帮助。沈万芳教授、刘雨菲还帮助整理图表、排版等很多具体工作。以上陈列的对本书给予支持的同志，挂一漏万，在此一并表示衷心感谢！本书引用的文献，逐一进行标注，在此表示感谢！如有遗漏，请致函山东财经大学，今后予以更正，也对自己的疏忽表示歉意。

趙友春

2021 年 8 月 23 日

目 录

第1章　导　论

1.1　研究背景与研究意义

习近平总书记高度重视科技创新工作，准确理解习近平总书记“把握新发展阶段、贯彻新发展理念、构建新发展格局”① 这一新要求，对于进一步做好医药科技创新的顶层设计，以更大力度、更实举措抓好各项任务落实具有极其重要的意义。中国共产党山东省委员会提出，要加强重大科技基础设施建设，提升山东省科技创新能力。要强化科技创新应用研究，以产业为核心、推动产学研融合发展。要积极构建有利于科学决策、聚集资源的科技攻关机制，着力突破一批“卡脖子”关键技术。要深化科技体制改革，加强资金绩效评价考核，不断释放创新活力[1-1]。现代医药经济发展模式是典型的科技支撑型聚集发展的模式，上述要求对加快发展医药经济同样适用，其着力点是医药科技创新发展。

医药科技创新发展受到习近平总书记、党中央高度重视，国家“十二五”规划纲要和《国务院关于加快培育和发展战略性新兴产业的决定》确定了节能环保、新一代信息技术、生物、高端装备制造、新能源、新材料、新能源汽车等战略性新兴产业，其中生物医药被规划为新一代战略性新兴产业的主要领域。战略性新兴产业是以重大技术突破和重大发展需求为基础，对经济社会全局和长远发展具有重大引领带动作用，知识技术密集、物质资源消耗少、成长潜力大、综合效益好的产

① 习近平：《论把握新发展阶段、贯彻新发展理念、构建新发展格局》，中央文献出版社 2021 年版。

业[1-2]，是各省份积极抢占的战略制高点，也是各国技术竞争的制高点。

经国务院批准，“重大新药创制”国家科技重大专项于2008年开始启动实施，旨在推动中国从以仿制药、普药为主逐渐转变为以自主创新创制新药为主体，力图实现从医药大国到医药科技强国的历史性转变[1-3]。这个专项与载人登月工程、大飞机制造、大规模集成电路等被列为国家科技重大专项，是我国中长期科技发展计划的重要组成部分。“重大新药创制”国家科技重大专项对我国医药产业发展起到了巨大的推动作用，尤其是作为医药大省的山东省积极抢抓机遇，积极对接“重大新药创制”国家科技重大专项，努力构筑医药创新体系，有力地推动了山东医药经济快速发展。

山东省是医药大省，医药生产总值、主营业收入、企业数量、从业人员数量等指标连续十余年位居全国各省份前两名，大多数年份是全国第一名。但在医药科技创新能力方面，山东省与北京、上海、江苏等省份相比差距还是非常大，山东省的高等学校、科研机构在医药科技创新方面对医药企业发展的支撑作用还不够强，企业的创新主体地位还不够突出，整体创新实力与医药大省地位还未相映生辉，存在这些“短板”的根本原因是山东省医药产品仍然是以传统化学药为主，缺乏超大型医药企业和新药大品种，缺乏先进的医药工业生产技术，更缺少高水平的集群式的医药创新平台和高端科技创新人才团队。整个产业链上各个环节的创新水平，大多未达到国际先进或者国内领先水平，导致“重大新药创制”国家科技重大专项在最初规划12个国家综合性新药研发技术大平台时，就没有考虑在山东的布局。按照国家重大专项专家组在做规划方案时的分析，国家综合性新药研发技术大平台是参加国际高水平竞争的平台，将会成为我国医药科技创新的标志性科研平台，山东当时的状况还担当不了这个功能。因此，国家“重大新药创制”科技重大专项总体专家组没有将这个平台建设计划布局在山东，也恰恰证明当时山东省的医药科技创新在全国没有足够高的地位，山东省的医药科研单位与中国科学院上海药物研究所、中国医学科学院等相比，差距较大。如何提高山东省医药科技创新能力是当前及今后相当长时期的重大课题，作为医药大省的山东省必须破题，必须建立起与其医药生产地位相匹配的医药创新体系。

面对上述问题，笔者在2008年任山东省科学技术厅社会发展处处长时与全处同志深刻认识到我们承担着推进医药科技创新发展的责任，认识到了建立健全医药创新体系的重要性。于是，我们深入省内外调研，主动出击，把推动山东省医药创新作为当时社会发展处重中之重的任务，殚精竭虑，努力工作。2008年，新成立的山东省科学技术厅社会发展处全年仅有科技三项经费2600万元，用于生物医药、海洋科技、节能减排、生物技术、医疗卫生、体育、文化、环境保护等11个技术领域，平均每个技术领域可分配经费为236万元。其中归属于医药、卫生的科技攻关计划经费为400万元，做大做强医药科技创新体系恰恰处于巧妇难做无米之炊的境地。东风来自党中央、国务院决定组织实施的国家重大科技专项，“重大新药创制”专项是当时16个国家重大科技专项之一。经过认真分析研究16个国家科技重大专项的任务和综合研判，我们认为，“重大新药创制”科技重大专项是山东省在这16个专项中最有可能深度参加的一个国家重大科技专项，因为山东有基础科研条件、有产业基础、更有责任心，应当积极主动参与。这个分析和观点很快就得到山东省科学技术厅厅领导和山东省领导的认同，同时又得到了山东省财政厅、山东省卫生和计划生育委员会（以后改为山东省卫生健康委员会）、山东省食品药品监督管理总局、山东省中医药管理总局等省直部门的大力支持，为借东风建设山东省医药创新体系奠定了基础。

借助国家“重大新药创制”科技重大专项实施之机，由山东省科学技术厅牵头组织驻鲁高等学校、科研机构联合申报国家科技重大专项项目，开启了利用该专项推动山东医药创新体系建设的新征程，对持续保持今后多年山东省医药产业产值全国第一，发挥了非常重要的作用。这个优势坚持到2017年，直到2018年江苏省医药产业产值超过山东省，山东医药产业又呈现发展后劲不足态势，其深层次的原因值得分析研究，后面的章节多有涉及。

2020年，山东省委、山东省人民政府决定每年科技发展经费归集到120亿元[1-4]，并承诺逐年增长，2021年山东省科技经费达到132亿元。钱多了、医药产业产值增速却放慢了，这个时候迫切需要总结山东省医药创新体系建设经验，立足新发展阶段，贯彻新发展理念，构建新发展格局，科学规划未来。为此，本书立足提升山东省医药科技创新能力和水平，建设医药科技强省目标，系统、科学、深入地总结分析了山东省医药科研条件建设的现有基础、存在的问题和建设国际水平、国内一流大平台的需求，利用理论分析和实证验证，科学合理地测算医药创新链与医药产业链聚集发展形成科学生态的医药产业密集区区划范围，力争探索构建一套条件配套完整、功能齐全完备、技术手段先进、衔接紧密连贯的医药科技创新体系样板，为加快实现我国药物研发由仿制为主向自主创新为主转变，推动我国从“医药大国”向“医药强国”跨越献计献策，是本书的最大背景，也是笔者对近20年山东省医药科技创新发展经验教训的总结。

本书以2008～2018年山东医药科技创新发展为主线，以公开的数据为主，有些数据向前延伸到新中国成立以后的重大医药科技创新事件，向后延伸到2021年，对医药科技创新理论进行专题研究，对过去参加的推动医药科技创新发展工作进行总结。将过去的实践与理论研究进行实证研究，归纳出建设成就和存在问题，在此基础上对今后发展战略及对策提出意见建议。

山东省医药创新体系建设发展经验，与其他省份相比有弱项（例如重大新药创制能力），也有强项（例如医药产业规模、集群度相对较大），还有特色（例如海洋药物研发、糖药物研发与产业化），山东省的医药产业生产总值长期占全中国的1/10以上，可以说山东医药产业的发展历程是中国医药产业发展的缩影，山东省医药创新发展历程对兄弟省份具有一定的借鉴意义，这是本书的价值和意义。本书以问题导向，以实践经验总结兼有一定理论分析，以医药创新体系重大支撑节点为章节，其意义和应用价值在于具有较大的前瞻性、探索性、创新性、可操作性。

1.2 研究方法与框架

本书以建设国际先进、国内一流水平的医药科技创新体系为目标定位，自全面总结贯彻落实《山东省人民政府关于加快医药科技创新体系建设的意见》以来，山东省医药创新发展所取得成绩和存在问题为主轴，立足在提升山东省医药科技创新能力和水平建设医药科技强省上，通过理论分析，经验实证，对进一步加快医药经济发展提出科学合理并具有可操作性的意见建议。

本书拟引入区域经济学相关理论，科学分析研究在山东省布局包括医药产业密集区、重大新药创新平台、创新药物孵化基地的区划范围，为打造区域医药产业科技创新链和医药产业群提供理论基础。引入要素分析法，比较系统、科学、深入地分析构筑山东省医药科技创新体系的基本要素，找出推动医药科技创新的发力点。例如，医药科研条件建设存在的问题；建设国际水平、国内一流医药综合性研究开发技术大平台问题，培育医药大企业和重大新药创制问题等。针对医药创新要素需求，有针对性地提出今后一个时期推动山东省区域医药科技创新发展的意见建议。例如，对医药产业增速减缓问题的对策建议；再如提出了要建立适宜重大新药创制和成果转化的科研仪器装备共享管理体制和运行机制，以减少仪器设备的重复购置，是指导医药科研条件建设的重要指南，也是医药科技创新的基本科研条件要求；再如，医药产业密集区区划问题和发展问题，创新药物孵化基地发展问题、推进医药创新发展的政策问题等。

本书提出的建设目标，是构建科研条件配套完整、功能齐全完备、技术手段先进、衔接紧密连贯的贯穿创新药物发现、转化过程和孵化产业化的完整医药创制技术服务体系，引进培养聚集医药研发人力，打造与国际规范接轨、特色优势显著的综合性创新药物研发技术大平台，加快建设国家创新药物孵化基地，培育重大新药创新大品种，大力发展医药高新技术企业。不仅可以强力提升山东省、环渤海地区及其腹地的新药自主创新能力，而且可以成为我国重大新药创制的主要贡献者之一和国家药物创新体系的重要节点，成为促进我国医药产业实现跨越式发展、建设医药强国的主要推动力量之一，更重要的是加快推动山东省实现由医药大省向医药科技强省的转变。

1.3 理论研究与创新点

（1）本书尝试引入空间经济学中的“空间相互作用模式”理论模型，研究城市之间医药科技创新要素的吸引潜力，并针对全省医药产业布局探索医药产业聚集发展的区划理论问题。空间相互作用模式是经济学上用来分析和预测空间流的一种理论模型，用定量概念表示两个城市间的物流、信息流等的关联性。如果将山东省作为医药科技创新发展的一个区域，在全省一盘棋的格局下，各相关城市间的经济活动是紧密相连、相互制约、相互促进的。因此，构筑医药科技创新体系必须考虑城市间的医药科技创新素质、医药产业基础、经济结构与城市之间的关联性。将“空间相互作用模式”理论方法应用于全省医药科技创新体系的构建分析，为科学规划省级区域乃至全国医药产业园区、医药企业密集区布局提供系统性理论分析和意见建议。

（2）通过对医药科技创新体系建设的理论研究和实证分析，并对山东省委、省政府既往建设医药创新体系的实践进行归纳总结，依据相关理论，提出进一步健全医药创新体系发展的意见，为山东省实现由医药大省向医药强省转变提供理论和实践样板示范，对省际医药产业发展也具有指导意义。

（3）对山东医药科技创新体系中的要素问题进行系统研究分析。重点提出制约山东医药产业科技创新的六大短板：一是缺少能够达到国际前沿水平的顶尖医药研发大平台；二是缺少能够拉动产业群发展、带动产业链完善的新药大品种；三是医药生产技术与辅料生产技术急需赶超先进国家；四是医药人才无论是从数量还是从质量上，都不能达到新旧动能转换、发展新兴产业的要求；五是医药产业链有待完善，医药产业集群发展的规模不够，对国民经济的支撑作用不够强力；六是缺乏持续推动医药产业持续发展的管理体制、运行机制和政策落地落实的韧性。本书针对上述问题进行了深入剖析并提出了对策建议，能够促进上述问题的高效解决。

（4）系统研究了近10年在公开刊物能够找到的医药产业相关数据，通过对比先进省份发展状况，寻找短板，提出山东省医药科技创新进一步发展的战略和策略。

本书所述创新药物、新药、重大新药等均指能够用于人体疾病治疗的药物，分类主要依据工业和信息化部消费品工业司组织编制的《中国医药统计年报》[1-5]，包括化学药品、化学药品原料药、化学药品制剂、生物制品、卫生材料及医药用品、医疗器械设备及器械、中成药、中药饮片等，通常情况下不包括农药和兽药。

参考文献

[1-1] 李侠、王玉栋. 山东省委科技创新委员会召开第一次会议[N]. 大众日报，2021-7-17. 一版.

[1-2] 国家卫生健康委医药卫生科技发展研究中心. "十二五" 国家战略性新兴产业发展规划 [EB/OL]. https: //www. dcmst. org. cn/. 2014-11-17.

[1-3] 王美华. 重大新药创制科技重大专项收官 [N]. 人民日报海外版，http: //www. gov. cn/xinwen/2021 - 02/02/content _ 5584285. htm. 2021-02-02.

[1-4] 赵小菊. "十四五" 山东财政每年将安排规模不低于 120 亿元的 "省级科技创新发展资金" [EB/OL]. 大众网. https: //baijiahao. baidu. com/s? id=1692218037064974082.

[1-5] 工业和信息化部消费品工业司. 《中国医药统计年报》. https: //www. tongjinianjian. com.

第2章　医药科技创新发展的历史、现状与问题研究

2.1　山东省医药科技创新发展的历史简况

新中国成立之后，山东省医药科技创新发展有亮点。在重大新药创制方面，突出的亮点是山东省中医药研究所参加了以中国中医研究员屠呦呦为组长的国家523项目（青蒿素研究）协助小组承担部分科研工作，1979年“抗疟新药青蒿素”获得国家技术发明奖二等奖，山东省中医药研究所是第二位完成单位，现为青蒿素提取工艺专利持有法人[2-1]。山东省中医药研究院研究员，曾任第七届山东省政协委员，首批享有国务院有突出贡献津贴者、首批山东省专业技术拔尖人才、山东省有突出贡献名老中医药专家的姚乾元，1975年开始接受任务参与研究的“人工麝香研制及其产业化”项目，1994年做成人工合成麝香，2015年获国家科技进步一等奖[2-2]，2019年获“全国中医药杰出贡献奖”。“人工麝香研制及其产业化”项目第一完成人为中国医学科学院药物研究所研究员、中国工程院院士于德泉。

在医药资源基础研究方面，由中国工程院院士、中国海洋大学教授管华诗领衔完成的“海洋特征寡糖的制备技术（糖库构建）与应用开发”，获得2009年度国家技术发明一等奖，构建了全球首个海洋糖库，开发了7个海洋新药。该奖项是中国科技奖励制度改革以来，国家授予的第七项国家技术发明一等奖，中国海洋大学成为中国第五个获得国家技术发明一等奖的单位，为中国海洋药物领域实现国家技术发明一等奖“零的突破”做出了重大贡献[2-3]。管华诗院士牵头研发的治疗阿尔茨

海默症的海洋药物971，也通过与中国科学院上海药物研究所、上海绿谷制药公司等合作，被批准有条件上市[2-4]。

在医药大规模工业生产技术、仿制药方面，山东省药学科学院院长、研究员凌沛学，因生物技术发酵生产透明质酸、眼科药物研究先后获2004年国家科技进步二等奖[2-5]、2007年国家科技进步二等奖[2-6]，还获得过山东省最高科学技术奖[2-7]。鲁南制药集团有限公司先后获得国家科技进步二等奖7项，包括张贵民等研发的“瑞舒伐他汀钙及制剂产业化新制备体系的构建与临床合理应用”荣获2016年度国家科技进步二等奖[2-8]。鲁南制药集团有限公司赵志全领衔研发完成的（+）-5-单硝酸异山梨酯原料及其制剂（鲁南欣康）研究开发项目荣获2007年度国家科技进步二等奖。鲁南制药集团有限公司的枸橼酸莫沙必利的研究与开发获2004年国家科技进步二等奖。鲁南制药集团有限公司的米力农的研究与开发项目获得2005年国家科技进步二等奖[2-9]。齐鲁制药集团有限公司科研团队先后获得5项国家科技进步二等奖，包括由齐鲁制药有限公司研发、治疗血管性或外伤性中枢神经系统损伤以及帕金森病的常用药物“单唾液酸四己糖神经节苷脂原料及注射剂的研制及产业化”项目（简称：GM1项目）荣获2009年度国家科学技术进步奖二等奖，此奖项是我国制药行业技术创新体系获得的国家级最高荣誉。齐鲁制药集团注射用培美曲塞二钠（赛珍）获国家科技进步二等奖[2-10]。瑞阳制药有限公司的“美洛西林钠及其复方制剂的技术创新与产业化”项目获2010年度国家科技进步二等奖[2-11]。山东罗欣药业集团股份有限公司李明杰参与研究的“头孢西酮钠等系列头孢类药物共性关键技术及产业化”课题项目，获2019年度国家科技进步奖二等奖。

本书研究的重点是国家科技重大专项实施后，医药研发经费由2006年之前的每年预算400万元到2010年超过1亿元。以2006年为节点，是两个不同发展阶段，随着2008年国家“重大新药创制”科技重大专项组织实施，山东省科学技术厅抢抓机遇，会同山东省财政厅、山东省卫生与计划生育委员会等单位组织山东大学、中国海洋大学、山东省医学科学院联合申报国家综合性新药研发技术大平台，山东省医药科技创新体系建设进入快速发展阶段。据不完全统计，2006～2008年3年间，山东省科学技术厅在新药创制方面共立项161个，资金投入达6578万元，平均投入强度为40.86万元。其中，中医药现代化专项

3000万元，2006年度自主创新重大工程1000万元，2007年和2008年度重大科技成果转化专项1740万元。其中近3年内承担了省级课题的医药企业有56家，占山东省医药企业总数（543家）的10%左右。骨干医药企业如齐鲁制药集团有限公司、菏泽睿鹰制药集团有限公司、寿光富康制药集团公司、鲁南制药集团有限公司、东阿阿胶股份有限公司、沃华科技股份有限公司、烟台绿叶制药有限责任公司、山东凤凰制药有限公司等企业都在其中。在省科技计划项目的引导下，一是企业在科技开发方面的投入力度不断加大，共引导企业科技投入近3.6亿元，与高等院校、科研院所的联合与协作进一步加强，科技成果产业化步伐不断加快。二是承担国家任务的能力显著增强。据不完全统计，山东省医药企业近两年承担国家"重大新药创制"重大科技专项和国家"十一五"支撑计划的资金超过1亿元。三是医药产品结构得到优化，经济效益显著增强。立项支持的一类新药"靶向毒素DT－VEGF的研制""阿德福德韦酯研究及产业化""一类新药迷迭香酸原料药""一类新药芒柄花素磺酸钠""国家一类新药注射用羟基红花黄色素A临床研究与产业化""靶向局部缓释新制剂（卡莫司汀缓释植入剂）治疗脑肿瘤的临床研究"等进展顺利。目前，已经产业化的项目经济效益20亿元以上，即将完成临床进入产业化的项目预期经济效益愈50亿元。

2.1.1 制药产业基础

山东省是一个人口大省和经济大省，也是一个制药工业大省。2006年，在全国6000多家制药企业中，山东省占了497家，约1/10；医药生产总值为734亿元人民币，2007年山东省医药生产总值为984亿元人民币，均居全国之首。2018年中国有医药企业7423家，山东省有716家，占全国的9.6%；营业收入2678亿元，占全国的11.2%。2006～2017年山东省医药制造业主营业收入、从业人员、医药企业数量等指标均位居全国第一。2018年降为第二位。目前山东省已拥有齐鲁制药集团有限公司、新华制药股份有限公司、鲁抗医药股份有限公司、鲁南制药集团有限公司、华熙生物股份有限公司、福瑞达制药有限公司、威高集团有限公司等为主体的大型医药企业和其他众多中小企业。经过多年的发展，已经在国内的解热镇痛、抗生素、心血管、抗肿瘤、眼科疾病、海洋药物等方面具有较大优势，生物药物也开始展示后发优势，透明质酸产量全世界第一。

目前全省制药企业生产范围包括化学原料药、化学制剂药品、中成药、生物制品、中药饮片、辅料、医用氧等。自 2000 年以来，医药产业销售收入年平均增长幅度达 30% 以上。2006 年、2007 年分别完成工业销售收入 718 亿元、985 亿元（约占全省工业销售收入的 2%），同比增长 30. 1% 、36. 51% 。工业销售收入、利税、利润三项指标均列全国第一位。医药工业增长速度、效益提高幅度是全省工业行业中最高的之一。全省医药经济结构不断优化，企业通过联合、兼并与重组，提高了生产集中度，医药行业销售额前 30 家企业的生产集中度为 72% 。全省解热镇痛、抗生素、抗肿瘤、心脑血管、磺胺、激素等原料药持续增产，总产量达到 20 余万吨，生产总量位居全国第二位，其中安乃近、氨基比林、咖啡因、阿司匹林、对乙酰氨基酚、布洛芬、吡哌酸等产品产量均为国内第一。阿胶作为山东省传统特色产品，进入全国十大品种之一。头孢曲松、头孢呋辛、头孢唑啉、头孢氨苄、头孢羟氨苄、头孢拉啶、头孢克洛等抗生素原料药也已经形成了较大规模；片剂、粉针剂、输液等化学药物进入快速上升阶段，部分特色大品种已经形成。山东省一批医药企业脱颖而出，呈现跨越式发展，成为带动医药行业快速发展的重要力量。2007 年山东省有 7 家医药企业实现利税、利润进入全国 50 强。有 17 家化学医药工业企业进入全国医药工业 100 强，10 家化学原料生产企业进入全国原料药生产企业 50 强，4 家中药生产企业进入全国中药生产企业 50 强。过亿元企业 86 家，其中过 5 亿元企业 25 家，过 10 亿元企业 9 家。山东新华医药集团和山东鲁抗医药集团均是国有控股的上市股份制公司，是山东省医药龙头企业，分别生产化学原料药及相关制剂和抗生素原料药及相关制剂，是国有制药企业的代表。齐鲁制药有限公司是以生产化学药及抗生素制剂为主的生产企业，2007 年实现销售收入近 30 亿元，利税 7. 16 亿元。鲁南制药股份公司是综合制药企业，中、西药品兼产、剂型种类多，新产品较多，2007 年实现利税 6. 8 亿元。山东东阿阿胶集团公司是山东省规模最大的中药生产企业，也是全国规模最大的阿胶系列产品制药企业，控制市场 50% 以上份额。山东瑞阳制药有限公司的前身是沂蒙新华制药厂，在计划经济向市场经济的转轨过程中资不抵债并被兼并，现为股份制企业，成为国有制药企业改制后死而复生的典范，主要生产化学药制剂，并有部分配套原料药，发展势头很好。寿光富康制药集团有限公司生产的化学原料药TMP，占世界市场的60%以上。菏泽睿鹰制药集团是民营企业，2001年建厂，主要生产半合成抗菌素，2007年销售收入突破10亿元。山东博士伦福瑞达制药有限公司是我国最大的生产眼用制剂的专业企业，该企业有自主开发的眼用药品，注重市场开发，专业化程度高，是山东省人均利润率最高的制药企业。

2004年和2005年，山东省497家药厂报批新药分别为600个和1000个，分别占全国报批新药总数的10%～15%，居全国之首。然而申报的众多新药中，没有一个是具有自主知识产权的化学创新药物。因此，山东省医药行业在新药创新能力和技术水平上，与北京、上海和江苏等先进省份相比还有很大差距。随着医药行业的整顿，低水平仿制药的利润空间日趋缩小，许多企业甚至连正常的生产都难以维持，以致竞相压价或通过一些不正当的手段来获得利润，最终导致企业的恶性循环，极大地制约了山东省医药行业的发展。尽管2005年度、2006年度、2007年度山东省医药销售收入都居国内第一位，但利润居第二位，这说明山东是医药生产大省，但不是医药生产“强省”。山东省新药报批多年来仍以仿制为主体的医药科技体制极大地束缚了企业的自主创新能力，以致科研队伍薄弱、科研能力不高。创新药物的研究是一项综合的系统工程，必须有具有多学科的创新平台支撑。

据统计，从2006年开始，山东省医药工业销售收入、利税、利润等各项主要经济指标一直位居全国第一位，全行业呈现出经济效益大幅提升、产业结构不断优化、综合实力显著增强的良好发展态势。其中一个非常重要的因素是山东省医药企业科技创新能力得到显著增强。2010年，山东省规模以上（当时规定年产值500万元为规模以上）医药企业761家，完成销售收入1691亿元，约占全国的14.1%，比2009年增长26.56%。实现利税251亿元，比2009年增长32.4%；实现利润171.1亿元，比上年度增长31.17%。销售收入、利润和利税3项主要经济指标均居全国首位，从2004～2017年连续14年保持全国第一，成为山东经济发展最有活力的行业之一。医药行业营业利税率为24.95%，明显高于工业行业的平均水平17.64%，高于当时的轻工、化工、机械、冶金、纺织、电子信息产品制造、建材等支柱行业。2018年，江苏省医药主营业收入超过山东，山东省下降到第二位。2020 年山东省医药产业工业产值占全中国 1/7。

山东省作为我国的人口和经济大省，拥有全国约 1/10 的制药企业，是我国的制药产业大省，是我国制药产业发展的主要支撑力量和重要贡献者之一。2009 年山东省有 15 家医药工业企业进入按资产总额排序的全国医药工业百强，17 家医药工业企业进入按主营业务收入排序的全国医药工业百强，15 家医药工业企业进入按利润总额排序的全国医药工业百强。2010 年，山东省销售收入过亿元的企业 80 家，过 5 亿元的企业 26 家，过 10 亿元的企业 20 家，过 20 亿元的企业 10 家，过 30 亿元的企业 5 家，过 40 亿元的企业 3 家，齐鲁制药集团有限公司达到 50 亿元，威海威高集团有限公司突破 100 亿元。在药物品种、类别、化学原料药生产等方面能力优势突出，如解热镇痛、抗生素、抗肿瘤、心脑血管、磺胺、激素等原料药持续增产，安乃近、氨基比林、咖啡因、阿司匹林、对乙酰氨基酚、布洛芬、甲氧苄啶、维生素类等产品产量均为国内第一，在国内医药行业具有举足轻重的地位。可以说山东省具有雄厚的制药产业基础。具体如下：

2.1.1.1 化学药品

化学药品是山东省医药工业的主要产品，约占全省医药工业的 61%。2010 年化学药品工业销售收入为 1034.39 亿元，同比增长 26.83%。拥有齐鲁制药、瑞阳制药、鲁南制药、鲁抗药业、辰欣药业、罗欣药业、新华制药等一批国内知名的制药企业，近几年企业自主创新能力不断提升，解热镇痛类、抗感染类、心脑血管类、糖尿病类、抗肿瘤类等原料药及制剂产品走向规模化，产品技术含量得到进一步提升。

2.1.1.2 中药材及中成药加工

2010 年山东省中药材及中成药加工为 303.47 亿元，同比增长 26.03%。拥有绿叶制药、东阿阿胶、荣昌制药、鲁南制药、沃华医药、润华药业等一批中药骨干企业，拥有一批全国知名的过亿元的中药大品种如阿胶、麦通纳、丹红注射液、稳心颗粒、心可舒片、肛泰系列、心通口服液等。

2.1.1.3 医疗器械

2010 年山东省医疗器械工业企业 89 家，销售收入实现 103.48 亿元，同比增长 25.76%。一次性使用无菌医疗器具类产品是山东省的优势，从整体规模、产品质量的整体品牌，到市场占有率均在全国的前列。如一次性使用输液器、注射器的产量为全国第一；消毒灭菌设备，生产加工技术在全国处于领先地位，产品约占全国市场份额的 1/3。

2.1.1.4 生物制品

2009 年，山东省涉足生物制药的企业达到 60 余家，生物制药药物实现销售收入约 200 亿元（包括抗菌素原料）。先声麦得津、齐鲁制药、鲁南制药、福瑞达制药、东阿阿胶、泉港药业等企业的生物制药已具有一定的基础和水平。主要产品白介素 -2、白介素 -11、干扰素、红细胞生成素、链激酶、集落细胞刺激因子等产品已在全国同行业中占有一定地位。

2.1.2 人力资源基础

山东省从事新药创制的领军人物和优秀人才，包括从事医药研究的中国海洋大学教授、中国工程院院士管华诗，还有长江学者特聘教授、中科院“百人计划”、“973” 和 “863” 首席科学家、“百千万人才工程”国家级人选、“国家有突出贡献的中青年专家” 等 40 多人，引进泰山学者—药学特聘专家 27 人。山东省最高科学技术奖获奖者中有近 1/3 是医药专家，共有管华诗、谢立信、张运、凌沛学、陈子江、史伟云和赵志全等医药专家分获山东省最高科学技术奖。

2.1.3 科研条件基础

2011 年，山东省医药领域建有海洋药物国家级工程技术研究中心、手性药物国家级工程技术研究中心、胶类中药国家级工程技术研究中心、糖工程国家级工程技术研究中心；国家科技部在鲁南制药集团有限公司、烟台绿叶制药有限公司设立 2 家国家企业重点实验室（鲁南制药集团中药制药共性技术国家重点实验室），4家国家和省部级重点实验室，国家发展改革委员会批准在齐鲁制药集团有限公司、鲁南制药集团有限公司设立2家国家工程实验室（哺乳动物细胞高效表达国家工程实验室[2-9]），国家工信部批准设立了8家国家级企业技术中心。齐鲁制药集团有限公司、鲁南制药集团有限公司、东阿集团股份有限公司、烟台绿叶有限责任公司等10余家企业设立了博士后流动站。围绕新药研究与开发的各个技术环节，基本建成了先导化合物发现与优化平台、药物筛选平台、药效学评价平台、药物代谢平台、新制剂与新释药系统平台、药物安全性评价平台和药物分析与质量控制平台，各单元平台基本建立了完整的标准操作规程和技术保障系统，其中，药效学评价、药物代谢、药物安全性评价和药物分析与质量控制4个平台已建立规范的SOP，药物安全性评价已通过国家GLP认证体系认证，并为相关的科研院所、制药企业创制新药开发提供了大量的技术支撑与服务。全省现有医药研究机构190个，从业人员近5000人，其中中级职称以上的技术人员占40%。建立了山东大学药学院、微生物技术国家重点实验室、中国海洋大学医药研究院、山东中医药大学、山东省医学科学院药物研究所、山东省药学科学院、山东省中医药研究院、山东省天然药物研究中心等现代医药科研教育机构。药物临床研究机构10家，有3家药物研究单位通过国家GLP认证，在建海洋药物、手性药物、胶类中药和糖工程4家国家工程技术研究中心、9家国家认定企业技术中心。鲁南制药、东阿集团等10余家企业设立了博士后流动站。“十五”期间，全省共获得新药批准证书900多个，其中一类新药10个，上报新药占全国的1/9，在新药研发领域连续五年排名居全国首位。

2.1.4　资源条件基础

在药用生物资源方面，构建了系列活性化合物库。包括我国第一个海洋“糖库”，有化学结构信息明确的糖类化合物210余个；海洋小分子化合物库，有从海洋动植物、微生物来源的化学结构信息明确的小分子化合物580余个；中药活性成分化合物库，已完成了50余种苔（藓）植物、10余种地衣植物的化学成分的分离及生物功能评价的研究；肽和类肽化合物库，有抑制肿瘤细胞表面基质金属蛋白酶 MMP-2 等 20 余种。为创新药物的研究与开发提供了可靠的物质基础和信息资料；构建了药用生物资源库：海洋药源生物资源库，有海洋药源动植物标本 1200 余种，海洋微生物 820 余株（其中极端微生物 216 株），微藻 20 株，海洋药源生物基因 45 种；大型药用藻类资源库，包括大型海藻种质 35 个物种 100 份；大型海藻细胞系 9 个物种 360 株（品系）；海洋藻类基因库：海带、裙带菜、浒苔 cDNA 与 DNA 文库；微藻资源库，保存微藻种质 461 株。为平台建设奠定了雄厚的资源基础和优势。

2.1.5 技术积累情况

在先导化合物发现与优化研究方面：以海洋生物资源、糖药物资源为研究对象，已发现先导化合物 25 个，以此为基础，成功研制了 2 个治疗心脑血管疾病的新药（我国第一个现代海洋药物藻酸双酯钠（PSS）、甘糖酯）并实现了产业化；4 个国家一类新药（抗动脉粥样硬化几丁糖酯、抗脑缺血药物 D-聚甘酯、抗艾滋病海洋药物聚甘古酯、抗老年性痴呆药物 HSH-971；抗Ⅱ型糖尿病的 HS-203）进入Ⅰ-Ⅲ期临床研究。其中，国家药品监督管理总局（以下简称“国家药监局”）官网 2019 年发布消息，治疗轻至中度阿尔茨海默病药物甘露特钠胶囊（商品名“九期一”，以下简称“GV-971”，曾用名抗老年性痴呆药物 HSH-971）被有条件批准上市[2-3]；9 个一类候选新药处于系统的临床前研究；有 10 个先导化合物有望开发成候选药物。已初步构建了由资源发现→提取分离→结构测定→活性筛选→理性设计与优化→规模化制备完整的先导化合物发现与优化平台及相关技术体系。在药物活性筛选研究方面：已经建立了基于肿瘤信号转导通路信号分子为靶点的多种分子、细胞药物筛选模型，建立了多种小鼠肿瘤的异体移植的体内筛选方法；建立了基于神经细胞凋亡及其相关靶分子的分子、细胞药物筛选模型，并形成了较为系统的包括行为学实验的动物体内筛选方法；已经建立了基于偏振光、生物发光、荧光的微孔板高通量检测技术。在以 phage display 系统表达的靶蛋白用于抗肿瘤、抗病毒和心脑血管药物的高通量筛选研究方面在国内形成了特色。在上述基础上发现了 MDS11 等先导化合物。在药效学评价研究方面：在猴、犬等大动物药效学评价和转绿色荧光蛋白基因人肿瘤细胞株构建方面已在国内形成优势和特色，所建立的抗肿瘤药效学模型在全国处领先水平并得到了创新基金的支持，血管内膜增生模型具有自主知识产权。已建立以恶性肿瘤、心脑血管疾病、神经退行性病变、糖尿疾病等为重点的药效学评价技术体系及动物模型，建立了临床试验标准操作规程（SOP）282篇；动物实验操作及药效学评价技术体系，建立了临床试验标准操作规程（SOP）656篇。已完成21个一类创新药的药效学评价，取得各类新药证书62个。在药物安全性评价研究方面，药物安全性评价已通过了国家药物非临床研究质量管理规范（Good Laboratory Practice，GLP）认证，可按药物非临床研究质量管理规范（GLP）开展单次、多次给药的急性与长期毒性、生殖毒性、遗传毒性、致癌试验、局部毒性、免疫原性、安全性药理和毒代动力学试验等安全性评价研究。目前，已建立了常规的药物安全性非临床试验有关的各种操作的SOP 621篇；自2003年至今，按照GLP的要求已完成一类创新药物评价53项，二类中药注射剂评价61项。在新药药物代谢动力学研究方面：建立了以液质联用为主要技术手段的药物代动力学研究方法，药物代谢组学研究技术体系也已形成。先后完成国内大制药企业委托的不同类别（Ⅰ－Ⅵ类）、不同剂型、不同给药途径新药的药代动力学和生物等效性试验170余项。在释药系统研究方面：已经建立了普通药物传递系统（主要包括注射剂、冻干粉针、片剂、胶囊剂、口服液等）制备技术和药物释放系统（包括口服缓、控释系统、透皮给药系统和靶向给药系统）研究技术，纳米给药系统研究技术也已进入成熟阶段。目前，已完成20余种缓释、靶向制剂的研究工作，开发了80余种相关新产品，包括药物新剂型、药物新辅料。在药物分析与质量控制研究方面：建立了仪器设备管理与使用的SOP及相关管理制度；集成化学、色谱、质谱、波谱分析方法基本建立了糖类药物的分析技术体系。目前，已为课题承担单位90多个注册上市药物、30余个在临床研究的药物提供药物分析与质量控制的技术支持。

2.1.6 新药科研与产业化成果

有15项重大新药科技成果获得二等以上国家技术发明奖和国家科

学技术进步奖，其中，山东省中医药研究所作为第二个完成单位参加国家523项目（青蒿素研究），1979年“抗疟新药青蒿素”获得国家发明奖二等奖[2-1]；2009年度管华诗院士领衔完成的“海洋特征寡糖的制备技术（糖库构建）与应用开发”项目获得国家技术发明一等奖，该成果在海洋特征寡糖关键制备技术与方法及海洋药物开发方面，取得了众多重要突破，是海洋药物研究领域的标志性成果。山东省中医药研究院研究员姚乾元参与研究（第5位）的“人工麝香研制及其产业化”，2015年获国家科技进步一等奖[2-2]。还有10多项重大新药科技成果获得省技术发明奖和省科学技术进步一等奖。

山东省医药企业十分重视新产品的研究和开发，如鲁南制药集团有限公司，企业研发投入达到销售收入的12%，仅“十五”期间就完成了100余项研究课题，其中57个项目获得科学技术进步奖，15个产品达到国际先进水平，9个产品获国家科技进步二等奖，8个产品的销售收入超过亿元。齐鲁制药有限公司药物研究部每年的研发投入超过了1亿元，先后研制成了多西紫杉醇、重组人IL-11、重组人G-CSF、卡铂、顺铂、奈达铂、昂丹司琼、托烷司琼、抗肿瘤化疗药物多帕菲、孚贝、顺铂、速莱，抗肿瘤辅助用药瑞白、欧贝、欣贝、格雷司琼，心脑血管疾病用药金络、爱络、齐征、申捷、思考林等大量新药等数十种新药，产生了可观的经济效益，目前进入临床研究的一类新药有3种。

2.2 山东省与外省医药创新发展的比较

一是医药创新科研投入低已成为“瓶颈”问题。企业研发投入少。我国医药行业研发和创新不足是制约行业长期发展的重要因素，我国企业对研发的投入远远落后于欧美等发达国家。从统计数据来看，“十一五”期间中国医药行业研发投入占销售收入的1.7%以下，远远低于发达国家水平（15%~20%）。“十一五”期间山东省医药企业研发经费占销售收入的比例仅2.6%，低于江苏（3%）、上海（5.7%）等先进省市。2012年山东省医药研发投入占全省医药行业销售收入的比例约3%，除绿叶制药公司、鲁南制药集团的研发投入占到销售收入的10%

以上和30家示范企业在5%以上外，多数企业的研发投入都保持在较低的水平。而江苏省326家生物医药高新技术企业研发投入占销售收入比例平均达到6%。山东省委、省政府高度重视医药创新能力建设，并采取了一系列措施，取得了很大的成效。但与江苏相比还是有差距，江苏省20年前就启动了“人药、兽药、农药”科技专项，医药科技投入超过山东好几倍，医药创新势头非常大，培育了恒瑞、豪森、正大天晴和先声等医药企业，创新走在全国前列。从省级财政投入看，江苏省走在前面。江苏省科技厅、财政厅自1998年12月在全国率先启动实施了“江苏省新药创制发展资金”，资金规模为3500万元，参照风险投资方式运作，在连续多年的支持和引导下，涌现出一批以创新和国际化为发展目标的研发导向型企业，如恒瑞医药、先声药业、豪森医药等，成就了江苏医药的创新基础。后又集成成果转化专项资金、产学研联合创新基金、重大基础设施建设、科技支撑等科技计划不断强化对生物医药产业的支持，2012年，江苏省省级科技投入达3.3亿元，而山东省一直没有新药专项，2008年利用国家启动“重大新药创制”专项契机，争取到国家综合性新药研发技术大平台和创新药物孵化基地的支持，省财政予以匹配1.24亿元，2012年，自主创新专项中支持生物医药产业1.5亿元。二是创新驱动医药产业发展态势不明显。从全国创新药物孵化基地验收情况总体看，多数园区（基地）保持快速增长靠的是投资拉动和规模扩展，真正依靠创新驱动发展的还不是太明显，所以国家将进一步明确基地（园区）创新引领的内涵。山东虽是医药产业大省，但存在大而不强的问题，建议好好研究一下医药大省向强省迈进的制约因素，抓住历史机遇，做大做强。三是顶层设计涉及的高度还有待提升。国家规划了医药产业发展2030、2050发展目标。山东也需要组织有关部门或企业走出去，多了解、多比较、多学习，启发思路，吸收先进理念。有必要成立一个专业性的专家委员会，加强对顶层设计的指导，认真梳理山东医药科技需求，并做好国际、国内生物医药产业发展的战略研判和分析，酝酿形成《山东省2050年生物医药科技发展规划》，指导全省创新发展。省里要瞄准有限目标，凝练出若干个方向，从人才、项目、投入等方面都做好规划，进行长期战略部署，坚持不懈地做下去，争取5~10年内形成山东的竞争优势。四是山东在海洋药物和糖类药物研究方面有一定基础和积累，但近年来，优势没有在产业上发挥出来。山东省医药企业创新势头比江苏省恒瑞制药有限公司、北京中国国药集团有限公司、北京科兴生物公司等还是有较大差距。五是近15年山东省医药制造业主要指标均是全国各省市第一名，在2018年被江苏省超越。例如，以医药工业主营业务收入来比较，山东省医药企业的主营业收入2678亿元，比第一名的江苏省医药企业主营业收入少746亿元；山东省医药企业实现利润384亿元，位居全国第二位，利润比江苏省少63亿元。而在2017年山东省医药企业主营业收入却是4546.8亿元，比第二名的江苏省（3870.3亿元）多出676.5亿元。与自身相比，山东省2017年主营业收入比2018年多出1868.8亿元。江苏省后来居上之势带来了紧迫感，山东省部分医药企业被江苏省吸引过去，导致山东做减量、而江苏在做增量，如不调整策略，还会有医药企业被吸引走。

2.3 发展现状

研发平台：国家医药研发平台大多集中在北京、上海等科技教育资源密集的城市。山东省现有国家综合性新药研发技术大平台1个，国家工程技术研究中心4个（海洋药物、手性药物、糖工程、胶类中药）。研发平台既是医药研发人才的载体，又是新药创制的主力。研发平台的多寡，可以反映一个省的医药科技创新能力和研发人员数量及质量。

研发资金：国际上研究开发重大新药的一般规律是平均投入10亿美元，研究周期在10年左右，理论上可以研究开发出一个新药大品种[2-34]。按照这个规律核算，山东省2019年用于医药的研发经费折合美元约为12.15亿元，比不上跨国医药公司一年的研发费用，研发经费缺乏是第一个大问题。近3年山东省医药研究与试验发展经费（R&D）经费呈递减趋势，2018年比2017年减少7.99%，2019年比2018年又减少14.13%，经费递减导致创新活动减少，导致新药创制能力趋低是第二个问题。第三个问题是用于基础研究的费用太少，2019年仅523万元，对医药原始创新非常不利，说得严重些就是医药创新后劲严重不足（见表2-1）。

表 2－1　山东省医药制造业研发经费情况　单位：万元

年度	研发经费内部支出	其中：基础研究	其中：应用研究	其中：试验发展
2019	810290	523	11842	797925
2018	943642	8460	12111	923071
2017	1025638	1974	28853	994811

资料来源：《山东科技统计年鉴（2018～2020）》。

研发单位：据山东省统计局数据，2019 年山东省医药制造业从业企业事业单位 546 个，比 2018 年减少 225 个，减少数量明显。其中有研究开发活动的单位 312 个，占医药制造业单位数的 57.1%，而 2018 年、2017 年占比依次为 50.6%、48.9%；

研发人员：2019 年山东省医药制造业研发人员 20193 人，比 2018 年、2017 年呈递减趋势，2019 年比 2018 年减少 4617 人，2018 年比 2017 年减少 1702 人。研发人员数量是评价一个区域创新能力的重要指标，研发人员较大幅度减少，表明山东省医药科技创新能力降低。从表 2－2 分析，2019 年折合全时当量研发人员 14097 人年，其中研究人员 5873 人年，从事基础研究的 33 人年（2018 年 229 人年），应用研究的 536 人年（2018 年 308 人年），试验发展研究的 13527 人年（2018 年 16929 人年），印证了山东省医药创新活动不活跃，这对医药产业发展不是好征兆，应当引起党委政府高度重视。[山东科技统计年鉴（2018～2020）]

表 2－2　山东省医药制造业从事研究开发活动单位与人员情况

年度	医药制造业单位数（个）	从事研发活动单位数（个）	研发单位占医药制造业单位比例（%）	R&D 人员（人）
2019	546	312	57.1	20193
2018	771	390	50.6	24810
2017	716	350	48.9	26512

资料来源：《山东科技统计年鉴（2018～2020）》。

国际合作：2009 年 7 月，苏格兰国际发展局代表卢刚先生考察了省重大新药创制中心的有关单位，详细了解了山东省新药创制及产业化情况。9 月山东省科技厅与苏格兰国际发展局共同举办了“山东省—苏格兰生命科学合作论坛”。双方互相介绍了生命科技领域的研究和产业发展情况，为下一步实质性合作奠定基础。翟厅长会见了英国牛津大学崔占福教授并签署在潍坊新药成果转化基地创办研发机构的协议。山东大学与诺华苏州制药科技有限公司签署了合作协议，将在化合物库的共享、先导化合物的评价、候选药物的开发方面加强合作。中国海洋大学管华诗院士与美国签订协议 6000 万美元，联合开发拟在海外上市的新药。另有来自美国、爱尔兰、日本等的医药企业人士来访、考察和咨询，并与国家综合性新药研发技术大平台形成初步合作意向。

技术集群：桑国卫副委员长为国家创新药物孵化（烟台）基地奠基。8 月 6 日，在烟台高新区举行了国家创新药物孵化基地（烟台）—山东国际生物科技园奠基仪式暨科研院所入园协议签字仪式。山东国际生物科技园由美国、新加坡专业公司按照国际标准进行规划，是山东省重点建设的三大国家创新药物孵化基地之一，规划占地 1046 亩，其中研发区面积 566 亩，配套区面积 480 亩。研发区设计建筑面积 56 万平方米，配套区面积 51 万平方米，预计总投资 60 亿元。园区将按照国际化的标准与定位，打造成为国内一流、国际先进、优势集中、特色突出的生物与医药科技创新园区。国家创新药物孵化基地（潍坊）建设正在稳步推进。潍坊高新区生物医药科技产业园已完成新药产业化公共服务技术体系 5 万平方米的空间建设，已完成 2 亿元的前期投入。园区设立了“院士工作站”“博士后科研工作站”，被认定为“国家级高新技术创业服务中心”。目前在技术平台运营的新药项目 51 项，其中 12 项已获得临床批文，4 项已提交待审批。目前该孵化基地正在按照 GMP 标准设计建设中试平台，为新药产业化提供必要的条件。

（1）山东省医药产业主要指标被原第二名的江苏省赶超，且差距呈拉大态势。对《中国高技术产业统计年鉴》[2-13][2-14] 相关数据进行对比研究可以发现上述情况。2018 年，山东省共有医药生产出企业 716 家，位居全国第一，占全国医药生产企业的 9.65%。比江苏省多出 71 家；山东省医药企业从业人员 239036 人，位居全国第一位，占全国医药企业从业人员的 11.84%，比第二位的江苏省多 40701 人；山东省医药企业的主营业收入 2678 亿元，位居全国第二，占全国医药企业主营业收入的 11.20%。比江苏省医药企业主营业收入少 746 亿元，江苏省医药企业主营业收入占全国的14.32%；山东省医药企业实现利润384亿元，位居全国第二位，占全国医药企业利润的12.05%。利润比江苏省少63亿元，江苏省医药企业利润占全国的14.03%。

而在2016年，山东省医药企业主营业收入达到历史高峰，为4546.8亿元，位居全国第一，占全国医药企业主营业收入的16.12%。江苏省医药企业主营业收入为3870.3亿元，位居全国第二，占全国医药企业主营业收入的13.72%。山东省医药生产企业800家，医药产业从业人员262577人，资产3729亿元，利润486.2亿元，出口交货值311.4亿元，均高于第二名的江苏省，是名副其实的第一医药生产大省。山东省制药企业的数量和生产总值在2017年之前（含2017年），大多数年份居全国第一，但利润与产值并不成比例，2018年被江苏省明显超过，从长远来看，山东呈逐步下滑趋势，山东省制药企业的发展后劲明显不足，缺乏国际竞争力。

通过查对2011~2019年《中国高新技术统计年鉴》[2-13],[2-14]，对比表2-3、表2-4、表2-5、表2-6、表2-7、表2-8等可以看出，山东省与江苏省均是医药生产大省，2017年之前，山东省医药生产总值大多数年份是全国第一。2018年江苏省跃居全国第一，主要原因应该是在医药科技创新能力、产品结构和产业发展环境上。山东省医药科研机构和企业的创新能力相对于江苏省的差距有拉大的趋势，江苏省高等学校中，中国药科大学、南京中医药大学，恒瑞制药集团等的科研实力高于山东省同类单位。近几年，山东省医药产业政策发展环境优化力度不如江苏省，绿叶制药集团有限公司、山东蓝金生物工程有限公司等部分或全部迁居苏州、泰州，大型跨国医药企业不在山东布局等就是例证。山东省化学原料药在全国占比最大，在国家执行严厉的环境保护政策的大背景下，压产限产是落实环保政策的措施之一。

表2-3　2018年山东省与各省份医药产业主要指标比较

按照营业收入排序	省份	企业数（个）	从业人员平均人数（人）	营业收入（亿元）	利润总额（亿元）
1	江苏	645	198335	3424	447
2	山东	716	239036	2678	384

续表

按照营业收入排序	省份	企业数（个）	从业人员平均人数（人）	营业收入（亿元）	利润总额（亿元）
3	广东	445	126890	1588	270
4	浙江	430	136927	1433	226
5	四川	471	113908	1332	153
6	湖北	403	119554	1277	142
7	北京	217	77867	1153	205
8	河南	449	133142	1146	139
9	江西	387	92132	1078	112
10	湖南	341	64801	922	72
11	河北	272	84336	911	105
12	安徽	480	69837	900	74
13	上海	203	55748	874	110
14	陕西	214	47967	650	78
15	吉林	272	62799	562	133
16	辽宁	140	36763	550	90
17	重庆	133	41746	538	53
18	天津	91	41575	519	64
19	云南	163	33460	386	58
20	福建	150	32138	338	52
21	黑龙江	103	38864	327	41
22	贵州	157	35973	291	38
23	海南	53	17248	230	35
24	山西	96	31213	212	20
25	广西	153	30557	172	26
26	内蒙古	48	20379	155	21
27	甘肃	99	13811	112	23
28	新疆	36	9135	74	12

续表

按照营业收入排序	省份	企业数（个）	从业人员平均人数（人）	营业收入（亿元）	利润总额（亿元）
29	宁夏	22	6950	54	-1
30	青海	26	4662	21	2
31	西藏	8	1372	11	4

资料来源：《中国高新技术统计年鉴（2019）》。

表2-4 2017年山东省与各省份医药产业主要指标比较

按照营业收入排序	省份	企业数（个）	从业人员平均人数（人）	资产总计（亿元）	主营业务收入（亿元）	利润总额（亿元）	出口交货值（亿美元）
1	山东	800	262577	3729.0	4546.8	486.2	311.4
2	江苏	703	203106	2826.1	3870.3	419.3	217.1
3	河南	499	211225	1542.5	2265.5	204.8	22.1
4	吉林	352	138291	1531.3	1850.9	174.8	17.7
5	广东	421	133606	2561.0	1553.0	223.2	77.5
6	四川	444	122833	1155.4	1300.1	128.5	17.9
7	江西	380	103547	909.4	1254.6	105.3	41.0
8	浙江	439	135355	1975.3	1248.6	190.4	251.1
9	湖北	410	113740	1235.8	1196.9	100.6	116.8
10	湖南	322	70959	564.8	1077.5	74.9	15.3
11	河北	245	82100	1052.4	945.8	85.0	67.9
12	安徽	466	70292	720.0	823.8	66.6	36.3
13	北京	209	74400	1290.1	809.0	153.5	13.2
14	上海	197	57284	1216.9	716.4	118.7	53.4
15	重庆	138	55656	609.7	602.7	58.1	28.3
16	陕西	196	45554	507.3	577.0	67.2	14.5
17	天津	100	45428	940.7	567.4	72.4	44.7
18	广西	149	42256	307.7	408.7	46.2	19.9

续表

按照营业收入排序	省份	企业数（个）	从业人员平均人数（人）	资产总计（亿元）	主营业务收入（亿元）	利润总额（亿元）	出口交货值（亿美元）
19	辽宁	143	36380	587.0	397.0	64.6	16.5
20	黑龙江	109	44832	582.9	385.2	60.3	1.2
21	贵州	139	37049	441.1	381.9	51.1	0.2
22	云南	152	29585	575.7	291.6	35.8	2.8
23	福建	134	31242	304.3	289.4	38.5	23.9
24	内蒙古	75	29546	363.2	276.3	23.8	6.8
25	山西	82	31458	372.3	179.0	16.7	14.2
26	海南	48	14586	240.5	147.3	22.7	0.3
27	甘肃	99	14254	258.7	105.3	15.4	1.2
28	宁夏	16	6288	123.6	50.3	1.3	24.9
29	新疆	35	7906	144.5	40.8	2.4	1.9
30	青海	30	4794	86.6	37.2	2.8	0.2
31	西藏	9	1243	33.2	9.7	3.5	0.0

资料来源：《中国高新技术统计年鉴（2018）》。

表2-5　　2014年山东省与各省份医药产业主要指标比较

按照营业收入排序	省份	企业数（个）	从业人员平均人数（人）	资产总计（亿元）	主营业务收入（亿元）	利润总额（亿元）	利税（亿元）	出口交货值（亿美元）
1	山东	782	234180	2753.5	3715.8	377.3	576.3	232.4
2	江苏	699	198684	2104.8	3043.5	318.9	523.8	208.0
3	河南	450	183782	1216.4	1663.7	157.9	210.3	20.3
4	吉林	321	134591	1096.3	1480.4	122.6	188.8	12.8
5	广东	385	122109	1575.7	1294.6	145.8	214.8	79.3
6	四川	403	126018	1024.1	1104.4	101.2	167.0	14.2
7	浙江	431	126921	1564.6	1092.5	131.7	206.0	271.4
8	江西	305	90081	519.9	1027.7	80.7	132.7	43.1

续表

按照营业收入排序	省份	企业数（个）	从业人员平均人数（人）	资产总计（亿元）	主营业务收入（亿元）	利润总额（亿元）	利税（亿元）	出口交货值（亿美元）
9	湖北	393	113481	819.5	946.3	72.6	122.4	95.0
10	河北	241	84772	915.8	893.7	67.7	100.8	70.8
11	辽宁	253	52022	708.7	783.1	81.7	129.0	16.1
12	湖南	296	66253	409.1	771.2	53.8	106.1	16.0
13	北京	193	71453	1036.0	662.6	112.6	174.1	9.2
14	安徽	360	64028	460.7	632.0	54.4	77.0	31.2
15	上海	198	61984	932.5	616.1	82.6	120.0	46.3
16	天津	102	46232	743.5	538.8	64.3	116.2	35.3
17	陕西	182	45273	385.7	452.2	54.7	88.6	8.0
18	黑龙江	114	49721	480.8	401.1	41.4	68.0	7.2
19	重庆	120	50255	454.8	376.1	33.0	55.7	21.8
20	广西	155	39579	292.3	333.1	44.4	65.2	12.7
21	贵州	107	34654	330.7	297.6	34.7	55.8	0.2
22	内蒙古	72	27694	296.1	254.6	32.1	49.7	13.6
23	云南	113	26138	403.5	247.9	30.0	47.4	4.6
24	福建	125	30909	260.3	226.8	26.8	38.3	18.2
25	山西	84	30932	285.7	167.2	16.2	27.4	13.0
26	海南	43	13891	187.7	114.2	17.2	25.5	0.1
27	甘肃	97	13683	182.3	103.6	17.3	22.2	0.9
28	青海	29	5719	52.0	42.1	6.2	9.0	0.1
29	宁夏	17	6442	103.3	27.5	-0.8	-0.2	9.2
30	新疆	29	6273	111.3	24.3	0.5	1.9	1.1
31	西藏	9	1676	31.7	15.9	3.0	4.9	0.0

资料来源：《中国高新技术统计年鉴（2015）》。

表 2 - 6　　2013 年山东省与各省份医药产业主要指标比较

按照营业收入排序	省份	企业数（个）	从业人员平均人数（人）	资产总计（亿元）	主营业务收入（亿元）	利润总额（亿元）	利税（亿元）	出口交货值（亿美元）
1	山东	858	255970	2565.3	3496.3	359.8	545.9	228.8
2	江苏	795	204551	1860.4	2813.8	283.6	458.2	232.3
3	河南	424	164008	920.9	1348.0	133.8	176.1	19.0
4	广东	483	151782	1585.8	1325.2	152.0	221.4	158.4
5	吉林	317	133081	952.1	1247.5	100.8	161.8	8.9
6	浙江	462	131144	1398.4	1009.2	108.7	174.5	264.4
7	四川	390	127829	895.6	983.1	100.4	162.3	17.2
8	江西	301	88475	437.8	911.1	66.2	110.1	22.3
9	河北	229	87504	843.5	856.9	59.3	89.0	75.8
10	湖北	379	111498	765.5	855.8	77.2	122.2	65.5
11	辽宁	279	54841	551.7	782.7	72.2	117.9	16.8
12	湖南	312	68977	374.2	692.6	60.6	101.4	11.4
13	北京	203	72023	946.5	628.0	110.9	169.5	6.8
14	上海	222	65195	787.5	594.8	75.9	113.5	47.7
15	安徽	324	61398	415.8	552.5	49.0	70.4	20.1
16	天津	117	46566	685.1	524.0	60.2	106.3	33.3
17	黑龙江	120	54534	448.0	417.3	40.9	67.3	7.0
18	陕西	189	49295	315.5	396.9	44.0	74.2	7.8
19	广西	158	40012	262.5	312.2	41.8	62.0	9.0
20	重庆	117	44539	386.9	310.5	31.4	54.1	15.8
21	内蒙古	74	28053	263.2	255.6	27.2	45.0	10.8
22	云南	101	25516	351.2	237.6	38.3	57.2	4.4
23	贵州	94	31487	251.1	228.4	27.5	44.3	0.2
24	福建	127	31057	229.4	213.3	26.3	37.0	21.2
25	山西	85	32629	270.7	152.9	11.5	20.9	16.3
26	海南	43	12760	190.2	99.5	13.7	21.7	0.4
27	甘肃	84	13218	155.1	85.6	14.2	18.7	0.3

续表

按照营业收入排序	省份	企业数（个）	从业人员平均人数（人）	资产总计（亿元）	主营业务收入（亿元）	利润总额（亿元）	利税（亿元）	出口交货值（亿美元）
28	青海	24	4966	93.0	41.7	7.7	10.7	0.2
29	宁夏	14	5623	77.5	25.2	-0.3	-0.3	8.8
30	新疆	25	4179	44.8	19.5	1.7	2.9	0.6
31	西藏	8	1452	26.5	11.8	3.3	4.8	

资料来源：《中国高新技术统计年鉴（2014）》。

表2-7　2012年山东省与各省份医药产业主要指标比较

按照营业收入排序	省份	企业数（个）	从业人员平均人数（人）	资产总计（亿元）	主营业务收入（亿元）	利润总额（亿元）	利税（亿元）	出口交货值（亿美元）
1	山东	683	218126	1812.5	2608.2	298.4	432.0	191.2
2	江苏	661	175772	1500.3	2279.7	244.1	389.2	202.5
3	河南	394	141746	710.0	1089.3	105.9	142.5	20.1
4	吉林	307	134151	809.7	985.6	77.7	121.0	6.4
5	广东	352	115905	1204.4	966.7	134.8	192.1	75.0
6	浙江	403	124022	1280.3	939.1	110.1	166.7	265.0
7	四川	373	121676	791.9	850.4	89.1	145.8	15.9
8	江西	269	80711	400.3	763.7	58.2	95.3	18.1
9	河北	197	86184	741.8	744.8	49.3	75.6	78.1
10	湖北	315	91164	592.9	684.8	65.9	98.2	65.9
11	辽宁	269	52557	449.2	668.2	59.3	92.6	19.6
12	湖南	273	59233	302.2	544.8	47.0	77.6	6.8
13	北京	175	63711	767.2	525.7	86.1	137.2	8.6
14	上海	205	61919	637.3	517.0	67.7	105.2	47.4
15	天津	103	41626	629.5	457.5	63.1	100.7	40.0
16	安徽	266	53228	296.6	457.2	44.1	62.3	22.6
17	黑龙江	104	54295	392.1	366.6	40.3	65.3	7.4

续表

按照营业收入排序	省份	企业数（个）	从业人员平均人数（人）	资产总计（亿元）	主营业务收入（亿元）	利润总额（亿元）	利税（亿元）	出口交货值（亿美元）
18	陕西	174	43318	239.4	314.9	38.2	65.0	4.9
19	重庆	108	37557	340.7	247.1	19.5	37.0	13.8
20	广西	151	37729	210.0	239.5	35.2	51.5	6.4
21	云南	92	23243	275.0	199.0	25.4	41.0	5.5
22	内蒙古	70	26269	260.6	182.7	12.6	21.8	6.7
23	福建	112	28420	185.1	176.9	21.9	31.4	18.5
24	贵州	79	26589	194.5	170.8	25.6	40.1	
25	山西	81	27868	230.2	115.8	9.2	16.9	7.5
26	海南	42	11993	156.1	89.6	14.7	21.5	
27	甘肃	65	11979	168.8	72.2	11.1	14.8	1.2
28	青海	24	4948	70.7	34.8	4.9	7.0	
29	宁夏	12	579	65.5	21.4	1.3	2.6	9.6
30	新疆	22	3727	32.6	16.0	2.6	3.6	0.2
31	西藏	6	113C	20.9	7.7	2.6	3.5	

资料来源：《中国高新技术统计年鉴（2013）》。

表 2-8　2010 年山东省与各省份医药产业主要指标比较

按照营业收入排序	省份	企业数（个）	从业人员平均人数（人）	当年价总产值（亿元）	资产总计（亿元）	主营业务收入（亿元）	利润总额（亿元）	利税（亿元）	出口交货值（亿美元）
1	山东	715	183720	1615.5	1192.2	1564.4	184.2	262.3	148.9
2	江苏	693	163577	1419.4	1000.8	1394.3	147.0	228.9	152.5
3	广东	412	105582	800.5	802.0	741.5	102.3	141.6	70.9
4	浙江	543	123560	769.7	979.7	732.2	92.5	135.4	214.8
5	河南	389	112899	744.4	477.5	707.0	87.7	113.4	16.1
6	四川	386	100099	613.3	540.2	593.1	64.5	102.2	27.9
7	河北	216	81656	470.2	540.3	525.0	55.3	75.6	75.1

续表

按照营业收入排序	省份	企业数（个）	从业人员平均人数（人）	当年价总产值（亿元）	资产总计（亿元）	主营业务收入（亿元）	利润总额（亿元）	利税（亿元）	出口交货值（亿美元）
8	吉林	317	79056	594.4	532.1	516.5	49.3	68.5	3.9
9	江西	266	77147	468.0	281.1	466.3	33.5	56.9	15.9
10	辽宁	299	48518	389.4	341.5	428.2	36.7	54.5	21.3
11	上海	237	55908	410.8	487.3	409.9	57.1	83.1	33.9
12	湖北	350	74346	412.4	426.3	405.5	42.3	63.7	40.1
13	北京	231	54653	372.8	487.6	369.2	58.5	91.9	6.6
14	湖南	271	57451	377.6	248.7	363.3	37.8	62.1	6.9
15	天津	139	44516	293.5	549.9	314.7	40.5	62.0	27.1
16	黑龙江	122	46711	229.7	320.1	282.0	41.5	60.7	8.7
17	安徽	273	53092	246.7	221.0	259.9	20.9	29.6	12.5
18	陕西	194	38632	229.2	204.3	195.8	20.2	35.4	3.1
19	重庆	121	32596	180.5	209.1	170.3	13.2	21.8	13.9
20	内蒙古	77	23326	177.1	136.2	165.6	25.9	32.6	6.6
21	广西	174	37754	169.6	172.5	153.1	24.0	33.7	4.1
22	福建	119	23186	148.4	143.8	138.1	18.0	26.0	19.4
23	贵州	96	24414	180.6	161.3	136.9	20.5	29.9	
24	云南	104	20948	140.6	186.4	130.9	17.6	28.4	3.4
25	山西	108	31551	105.6	163.4	91.7	9.6	15.4	5.0
26	海南	52	10283	66.3	112.0	58.7	13.1	17.5	
27	甘肃	62	12349	50.4	88.9	47.9	8.6	10.9	0.3
28	宁夏	11	4685	26.3	41.4	21.8	4.8	5.6	9.2
29	青海	26	4477	21.0	29.8	19.1	0.9	1.9	
30	新疆	25	3489	11.3	18.8	9.5	1.0	1.8	0.5
31	西藏	11	1471	6.1	19.8	5.1	2.1	2.7	

资料来源：《中国高新技术统计年鉴（2011）》。

（2）山东省相关市医药产业发展速度不均衡。对比相关市统计年鉴中的医药统计数据[2-15][2-16][2-17][2-18][2-19][2-20][2-21][2-22][23][2-24][2-25]，可以看出各市发展不平衡的问题比较明显，例如，2010 年与 2018 年，医药产业产值增加最多的是威海市，从 2010 年的 147.65 亿元，增加到 2018 年的 943.16 亿元，增加 6 倍多。处于第二位的菏泽市，从 2010 年的 156.89 亿元增加到 2018 年的 771.72 亿元，增加近 5 倍。处于第三位的是临沂市，从 2010 年的 196.04 亿元增加到 2018 年的 432.52 亿元，增加 1 倍多。但是，德州市、淄博市、枣庄市的医药生产总值则呈递减甚至腰斩态势，依次从 2010 年的 391.14 亿元、367.12 亿元、29.01 亿元降至 2018 年的 157.96 亿元、237.57 亿元、14.20 亿元（见表 2-9）。

表 2-9　相关市医药产业生产总值对照　单位：亿元

地区	医药制造业生产总值	
	2010 年	2018 年
济南	113.65	285.70
青岛	66.57	104.72
淄博	367.12	237.57
枣庄	29.01	14.20
潍坊	156.55	185.24
济宁	85.75	164.17
泰安	37.94	85.69
威海	147.65	943.16
日照	6.98	13.85
德州	391.14	157.96
聊城	缺少数据	84.00
菏泽	156.89	771.72
临沂	196.04	432.52

资料来源：引自济南市、青岛市、淄博市、枣庄市、潍坊市等相关市统计年鉴。

从企业数量来看（见表 2-10），德州市、枣庄市变化不大，淄博市从 2010 年的 51 家减至 2018 年的 43 家，说明企业经营不善问题相当突出。从从业人员数据来看（见表2－11），威海、菏泽、临沂医药企业从业人员增幅较大，与产值增加对应，解决了一定的就业问题。而德州则是效益变差，却呈现从业人员增加，反映出效益不佳的原因。

表2－10　　相关市医药生产企业数量对比

地区	医药制造业企业数	
	2010年	2018年
济南	60	74
青岛	34	52
淄博	51	43
枣庄	15	13
潍坊	68	88
济宁	70	74
泰安	12	29
威海	19	45
日照	6	8
德州	74	73
聊城	缺少数据	19
菏泽	84	117
临沂	74	82

资料来源：引自济南市、青岛市、淄博市、枣庄市、潍坊市等相关市统计年鉴。

表2－11　　相关市医药企业从业人员对比

地区	医药制造业从业人员平均数（人）	
	2010年	2018年
济南	16785	22100
青岛	12844	9551
淄博	39324	23015
枣庄	3500	3000
潍坊	15308	16100

续表

地区	医药制造业从业人员平均数（人）	
	2010 年	2018 年
济宁	17701	2000
泰安	2193	5351
威海	23159	46475
日照	2029	2077
德州	1407	17300
聊城	缺少数据	6845
菏泽	12162	16072
临沂	25671	34555

资料来源：引自济南市、青岛市、淄博市、枣庄市、潍坊市等相关市统计年鉴。

对山东省相关市近年医药产业发展情况进行分析。山东省相关市医药产业产值占高新技术产业产值比值结果见下列表（见表 2－12～表 2－23，数据取自当地统计年鉴[2－15]－[2－27]）：可以看出如下问题：一是产业规模普遍不大，最大的两个城市的 2018 年医药生产总值威海市是 943.16 亿元，菏泽市为 771.72 亿元。以 2018 年数据为例，全省医药产业主营业收入 2678 亿元，相比于江苏省医药产业主营业收入 3424 亿元，相差 746 亿元。而在 2017 年山东省医药产业主营业收入还是 4546.8 亿元，比江苏省的 3870.3 亿元多出 676.5 亿元。两者合计相差 1422.5 亿元。作为医药大省的山东省大幅度被江苏省反超，值得思考。山东省输在对医药科技创新持续支持的力度上、输在对创新型医药企业的扶持力度等同于一般高新技术企业上，输在医药创新能力提升速度对医药企业的支撑力度不够上。医药创新体系建设与管理比 2008～2013 年相对弱化，原行政管理部门从 2014 年起放弃牵头组织实施国家科技重大专项工程——“重大新药创制”计划，也没有配套作为医药大省应该配套的山东省重大新药创制科技重大专项，与其他科技重大项目并行使劲，其实质是重点产业、支柱产业未能按照“有所为、有所不为”的方略强力推动。而此时，江苏省医药企业科技创新能力开始发力，恒瑞制药集团等一批创新企业则快速崛起；二是医药产业产值或主营业收入增速趋缓，更有的城市严重萎缩。济南市 2018 年有下降趋势，青岛还没有成为主导产业。淄博从2010年开始医药产业产值占比逐年下降，枣庄萎缩到1.38%，潍坊从2017年开始下降，济宁稳定在7%~8%，泰安从2018年开始下降。威海从2010年开始逐年增加，2018年医药产业产值占高新技术产业产值的比重超过30%，成为主导产业。日照的医药产业规模很小，占比不到2%。德州市2016年的医药产业产值占高新技术产业产值的比重达到31%，但是到2018年却下降到4%。菏泽市党委政府近10余年高度重视医药产业发展，大力引进医药企业，近10年稳步增长，2018年占比达到25.62，超过菏泽市高新技术产业产值的1/4以上。临沂市从2016年的13.4%降到2018年的10.45%。综合来看，除菏泽、威海外，大多市医药产业发展都在减速，或者增速减慢，到底是什么原因导致山东省医药产业增速比其他高新技术产业慢了，值得相关部门深入调研，彻底找出原因；三是医药企业个头偏小，没有一家产值过千亿元企业，全省800家医药企业的主营业收入加在一起也不如一家类似诺华制药、辉瑞制药等跨国医药大企业的主营业收入多，在国际上基本上没有竞争力。在山东省委、省政府大力推进新旧动能转换之际，这些问题应该引起各地党委政府高度重视。

表2-12　济南市2010~2018年医药制造业产值占高新技术产业产值的比重（2016年、2017年占比10%，为主导产业）

年份	高新技术产业产值（万元）	医药制造业产值（万元）	医药产值占高新技术产业产值比值（%）
2010	1587.26	113.65	7.16
2011	1732.10	101.58	5.86
2012	1890.17	111.06	5.87
2013	2062.65	158.06	7.66
2014	2322.34	182.72	7.86
2015	2486.62	213.47	8.58
2016	2215.44	222.15	10.02
2017	2661.19	266.50	10.01
2018	3017.78	285.70	9.46

资料来源：引自2011~2019年济南市统计年鉴。

表 2-13　　青岛市 2010～2018 年医药制造业产值占高新技术产业产值的比重

年份	高新技术产业产值（万元）	医药产值（万元）	医药产值占高新技术产业产值比值（%）
2010	4466.33	66.57	1.49
2011	4873.90	79.81	1.63
2012	5318.66	96.53	1.81
2013	5804.01	110.36	1.90
2014	6534.75	153.14	2.34
2015	6997.00	186.07	2.65
2016	6755.19	192.33	2.84
2017	7531.37	152.10	2.01
2018	8444.17	104.72	1.24

资料来源：引自 2011～2019 年青岛市统计年鉴。

表 2-14　　淄博市 2010～2018 年医药制造业产值占高新技术产业产值的比重（2010～2016 年占比超过 10%，为主导产业）

年份	高新技术产业产值（万元）	医药产值（万元）	医药产值占高新技术产业产值比值（%）
2010	2369.32	367.11	15.49
2011	2585.53	367.11	14.19
2012	2821.47	367.11	13.01
2013	3078.94	367.11	11.92
2014	3466.58	389.27	11.22
2015	3711.80	389.27	10.48
2016	3317.51	389.27	11.73
2017	3953.81	237.57	6.00
2018	4524.74	237.57	5.25

资料来源：引自 2011～2019 年淄博市统计年鉴。

表2-15　　枣庄市2010~2018年医药制造业产值占高新技术产业产值的比重

年份	高新技术产业产值（万元）	医药制造业产值（万元）	医药产值占高新技术产业产值比值（%）
2010	540.30	29.01	5.36
2011	589.60	29.01	4.92
2012	589.60	29.01	4.92
2013	702.12	29.01	4.13
2014	790.52	25.42	3.21
2015	846.44	28.56	3.37
2016	771.63	31.01	4.01
2017	909.37	28.85	3.17
2018	1023.40	14.20	1.38

资料来源：引自2011~2019年枣庄市统计年鉴。

表2-16　　潍坊市2010~2018年医药制造业产值占高新技术产业产值的比重

年份	高新技术产业产值（万元）	医药制造业产值（万元）	医药产值占高新技术产业产值比值（%）
2010	2420.79	156.5537	6.46
2011	2641.70	215.1919	8.14
2012	2882.76	247.0888	8.57
2013	2882.76	269.2423	9.33
2014	3541.89	291.3958	8.22
2015	3792.44	320.7348	8.45
2016	3698.65	350.6376	9.48
2017	4165.05	265.3800	6.37
2018	4486.59	185.2399	4.12

资料来源：引自2011~2019年潍坊市统计年鉴。

表 2-17　　济宁市 2010~2018 年医药制造业产值占高新技术产业产值的比重

年份	高新技术产业产值（万元）	医药制造业产值（万元）	医药产值占高新技术产业产值比值（%）
2010	1124.14	85.75	7.63
2011	1226.73	85.43	6.96
2012	1338.67	109.66	8.19
2013	1460.83	112.34	7.69
2014	1644.74	120.29	7.31
2015	1761.09	124.24	7.05
2016	1716.26	145.21	8.46
2017	1899.22	163.30	8.59
2018	2121.42	164.17	7.73

资料来源：引自 2011~2019 年济宁市统计年鉴。

表 2-18　　泰安市 2010~2018 年医药制造业产值占高新技术产业产值的比重

年份	高新技术产业产值（万元）	医药制造业产值（万元）	医药制产值占高新技术产业产值比值（%）
2010	952.77	37.94	3.98
2011	1039.71	37.94	3.64
2012	1134.59	82.75	7.29
2013	1238.13	92.58	7.47
2014	1394.01	102.40	7.34
2015	1492.62	94.04	6.30
2016	870.17	85.68	9.84
2017	1633.32	85.68	5.24
2018	1772.31	85.68	4.83

资料来源：引自 2011~2019 年泰安市统计年鉴。

表2－19　　威海市2010～2018年医药制造业产值占高新技术产业产值的比重（2011～2018年占比超过10%，为主导产业）

年份	高新技术产业产值（万元）	医药制造业产值（万元）	医药制造业产值占高新技术产业产值比值（%）
2010	1712.64	147.65	8.62
2011	1868.93	187.16	10.01
2012	2039.47	237.24	11.63
2013	2225.58	300.73	13.51
2014	2505.79	382.32	15.25
2015	2683.04	484.65	18.06
2016	2673.95	586.97	21.95
2017	3015.15	744.04	24.67
2018	3099.57	943.16	30.42

资料来源：引自2011～2019年威海市统计年鉴。

表2－20　　日照市2010～2018年医药制造业产值占高新技术产业产值的比重

年份	高新技术产业产值（万元）	医药制造业产值（万元）	医药产值占高新技术产业产值比值（%）
2010	410.73	6.97	1.69
2011	448.21	7.45	1.66
2012	489.11	7.96	1.62
2013	533.75	8.51	1.59
2014	600.95	9.09	1.51
2015	643.46	9.72	1.51
2016	589.44	10.34	1.75
2017	692.77	12.09	1.74
2018	776.38	13.84	1.78

资料来源：引自2011～2019年日照市统计年鉴。

表 2－21　　德州市 2010～2018 年医药制造业产值占高新技术产业产值的比重（2010～2017 年占比 10%，为主导产业）

年份	高新技术产业产值（万元）	医药制造业产值（万元）	医药产值占高新技术产业产值比值（%）
2010	1990. 56	391. 13	19. 64
2011	2172. 21	391. 13	18. 00
2012	2370. 43	391. 13	16. 50
2013	2586. 75	391. 13	15. 12
2014	2912. 42	391. 13	13. 43
2015	3118. 44	391. 13	12. 54
2016	2853. 46	894. 11	31. 33
2017	3401. 90	583. 72	17. 15
2018	3714. 19	157. 96	4. 25

资料来源：引自 2011～2019 年德州市统计年鉴。

表 2－22　　菏泽市 2010～2018 年医药制造业产值占高新技术产业产值的比重（2011～2018 年占比超过 10%，为主导产业）

单位：万元

年份	高新技术产业产值（万元）	医药制造业产值（万元）	医药产值占高新技术产业产值比值（%）
2010	1639. 46	156. 88	9. 56
2011	1789. 07	242. 14	13. 53
2012	1952. 33	340. 17	17. 42
2013	2130. 49	426. 46	20. 01
2014	2398. 72	504. 40	21. 02
2015	2568. 40	563. 77	21. 95
2016	2399. 76	639. 08	26. 63
2017	2844. 92	702. 27	24. 68
2018	3012. 20	771. 72	25. 61

资料来源：引自 2011～2019 年菏泽市统计年鉴。

表2-23 临沂市2010~2018年医药制造业产值占高新技术产业产值的比重（2011年、2013~2018年占比超过10%，为主导产业）

年份	高新技术产业产值（万元）	医药制造业产值（万元）	医药产值占高新技术产业产值的比值（%）
2010	2109.03	196.04	9.29
2011	2301.49	239.85	10.42
2012	2511.51	244.56	9.73
2013	2740.69	322.16	11.75
2014	3085.75	389.50	12.62
2015	3304.03	428.90	12.98
2016	3053.66	409.40	13.40
2017	3412.78	420.80	12.33
2018	4143.79	432.52	10.43

资料来源：引自2011~2019年临沂市统计年鉴。

（3）医药研发体系建设发展壮大速度不快，但是也有亮点。“国家队”的医药研发机构仍然是山东大学药学院、中国海洋大学药学院，医药方面的国家工程技术研究中心、国家重点实验室、国家工程实验室、国家企业技术中心都没有较多增加。国家综合性新药研发技术大平台——山东省重大新药创制中心，由于种种原因未进入国家“十三五”建设计划的后续支持范围。“省级”研发团队也还是山东省药学科学院、烟台大学药学院具有一定的研发能力。山东省药学科学院并入齐鲁工业大学，山东省已经没有独立的事业编制的省级药物研发机构。可喜的是，“重大新药创制”国家科技重大专项开始产出重大科研成果：例如，在“重大新药创制”国家科技重大专项支持下，由中国海洋大学、中国科学院上海药物研究所和上海绿谷制药公司联合研发的重大新药甘露寡糖二酸（以下简称“GV-971”）于2018年7月完成临床3期试验[2-28]。这个治疗阿尔茨海默病的药物，曾用名抗老年性痴呆药物HSH-971甘露特钠胶囊，历时23年，由中国海洋大学进行先期研究，之后与中国科学院上海药物研究所和上海绿谷制药公司合作开发，进一步深化研究，于2020年被国家食品药品监督管理总局有条件批准上市[2-3]。GV-971是从海藻中提取的海洋寡糖类分子，能够多位点、多片段、多状态地捕获β淀粉样蛋白（Aβ），抑制Aβ纤丝形成，使已形成的纤丝解聚为无毒单体，其新颖的作用模式与独特的多靶作用特征，为阿尔茨海默病药物研发开辟了新路径，有望引领糖类药物研发新的浪潮，对提升我国创新药物研究领域的国际地位具有深远意义。再如，由杰华生物技术（青岛）有限公司完成的我国第一个具有完全独立知识产权的原创新药乐复能（Novaferon）在青岛市崂山区杰华生物医药生产基地正式投入生产，产能达到3000万支注射剂，为我国最大的生物药生产容量，配属的现代化QA和QC实验室，面积达1600平方米，是我国目前规模最大的药厂质量检测实验室。乐复能抗肿瘤活性和抗病毒活性比人干扰素分别提高200倍和10倍以上，是通过生物技术改造特定目标基因，从10多万个蛋白质表达株中筛选出具备高效抗肿瘤、抗病毒活性的重大新药，于2016年7月取得国家食品药品监督管理总局批准新药证书[2-28]，为国家一类新药，先后获得美国、欧盟、中国、日本等主要国家100多项发明专利，在中国生物新药研究史上具有里程碑般的意义。

2.4 存在的问题

归纳起来，制约山东省医药科技创新发展的“短板”分析：

2.4.1 缺少医药大企业

大而不强的问题没有根本性转变，这个“大”仅是相对外省医药产业产值来说的，但是与诺华制药集团公司、辉瑞制药集团公司、赛诺菲制药集团公司、强生制药集团公司等跨国医药企业相比，山东省乃至全中国都没有一家能与他们比肩的企业。跨国医药企业营业额规模大多在500亿~1000亿美元，而山东省制药企业平均年销售收入仅2.2亿元；过百亿的企业仅威高集团有限公司、步长制药集团有限公司等，过50亿元的企业仅有齐鲁制药集团有限公司等几家，与跨国药企之间的差距十分巨大。必须现在规划通过创新、资产重组等方式，尽快培育出医药主营业收入在1000亿元人民币以上的超大型医药企业，以保证在国际竞争中具有竞争力。

2.4.2　缺少药物大品种

本书所说的药物大品种是商品销售规模概念，指一个医药产品的年销售额非常巨大，一般情况下，国际上医药大品种年销售额在 60 亿美元左右甚至更高，折合人民币约为 400 亿元。例如，美国辉瑞制药公司的降脂药——阿托伐他汀在 2010 年的销售额就达到 118 亿美元，占该公司年收入的 1/6。山东省医药生产企业销售额在 400 亿元的到目前为止一家也没有，由此可以看出，中国医药企业包括山东与跨国医药企业的差距不是一般的大。山东省年销售额在 10 亿元以上的医药大品种仅有鲁南制药集团小儿消积口服液、菏泽步长药业集团丹红注射液等若干个，与国际上的医药企业根本不能在一个平台上竞争。或许，这也是跨国医药企业不在山东省布局扎根的原因之一。解决这个问题有两个途径，一是把普药做大，做成世界第一，在这点上我们应当有基础有能力，因为山东省一些原料药产量已经世界第一；二是依靠科技创新，研制出市场空间超大的原创性新药，充分利用医药专利保护期将产品销售额做大做强，年销售额目标应当瞄定在 50 亿元以上的重大新药，形成垄断式优势。在这点上，山东省乃至整个中国的医药企业在技术创新方面的差距还是非常大，除了生物药少数品种可能会有后发优势之外。

2.4.3　缺少创新型药物

到目前为止，山东省医药生产企业的主要产品还是以仿制药物为主，这个格局并没有发生根本性改变。山东省医药生产企业、高等学校、科研机构具有创新能力的仅山东大学、中国海洋大学、荣昌制药有限公司、齐鲁制药集团有限公司、鲁南制药集团有限公司、绿叶制药有限公司等少数企事业单位，据了解在研的原创性新药不多，能够形成大药的更是看不到未来和希望。医药生产企业的主导产药品还是以仿制药、原料药为主体，新型制剂和生物制品的比例偏低，缺乏疫苗生产企业，例如没有能够研发生产新冠疫苗的生物医药企业。全省医药企业的平均利润率约 10%，远低于国际 20% ~30% 的水平。

2.4.4 缺少高强度研发投入

新药研发能力与山东省医药产值在全国的地位严重不匹配，比江苏省还有很大差距。2006～2010年全省医药产业硬件开发投入149.9亿元，占销售收入的比例仅为2.6%。而国际跨国医药企业的研发投入占销售收入的比例一般为15%。国家战略将“重大新药创制”列入国家科技重大专项，作为医药大省的山东至今未启动符合山东经济科技发展战略的省级医药科技重大专项，在参与国际高水平竞争方面，我们在体制机制上都没有做出长期的制度安排。导致新药创制的整体技术能力与水平较低。从现有的新药自主创新的综合能力来看，尽管在省（区域）内新药研究领域的队伍建设、装备条件、技术水平、规范标准等方面取得了显著成就，某些新药研发的技术单元或个体上有优势和特色，但与加快重大新药创制进程的需求相比，关键装备条件不足且相对分散，研发技术不系统、规范标准不完善且缺乏创新，致使新药研发力量缺乏协同攻坚，创新平台难以形成合力，因而新药创制的整体技术能力与水平较低，难以支撑和引领重大新药的自主创新。国家批准的15个新药大平台中有4个是以地方政府为主管部门。自2008年启动以来，各地政府均发挥主导作用，积极筹措资金。其中广东省政府到位1亿元，天津市则已完成投资3.7亿元，天津科委每年拿出2000万元用于新药研发和项目引进；华中科技大学承建的新药大平台通过教育部申报，但地方也相当重视，湖北省财政匹配经费也已落实。山东省“新药大平台”首批资金预算12000万元，其中国家财政科技经费拨款4000万元；经财政部评审，中央财政预算审定经费为3890.95万元，是15个“新药大平台”中核减比例最低的一个。12月9日，山东省与国家“重大新药创制”重大专项实施管理办公室正式签订任务合同书。山东省规划的新药大平台共有12个单元技术平台，总经费需6亿元。原规划争取国家财政支持2亿元，省财政2亿元，共建单位自筹2亿元，科技部态度是如果地方政府匹配到位，国家“十二五”期间能给够2亿元。由于缺乏经费，还有5个单元技术平台的建设未能启动建设，对于产业链的建设有重大影响，不利于新药科研成果转化。搭建新药大平台后，各单元平台要互相配合，研发重大新药，这需要一笔长期稳定的支持资金，但是，截至2020年山东省对国家综合性新药研发技术大平台（山东省重大新药创制中心）已无专项经费支持，按照国际上平均10年时间投入10亿美元才可能研发出1个重大新药的规律，山东省对国家综合性新药研发技术大平台（山东省重大新药创制中心）的扶持，已经不能体现可持续性，对于重大新药创制高端人才培育和新药研究开发都将至于弱化态势，对建设医药科技强省可能会有不利影响。

2.4.5　缺少高端人才及人才团队

山东省药学领域的两院院士仅中国海洋大学管华诗教授1人，2021年山东大学糖工程研究中心主任凌沛学被评为欧亚科学院院士。泰山学者—药学特聘专家专项人才计划，并入泰山学者大盘子，医药研发人才团队无论群体数量还是质量都比江苏省差很多。高端医药创新人才队伍建设相对滞后，由于山东省的药学院的高校、医药科研院所、大型医药企业数量少，山东省药学科研队伍无论在数量还是在质量上都有很大差距，技术开发力量总体薄弱，R&D人员素质（科学家和工程师数量/科技活动人员数）也低于北京、上海、江苏、浙江和广东五地。山东省高层次医药领军人才和学科带头人匮乏，国家“重大新药创制”科技重大专项“十一五”总体专家组28人中“十一五”没有山东省的专家，山东省的意见和建议在国家层面难以得到充分反应和表达，也是山东省争取国家创新资源不利的一个因素。在我们的努力下，“十二五”期间总体专家组虽增加了一名山东省的专家，但声音依然偏弱。许多省市出台了极其优惠的人才引进计划，生物医药领域江苏引进国家千人计划人才50人，天津市引进国家千人计划人才28人。山东省仅13人，差距明显。山东省缺乏留住人才的高端舞台。尽管山东省建有国家综合性新药研发技术大平台，但分散在山东大学、中国海洋大学、省医科院、省药科院，仅在某个技术领域有竞争优势，技术积累仍难以支撑新药产品的系统研究。山东省与中国医学科学院、中国药科大学、上海医工所、中科院上海药物所等相比，在整体实力、技术水平和服务能力上差距明显，缺乏一个集中的、系统的研发体系，留不住太多的高端人才。例如，全国共有15个国家综合性新药研发技术大平台[2-29]，其设计目标是建设成国际前沿水平的原创性新药的科技创新平台，因此，加快建设国家综合性新药研发技术大平台——山东省重大新药创制中心（简称大平台）是构筑山东省医药创新体系的关键，大平台建设曾三次写入山东省人民政府工作报告和中国共产党山东省代表大会主要工作任务，作为山东省重点建设项目，各级党委政府及其各有关部门采取了不少举措，大平台建设至今，在引进高端医药创新人才和团队方面，虽然很有成效，但还不足以支撑山东医药创新自主自立自强，不足以支撑山东省由医药大省向强省转变，不足以参加国际竞争。目前，山东省医药科技人才、特别是国家级领军人物和创新团队还相对较少，与北京、上海等比较差距相当大；另外，优秀人才有流出山东省的倾向。山东省一些优秀医药科研成果和人才，因种种原因流向了其他省份，山东的医药企业也有在外省布局生产和研发机构。

2.4.6 缺乏国际化能力

一缺出口型医药企业。我国是世界上最大的化学原料药出口国，但附加值高的制剂出口比重很低，2010 年通过欧美质量体系认证的制剂企业仅有 24 个，山东省尚没有一个，目前山东省的出口主要是原料药，仅有的几个制剂品种主要是面向东南亚、北美和非洲市场。二缺吸引国际大企业的能力。北京、上海等高水平研究所、大学分布集中，科研基础好，对人才的吸引力大，世界制药企业前 20 强大部分均在上海、北京设立了研发中心，其中设于北京的有诺华制药公司、拜耳制药公司和诺和诺德制药公司 4 家，设在上海的有辉瑞制药公司、强生制药公司、葛兰素史克制药公司、阿斯利康制药公司、礼来制药公司、罗氏制药公司等 8 家。全国约 70% 以上生物医药领域的国际风险投资均投向这两个城市的企业，如上海的诺康生物公司、诺凡麦医药公司、凯晟生物工程公司、华大天源有限公司，北京的科美东雅公司、坤奥基医药公司等。三缺江苏省主动参与和积极承接全球技术与产业转移的意识。山东省相关部门、市地和开发区对于如何引进医药大企业尤其是跨国医药企业基本上没有新办法。目前进入全球 500 强的制药企业总共有 13 家，其中落户到江苏的有 10 家，包括辉瑞制药公司、强生制药公司、葛兰素史克制药公司、阿斯利康制药公司、罗氏集团、礼来制药公司等。山东省缺少跨国医药大企业，例如，世界十大跨国制药企业，除辉瑞制药公司在菏泽睿鹰制药集团有限公司建设了 1 家免皮试注射用青霉素生产车间，但是不在中国大陆销售。烟台还有 1 家跨国医药企业布局的生产车间，其利税也不在属地烟台缴纳外，尚未有其他家跨国医药企业在山东布局建立工厂或研发平台，这是个的问题，值得思考。

2. 4. 7　缺少科学的产业布局研究

区域特色优势不够明显，同质化竞争加剧，全省医药产业同类产品竞争激烈，如阿德福韦酯在山东省就有齐鲁制药集团有限公司和辰欣药物有限公司等多家企业生产。地方党委、政府在推动医药产业发展方面，还处于谁有能力谁就干状态，顶层设计不够精准，有目标无措施或者无更加有力的政策措施。持续性发力不够，对医药科技创新体系的扶持往往受领导人更替影响，未能形成制度化的持续支持医药企业创新发展的格局。各市医药产业发展不平衡，存在重产业轻研发的问题。国家综合性新药研发技术大平台和国家创新药物孵化基地建设单位涉及 10 个市、14 个省直部门和单位、27 家筹建单位，从目前掌握的情况看，这两项建设工程的建设进度不均衡，发展速度不同步，进度差距较大。有的单位对建设大平台重要性的认识不够，存在“等、靠、要”和只重视产业不重视源头创新的观念；有的单位没有按照要求成立当地党委政府的大平台建设领导机构；有的大平台、孵化基地参建单位的上级主管部门，没有把大平台和孵化基地的建设提上议事日程；有的产业化示范企业所在市还没有出台相应的扶植政策，导致企业的研发能力弱和大品种药品少的问题没有实质性改变等，这些问题都值得高度重视，值得逐一加以解决，否则就会在全国没有位置，没有能力参与国际竞争，也就在新一轮竞争中不知不觉地处于劣势。

2. 4. 8　缺少有活力的医药流通体系

在山东省的医药流通体系主导企业为深圳海王集团等少数外省企业，省内医药流通企业不大也不强，信息化技术未在山东孵化出超大型的电子商务医药流通企业。在中药材流通市场建设方面，菏泽鄄城中药材市场是国家批准的具有资质的中药材市场，但是在规模上、知名度上都比不上安国、亳州等老牌中药材市场，加快建设现代化中药材流通市场是当务之急，也需要引起各级党委政府重视。

2.4.9 缺少“国家队”的医药研发平台

所谓“国家队”是指隶属于国家部委的高等学校、科研机构、国有企业，他们一般在聚集人才方面，尤其是在山东省这种文化主导下，更具有优势。目前依托在山东省的“国家队”的高等学校有设在山东大学、中国海洋大学的国家综合性新药研发技术大平台1个，设在山东大学的国家糖工程技术研究中心，设在中国海洋大学的国家海洋药物工程技术研究中心，设在鲁南制药集团的国家手性药物工程技术研究中心，设在东阿阿胶集团有限公司的胶类中药国家级工程技术研究中心等4个国家工程技术研究中心；国家科技部在鲁南制药集团有限公司、烟台绿叶制药有限公司设立2家国家企业重点实验室，4家国家和省部级重点实验室，国家发展改革委员会批准在齐鲁制药集团有限公司、鲁南制药集团有限公司设立2家国家工程实验室，国家工信部批准设立了8家国家级企业技术中心。这些“国家队”医药科技创新平台，聚集的人才尤其是高端人才，在支撑山东省医药产业创新发展方面明显属于数量不够。

2.4.10 缺乏高效的管理体制和运行机制

山东省医药创新体系目前的管理体制和运行机制，既依托政府力量，有效集合最大范围内的资源、人才等优势，又根据参建单位各自优势进行任务分工，不同单位承担综合大平台的一个单元平台，主要问题是具体运作中，“散”的问题严重。例如，医药创新体系的主要组成部分——国家综合性新药研发技术大平台共建单位7家，隶属于不同的上级主管部门，处于“散养”状态，如何推动形成合力，是迫切需要解决的问题。缺乏强有力的省级牵头部门和省领导任组长的省级协调小组，在加强对新药大平台的组织领导，协调解决建设中的重大问题，研究制定政策，推动各部门、各级政府联合支持新药大平台建设。各单元技术平台建设单位之间也缺少互惠共利的互通机制，单元平台参建单位的合作意识不强。山东省大平台规划建设的 13 个单元技术平台，是按照医药创制的创新链主要环节设计的，专业性强，建成后基本可以满足山东省及周边省市医药研发与成果转化的需要。大多数单元技术平台是由 2 个以上单位共建，从了解的情况看，责任单位和参建单位合作意识还不够强，有的甚至出现不配合的情况，影响了单元平台的建设进度，有的至今没有建成。医药研发的科研仪器设备共享共用的体制机制都需要进一步优化。规划建设设计的目标，没有全部实现。

2.4.11　缺乏高质量的医药科技创新促进政策，政策落地不实问题依然存在

医药创新环境有待进一步优化，医药企业研发投入虽然普遍高于其他行业，但是，据我们调查了解，高新技术企业税收加计扣除的优惠政策，对中小医药企业和科研单位的诱惑力不够大。需要省市党委政府在充分运用已有相关政策方面，下大力气化解国家医药产业政策落实不完全到位的问题。还需要在提升现有平台水平、引进高层次研发团队、激励企业开展创新、加强产学研结合、建立科技与金融合作的新机制、保障经费投入以及新药研发与产业化等方面，依据变化的形势，制定适宜山东实际情况的促进医药创新发展的政策措施及保障机制。省级层面，应当成立省政府医药科技创新体系建设领导小组或协调小组，统筹协调已有政策落实到位，并依据发展态势，制定新的系统的促进政策。市级层面需要组织工作专班，认真调查研究医药企业、科研单位所需，着力解决政策落地难问题。

2.4.12　缺少高度聚集的医药科技创新区域

医药企业、人力资源、教育机构、科研机构、研发平台等要素的聚集度不大，仅在济南市山东大学药学院、山东省药学科学院、山东第一医科大学（山东省医学科学院）山东中医药大学、山东省中药研究院、齐鲁制药集团有限公司、华熙生物科技股份有限公司等聚集度较大，但作用还发挥得不够大。其他市地的医药资源聚集度更弱些。对比北京、上海、南京等城市，更需要科学规划医药产业密集区，优化医药创新、

医药科技成果转化环境，聚集创新链与产业链上的企业、大学、科研机构，形成类似“药谷”的集群优势。

据《中国区域科技创新评价报告（2020）》，课题组从科技创新环境、科技活动投入、科技活动产出、高新技术产业化和科技促进经济社会发展等5个方面，选取12个二级指标和39个三级指标，对全国及31个省、自治区、直辖市科技创新水平进行测度和评价。山东省区域科技创新能力位居全国第11位，属于第二梯队，山东省的综合科技创新水平指数低于全国平均水平（72.19分）但高于50分的地区[2-33]。山东省区域创新能力位次与经济大省位次不匹配，在这个环境下，医药科技创新能力同样面临向上突破的压力，要想实现建设医药科技强省的目标，在提升全省科技创新能力的同时，重点突破医药创新能力提升，将其放在优先发展位置是妥当而又符合山东实际的做法。因而，克服上述困难与问题，将是地方党委和地方政府需要高度重视的问题之一。

参考文献

[2-1] 中药大家话中药“全国中医药杰出贡献奖”获得者姚乾元研究员访谈录［EB/OL］. 山东省中医药研究院. http：//www.sacm.com.cn/articles/ch00007/202105.

[2-2] 迟来的大奖，人工麝香终获国家科技进步一等奖［EB/OL］. 人民网-科技频道. 2016年1月8日. http：//scitech.people.com.cn/n1/2016/0108/c1007-28030166.html.

[2-3] 国产阿尔茨海默病药物GV-971上市，此前该领域已17年无新药. 每日经济新闻［EB/OL］. 2019年11月2日. https：//baijiahao.baidu.com/s? id=1649105739058329039.

[2-4] 中国海洋大学研究项目获国家技术发明一等奖［EB/OL］. 青岛市情网. http：//qdsq.qingdao.gov.cn/n15752132/n30400816/n20551440/n26245844/190227143939893035.html.

[2-5] 2004年山东省药学科学院院长凌沛学研究员获国家科技进步二等奖［EB/OL］. http：//www.fruida.com.cn/Home/News/index/id/993.

[2-6] 彭司勋主编. 凌沛学——2007年国家科技进步二等奖获得者［Z］. 中国药学年鉴. 第二军医大学出版社，2008.

［2－7］凌沛学简历网页［EB/OL］. 山东大学糖工程技术研究中心官网. http：//www. glycoeng. sdu. edu. cn/info/1122/1924. htm.

［2－8］鲁南制药集团荣获国家科技进步奖［EB/OL］. 新华网，20170110；http：//www. xinhuanet. com/health/2017－01/10/c_1120281166. htm.

［2－9］鲁南制药一成果获“国家科技进步奖”［EB/OL］. 维普网，《中文科技期刊数据库》. http：//www. cqvip. com/Main/Detail. aspx? id＝26720678.

［2－10］五获国家科技进步二等奖　领跑一致性评价过评榜　高质量发展的齐鲁制药实践［EB/OL］. 舜网－济南时报，https：//news. e23. cn/jnnews/2020－07－27/2020072700317. htm.

［2－11］瑞阳制药有限公司［EB/OL］. https：//baike. baidu. com/item.

［2－12］农工党员、罗欣药业副总经理李明杰荣获国家科技进步二等奖［EB/OL］. 农工党山东省委官方网站. http：//www. sdng. gov. cn/news/2020/0123/4776. html.

［2－13］国家统计局社会科技和文化产业统计司编.《中国高技术产业统计年鉴2019》［Z］. 中国统计出版社，2020年3月.

［2－14］国家统计局，科学技术部.《中国高技术产业统计年鉴2011》［Z］. 中国统计出版社，2011年10月.

［2－15］济南市统计局，国家统计局济南调查队. 济南市统计年鉴［M］. 中国统计出版社，2011、2012、2013、2014、2015、2016、2018、2019.

［2－16］青岛市统计局，国家统计局青岛调查队. 青岛市统计年鉴［M］. 中国统计出版社，2011、2012、2013、2014、2015、2016、2018、2019.

［2－17］淄博市统计局，国家统计局淄博调查队. 淄博市统计年鉴［M］. 中国统计出版社，2011、2012、2013、2014、2015、2016、2018、2019.

［2－18］枣庄市统计局，国家统计局枣庄调查队. 枣庄市统计年鉴［M］. 中国统计出版社，2011、2012、2013、2014、2015、2016、2018、2019.

[2-19] 济宁市统计局，国家统计局济宁调查队. 济宁市统计年鉴[M]. 中国统计出版社，2011、2012、2013、2014、2015、2016、2018、2019.

[2-20] 泰安市统计局，国家统计局泰安调查队. 泰安市统计年鉴[M]. 中国统计出版社，2011、2012、2013、2014、2015、2016、2018、2019.

[2-21] 德州市统计局，国家统计局德州调查队. 德州市统计年鉴[M]. 中国统计出版社，2011、2012、2013、2014、2015、2016、2018、2019.

[2-22] 威海市统计局，国家统计局威海调查队. 威海市统计年鉴[M]. 中国统计出版社，2011、2012、2013、2014、2015、2016、2018、2019.

[2-23] 菏泽市统计局，国家统计局菏泽调查队. 菏泽市统计年鉴[M]. 中国统计出版社，2011、2012、2013、2014、2015、2016、2018、2019.

[2-24] 日照统计局，国家统计局日照调查队. 日照市统计年鉴[M]. 中国统计出版社，2011、2012、2013、2014、2015、2016、2018、2019.

[2-25] 聊城市统计局，国家统计局聊城调查队. 聊城市统计年鉴[M]. 中国统计出版社，2011、2012、2013、2014、2015、2016、2018、2019.

[2-26] 临沂市统计局，国家统计局聊城调查队. 临沂市统计年鉴[M]. 中国统计出版社，2011、2012、2013、2014、2015、2016、2018、2019.

[2-27] 潍坊市统计局，国家统计局潍坊调查队. 潍坊市统计年鉴[M]. 中国统计出版社，2011、2012、2013、2014、2015、2016、2018、2019.

[2-28] 攻克阿尔茨海默症迈出关键一步　国产新药完成临床3期试验[EB/OL]. 新华网，http://www.xinhuanet.com/2018-07/17/c_1123139354.htm.

[2-29] 我国原创新药乐复能（Novaferon）投产[N]. 科技日报，2016年8月8日.

[2-30] 为了人民群众的健康福祉“重大新药创制”专项实施效果逐步显现 [N]. 经济日报，2011 年 3 月 28 日.

[2-31] 同花顺财经. 全球医药市场规模平稳增长 2019 年全球医药市场规模将超 1.2 万亿 [EB/OL]. https：//baijiahao. baidu. com/s? id=1631132192546250909.

[2-32] 全球药品生产将达到 1.4 万美元，各大药企还有多少增长空间 [EB/OL]. http：//www. 360doc. com/content/20/1106/23/72280700_944504702. shtml.

[2-33] 金振蓉.《中国区域科技创新评价报告 2020》[R]. 光明日报，2021.

[2-34] 刘伯宁. 全球新药研发困难重重，未来新药研发何去何从 [N].《中国医药报》，2011 年 2 月 22 日.

[2-35] 烟台统计年鉴委员会. 烟台市统计年鉴 [M]. 2011、2012、2013、2014、2015、2016、2018、2019. https：//www. yearbookchina. com/naviBooklist-n3020013184-1. html.

第3章 医药科技创新聚集发展要素的理论研究与实证分析

——以山东为例

国际上，医药创新要素聚集发展更有利于医药经济发展。例如，美国建成了北卡罗来纳、旧金山、波士顿、圣迭戈、华盛顿五大生物医药产业园区。其中，位于旧金山硅谷的生物医药产业园区，其医药创新与产业发展从业人员占到了全美国生物医药产业从业人员的50%以上，医药企业销售收入和研发投入均占全美国生物医药产业的近60%。另外，在英国伦敦有生命科学集群，在印度班加罗尔有生物医药园区，在丹麦、瑞典也有生物谷。这些生物医药产业园区聚集了包括生物医药企业、研究中心、技术转移中心、银行、投融资服务等在内的大量机构，为当地的生物医药产业发展创造了良好的发展环境和创新创业平台[3-1]。据刘述强综述提出，生物医药产业要素包括技术研发、人力资本和融资三个要素[3-2]。

本书以山东省为例，研究的重点是构筑和重构区域医药创新体系，这个创新体系的载体规划为医药产业密集区，密集区内承载高等学校、科研机构、医药企业等科教产机构与医药创新要素，其优点是：有利于聚集医药科技资源，有利于医药产业创新发展，有利于打造创新链与产业链有机结合的医药产业群。本章通过对制约山东省医药创新体系发展的要素进行分析，寻找主要影响因子，将影响因子代入空间相互作用模型，利用区域经济理论对医药创新体系的载体——医药产业密集区区划进行理论测算，然后，将测试结果与山东省医药科技创新发展指标和创新实践进行实证比对研究，重点验证山东医药创新要素分析结果对医药产业密集区区划理论数值的吻合度。最后，从理论上测算出适宜于建立新药产业密集区的区域。理论数值再加上山东医药创新体系建设的实证，经过综合分析研判得出适合于建设医药产业密集区的城市或区域，其结论可以为地方党委、政府构建区域医药创新体系决策提供理论依据。

3.1 区域医药科技创新要素分析

国内外学者对产业集群理论研究做了许多工作，例如，何爱红、王亦龙引用增长极理论研究如何优化兰州市和白银市的高新技术产业布局以及促进成型技术产业聚集问题[3-3]。徐小钦、石磊依据产业集群理论对重庆市的高新技术产业进行了空间布局，提出了产业发展重点领域[3-4]。陈柯汇集并研究了高新技术产业布局理论，包括法国经济学家佩鲁的增长极理论，该理论认为，一个区域的经济增长不可能实现平衡发展，而是先由主导部门或者有创新能力的企业在特定经济区域或市场聚集形成资本和技术高度集中，增长迅速且有显著聚集效应的一种机制，形成对周边经济具有强大辐射力的增长极。国内多用增长极理论对各城市、各国家级高新技术产业开发区、国家级经济技术开发区的产业，尤其是高新技术产业进行布局优化研究[3-5]。再如，由克鲁格曼、波特经济学家提出的产业集群理论，一是强调区域内按照分工聚集产业群；二是强调区域内技术进步、科技创新等各种资源整合能力在创建产业集群的重要推动作用。从产业集群的角度研究产业布局的，避免对城市内或区域内的各种资源单独研究，统筹各种资源之间的联系，综合分析一个城市或一个区域的发展是否平衡，主旨是强调对城市内或区域内各种资源要素的激活，尤其是加强对创新发展要素的整合能力和协同效应，探索适合一个城市或者一个区域实际区域经济发展之路，使得城市内及周边区域相互关联的企业和高等学校与科研单位在一定地域内集中，按照创新链发展规律分布，最终导致以创新为主体的产业群的形成[3-5]。例如，构建山东省医药产业密集区，按照聚集发展的思路推动生物医药经济发展就是一个可行的路子，并在菏泽、济南、烟台、潍坊等城市得到实例印证。

（1）在山东省建设医药产业密集区并进一步优化符合产业聚集理论特征。迈克尔·波特所著的《国家竞争优势》和《群聚区和新竞争经济学》提出了“产业集群”和“集群区”的观点，即相当多的产业集群或具有国际竞争力的产业通常具有地理集中性。集群区的边界，是由那些对竞争至关重要的跨行业、跨机构的相互联系和互补性决定的，通常是相互联系的产业链决定产业集群。按照关联因素分析，产业链分为技术型和资源型[3-3]。按照这个理论，创新型医药企业的医药产业链的属性一般应是技术型，能够提升所在城市或区域的竞争力，改善产业结构，实现高质量发展。医药产业密集区符合产业聚集理论的特征，因为医药产业集群是按照医药创制、成果转化、技术集成、企业孵化、生产工艺优化等进行专业化分工与协作原则，相当数量的大学、科研机构和医药企业在特定城市或区域所形成的产业空间集聚现象，建设医药产业密集区可以引导产生产业集群优势：一是密集区内节约交通运输、时间、交易等成本，增加利润；二是共享共用科研设施、生产设施和环保设施，避免重复建设；三是形成医药产品集散地，壮大物流产业；四是同类人力资源聚集，便于交流合作协助；五是容易得到当地党委政府支持，有利于形成有利于医药科技创新与产业发展的政策环境和人文环境，降低行政管理成本，减少行政壁垒，解决共性问题；六是有利于建立健全支持医药经济发展的投融资体系，尤其是有利于聚集风险投资资金；七是有利于科教产融合，激活高等学校、科研机构科研成果；八是有利于参加与医药产业密集区外的竞争，乃至国际化竞争，吸引医药跨国大企业落户医药产业密集区。在医药产业密集区，可以布局发展医药创新体系，包括重大新药创制体系、医药科技成果转化孵化体系和医药企业集群。所以，本研究，首先通过区域经济理论科学规划医药产业密集区区划，然后，研究在医药产业密集区内，规划医药科技创新体系和医药产业集群。最后，提出推动医药产业密集区建设的政策措施。

（2）制约区域创新体系建设和医药产业密集区发展的要素分析。推动医药科技创新体系建设与医药产业密集区发展的制约因素或者影响因素很多，根据作者从事医药科技管理十余年的经验总结，最需要关注，最需要研究的相关创新要素一般不少于下列八大要素：

第一，一个省一个城市或者一个区域的现有医药科技创新基础，包括高等学校医药人员教育培养数量质量、研发平台建设与科技人员活跃程度、承担国家、省市和企业医药科研项目数量、R&D 经费投入情况。还包括独立医药科研机构布局、数量、技术领域分布、R&D 活动情况。还包括医药企业研发机构、研发人员占企业职工数量、重大新药研发情况和技术储备等。

第二，是区域内从事医药科技创新人员的数量与质量，包括原创新药顶尖人才与团队数量、从事医药生产工艺研究人员数量和水平、仿制药创新能力等。

第三，是承载科技创新人员的载体、平台的水平与数量，通常情况下，按照中国国情，高端人才大多需要“国家队”的大学、研究院所来承载。“国家队”科技创新平台多的省市或区域，其研发水平和科研成果普遍高于没有“国家队”的省市或区域。因此，集聚“国家队”的高等学校、科研机构和国有大企业是现阶段尤其是山东省聚集高端人才的重要环节。

第四，是与医药相关的科研活动（R&D），是衡量医药科技创新能力的重要指标。一般情况下，从事医药科研活动越多的城市或区域，其创新活力就会越大，推动医药企业创新发展的内在动力在此区域内就相对有力度，对企业有更多的选择，进而又会反哺高等学校和独立科研机构。

第五，是科研成果应用的需求方，一般归纳为医药科技企业，骨干医药企业数量越多、产值规模越大，对人才的吸引力就越大，也就越容易产生聚集效应。医药企业数量多、配套企业数量多的区域更有壮大产业、集约发展的基础，反映医药企业的创新吸引力相对较大，更能吸引以大企业为主轴的产业链形成。另外，医药科研成果越多，对想转型发展医药产业的非医药企业也会产生吸引。

第六，是医药产值占当地生产总值的比重和医药产值占工业产值比重。医药产业成为支柱产业的区域一般是受到当地党委政府高度重视的产业，应该纳入医药产业密集区规划优先考虑的区域。医药产值占工业产值比重高的城市或者区域，说明医药产业是当地主导产业，同时也说明当地发展高技术产业的环境是优良的或者对比其他地方是相对优化的。

第七，是投融资环境。重大新药创制具有科研周期长、资金需求量大、风险大的特点，同时也具有获得巨额利润的优点。持续的资金支持是非常重要的环节。医药产业发展的好、重大新药创制能力强的区域更容易聚集风险投资公司。政府财政资金对科研项目的长期持续支持也是创新体系建设的关键。

第八，是人才生活环境要素。人才生活环境包括薪酬、生活环境、文化环境、教育环境等，尤其是教育环境对年轻医药科技人员更具有吸引力，好的中小学大学可以满足他们对子女的成长的期望，所以对年轻人才更具吸引力。满足人才生活需求程度高的城市或区域，更容易形成“洼地效应”，更容易聚集各类医药创新人才，应该成为地方党委政府着力创造的环境。

如果要实现上述要素聚集，必须进行顶层设计，打造并持续优化医药产业密集区是加快建设医药创新体系的十分可行的办法。也就是说，发展生物医药产业应当坚持聚集发展的原则，赵友春、张长铠提出，发展生物技术产业必须坚持园区聚集发展的原则[3-6]。由于发展医药产业需要人才、成果和资金的聚集与交流，医药产品废弃物因降低成本原因需要按照环境保护标准集中治理，因而不能采取传统的遍地开花、各自为政、自我发展的老办法，必须依据科研基础、政府重视、资金基础、教育基础等因素，包括良好的基础设施、高质量的生活环境、自由的交流和人力流动环境、优惠的政策等。选择适宜的地方设立生物医药产业园区，形成聚集优势。为了做好顶层设计，本章拟借用相关理论方法，以山东省为例，测算适合规划建设医药产业密集区的城市，通过对山东省从 2010 年开始建设医药创新体系的实战经验验证，做出医药科技创新发展促进医药经济发展的高水平规划。

3.2 医药产业密集区区划的理论分析

3.2.1 空间相互作用模型研究现状

由王正璋、张维祥、赵友春等承担的山东省软科学计划课题[3-7]，专门对齐鲁高新技术产业开发带的区划进行了理论研究分析，提出要在思想解放、对外开放、高度社会化的城市或区域构筑齐鲁高新技术产业开发带，实现高新技术发展，推动高新技术产业化，高新技术产业开发带的形成、生长、扩散过程，与某一地域体系内各城市之间的相互作用潜力密切相关，其强度与科技实力、经济集聚规模以及它们之间的距离有关。两个城市间的距离越近，运输的时间距离越短，通达性越好，产业技术越发达，各城市或区域的互补性越强，它们之间的相互作用就越强；反之就越弱[3-7]。赵文借用区位论理论的基本原理，在总结山东省各可持续发展实验区建设发展经验的基础上，将山东省12个设区的市和2个副省级城市影响相互作用潜力的重要因素包括各城市间的距离、各城市的经济聚集规模，以及各城市对资源依赖程度等因素，代入空间相互作用模型理论，理论上测算了山东省17个市（含莱芜市，当时莱芜市是设区的市）的相互作用潜力，最后，计算出相互作用潜力最大的城市为11个，它们可以作为编制构建山东省可持续发展试验带规划的首选城市，这个研究为规划山东的区域可持续发展提供了理论基础[3-8],[3-9]。其后，山东省科学技术厅在规划黄河三角洲国家可持续发展试验区时，引用了这个研究结论中的部分相关内容，将位于黄河三角洲区域范围的东营市、滨州市、威海市、烟台市、潍坊市寿光县、昌邑市规划为黄河三角洲国家可持续发展试验区建设范围，这个理论测算得到了应用，山东省人民政府报中华人民共和国科学技术部批准组织实施。

美国普林斯顿大学 J. Q. Stewart[3-7]在20世纪40年代引入牛顿万有引力定律建立城市间相互作用潜力研究的引力模型，这个模型从理论上给出两个城市之间的距离与两个城市或区域间的相互作用力有关，两个城市间的距离越远，其相互作用潜力就越小，遵循空间相互作用理论中的“距离衰减原理”。即两个城市或区域相互作用潜力，与两个城市或区域之间的距离成反比。而人口因素是研究城市之间相互作用潜力的另一个重要因素。城市中人口越多，越容易增加交流与互通，即两个城市或区域之间相互作用潜力与两个城市或区域的人口数量成正比，用相互作用潜力计算公式表示为：

$$I_{ij} = K\frac{\omega_i P_i^{a_i} \cdot \omega_j P_j^{a_j}}{d_{ij}}$$

式中：P_i、P_j 分别表示第 i，j 地区的人口数；

ω_i、ω_j 分别表示 P_i、P_j 的指数；

a_i、a_j 分别表示 P_i、P_j 的权重；

d_{ij}表示 i，j 两城市之间的距离。

在国内的有关研究中，有的学者提出经济区之间相互作用力（结合潜力）的强弱，可选择工业总产值和人数来计算。其计算公式为：

$$F_{ij}=\frac{\sqrt{P_iV_i\cdot P_jV_j}}{d_{ij}^2}$$

式中：F_{ij}表示第 i 城市和第 j 城市或地区之间的作用力；

P_i、P_j 分别表示第 i，j 城市或地区的工业总产值

V_i、V_j 分别表示第 i，j 城市或地区的人口数；

d_{ij}表示 i，j 两城市或地区之间的距离。

3.2.2 医药产业密集区的理论分析依据

医药产业作为山东省的支柱产业、作为参与国际竞争的高技术产业，必须做大做强。做大做强的国际通用手法是打造医药创新链与产业链，实现与医药相关的企业、科研机构、大学在区域内聚集发展，产业链与创新链相辅相成。按照《中国医药统计年报》[3-10]分类口径，医药分为化学药品、化学药品原料药、化学药品制剂、生物制品、卫生材料及医药用品、医疗器械设备及器械、中成药、中药饮片。这些医药产品的品种山东都有，分别分布在 16 个设区的市和副省级市，缺点是分散，形不成聚集效应、企业生产成本也高，有的市暂时也不具备吸引高端人才的条件，更不利于医药创新体系建设和医药产业发展。从顶层设计角度科学规划医药产业密集区区划，对地方党委政府打造医药产业创新链，推动形成产业集群具有重要意义。

利用区位论的基本原理研究分析山东省医药产业密集区布局，还没有查到相关资料。本书探索规划医药产业密集区，拟引用产业与区域的区位经济分析，借鉴一些学者关于齐鲁高新技术产业开发带[3-7]、可持续发展试验带区划等的研究方法[3-8][3-9]，研究山东境内各市之间医药产业发展与医药科技创新活动的相互关系，测算各市之间与医药相关的相互作用潜力，同时将定量指标与定性指标综合研判分析，合理确定区位适宜程度，科学规划医药产业密集区范围或相关城市。这个研究，对地方党委政府在医药产业发展决策具有重要参考价值。

按照区位论基本原理分析，考虑两个以上经济点的关系，比如两个城市医药产业相关性、相互吸引潜力，再如研判一个医药产业密集区对周边的影响范围，等等。本书引入空间经济学中的“空间相互作用模式”理论模型，研究城市之间医药科技创新吸引力，并针对山东省医药

产业布局探索医药产业聚集发展的区划理论问题。在山东省委省政府统一领导下，应当树立统筹发展合理分工的理念，共同推进各相关城市间的医药经济活动紧密连接，克服相互制约的不利因素。因此，构筑医药科技创新体系必须考虑城市间的医药科技创新素质、医药产业基础、经济结构与城市之间的关联性等。将“空间相互作用模式”理论方法应用于全省医药科技创新体系的构建分析，为科学规划省级区域乃至全国医药产业园区、医药企业密集区布局提供系统性理论分析和意见建议。

按照联合国世界经合组织分类，制药属于高技术产业，通常，也应该遵从上述一般原则。换句话说，医药产业在形成雏形、培育成长、形成吸力、扩散过程等环节，均与一个区域内各城市或高新区之间相互作用的潜力密切相关。这类相互作用潜力的大小也同样与医药科技创新能力、医药经济聚集规模、交通运输的通达性以及城市、区域之间的距离有关，两个城市或区域的距离越近，运输成本就越低；两个城市或区域的经济技术和工业基础越好，其互补性一般就会相应地越强。

3.2.3　基础分析数据的选择依据

下列因素是影响医药产业的发展速度与规模：一是现有医药产业基础。一个城市或区域（如高新技术产业开发区）的现有医药产业产值是我们研究其规模基础的一个重要因子，其大小决定这个城市或区域对周边城市或区域的吸引力，规模越大，科研投入就可能会越大，其配套研发与生产能力就会越强，也就越容易吸引新的科研机构、企业聚集，越容易形成医药产业密集区。医药产业基础条件，包括城市或区域内由于企业数量、从业人员数量（含研发人员）、医药制造产值等；二是高新技术产业产值。高新技术产业产值规模是一个城市获区域产业结构优劣的重要指标，高新技术产业产值占当地生产总值的比重越大，说明其发展环境、政策环境、教育环境等较好，高质量产业发展基础较好，在这个环境里更有利于医药产业发展。三是创新药物的研发能力，包括研发平台、科研人员数量与质量、研发经费、承担医药大项目情况等因素。跨国制药企业平均投入10亿美元、约需10年才可能研发出一个重大创新药物。一个新药大品种年销售额一般在10亿美元以上，像辉瑞制药公司有的新药年销售额60亿美元以上，折合人民币近400亿元。

因此，新药研发是大型制药企业的生命线。鉴于各市医药研发人员数，没有公开的统计数据，综合以上因素，选择三组数据测算医药产业密集区区划城市或区域。组Ⅰ：医药产业产值、高新技术产业产值和城市间的距离三个指标；组Ⅱ：制造业企业数、医药产业产值和城市之间的距离作参数；组Ⅲ：医药从业人员数量、医药制造业产值和城市之间距离。三组数据分别测算，相互印证，计算各城市之间相互作用潜力，在结合各地医药创新体系和医药产业发展实际，定量与定性分析相结合，给出规划医药产业密集区的科学合理意见建议。分析研究测算医药产业聚集区的结果，可以为构筑、拉长医药产业链、壮大医药产业群提供理论依据。

3.2.4 医药产业密集区的测算方法

研究城市或区域之间医药产业吸引力，借鉴王正璋、江成、赵友春等做法[3-7]，组Ⅰ取值设区的市和副省级城市的医药制造业总产值、高新技术产业产值和城市间的距离等主要参数，计算其吸引力，公式如下：

$$F_{ij}=\frac{\sqrt{(P_i\times V_i)\times(P_j\times V_j)}}{d_{ij}^2}$$

式中：

P_i 表示城市 i 的高新技术产业产值；

P_j 表示城市 j 的高新技术产业产值；

V_i 表示城市 i 的医药制造业总产值；

V_j 表示城市 j 的医药制造业总产值；

d_{ij}^2表示表示城市 i 到城市 j 之间的距离。

选取一个城市的高新技术产业产值来代表这个城市的高新技术经济聚集规模，医药制造业总产值代表一个城市的医药产业聚集规模，一个城市到另一个城市的距离代表交通可达性，三个指标的空间相互作用模式，即上述潜力模型，测算山东省 14 个设区的市和 2 个副省级城市相互间的相互作用潜力，其指标拟用作医药产业密集区区划的定量依据。

将上述公式的第一指标进行概化处理——除以相应指标的平均数，则有：

$$F_{ij}=\frac{\sqrt{(P_iV_i)(P_jV_j)}}{d_{ij}^2}=\frac{\overline{PV}}{\overline{d^2}}\cdot\frac{\sqrt{\frac{P_iV_i}{\overline{PV}}\cdot\frac{P_jV_j}{\overline{PV}}}}{(d_{ij}/d)^2}=\frac{\overline{PV}}{\overline{d^2}}\cdot F'_{ij}$$

式中：

$\bar{P}$ 表示高新技术产业产值的平均数；

$\bar{V}$ 表示医药制造业生产总值的平均数；

$\bar{d}$ 表示两个城市之间距离的平均数。

经过概化处理后，任意两个城市之间的相互作用潜力计算公式为：

$$F'_{ij} = \frac{\sqrt{\frac{P_i V_i}{\overline{PV}} \cdot \frac{P_j V_j}{\overline{PV}}}}{(d_{ij}/d)^2}$$

概化处理后的计算公式提示，对于特定区域而言，若 $F_{ij}>1$，则说明这两个城市之间的相互作用潜力大于这个特定区域的平均水平，表明这两个城市适宜划入医药产业密集区。如果 $F_{ij}<1$，通常情况下，则说明将这两个城市划入医药产业密集区是不合适的。根据区域经济理论，以省为区域测算医药产业密集区，首先考虑的因子是各城市之间的相互作用潜力最大。从山东省16个市测算哪些最适合划入医药产业密集区范围，需要将第i城市与其余城市j的相互作用潜力 F_{ij} 累加，如果 $F_{ij}>n-1$，在理论上第i城市划入医药产业密集区是合适的，否则，如果没有其他佐证因素，就不宜划在这个密集区内。例如，假设济南市（i）与其余15个市（j）的相互作用潜力 $F_{ij}>1$，则理论上济南市可以作为医药产业密集区规划城市。假如青岛市（i）与其余15个市（j）的相互作用潜力 $F_{ij}<1$，则理论上不建议划入，如果青岛市（i）与其余15个市（j）的相互作用潜力 $F_{ij}>1$，理论上则建议划入医药产业密集区。最终，还需要结合当地医药产业发展的其他实际条件进行取舍。

3.2.5 基础资料

测试数据取自《中国医药统计年报》[3-10]《中国经济普查年鉴》[3-11]《2019年山东科技统计年鉴》[3-12]《山东统计年鉴》[3-13]《中国高技术产业统计年鉴》[3-14]，以及能够查找到的相关市的统计资料[3-15]-[3-30]等，例如，《济南市统计年鉴》《青岛市统计年鉴》《淄博市统计年鉴》等，所用指标由于受统计资料发表周期影响，最新的数据是2018年，具体如表3-1、表3-2所示。没有查到烟台、东营、滨州的资料，将在后面用其他数据进行定性分析，予以弥补本测算的不足，最后，综合各要素在不同区域或城市的侧重点，提出山东省省级医药产业密集区的区划意见建议。本研究供各市在产业布局决策时参考，具体应用时需要各地方结合党中央、国务院医药科技创新和医药产业发展总体规划的要求。

表 3-1　　山东省相关市医药统计指标

市地名称	医药制造业从业人员平均数		$P_i \times V_i$
	医药制造业生产总值 V_i（亿元）	高新技术产值 P_i（亿元）	
济南	285.70	3017.78	862182.44
青岛	104.72	8444.17	884289.74
淄博	237.57	4524.74	1074963.33
枣庄	14.20	1023.40	14532.35
潍坊	185.23	4486.59	831095.82
济宁	164.17	2121.42	348274.95
泰安	85.68	1772.31	151863.16
威海	943.15	3099.57	2923381.07
日照	13.84	776.38	10751.17
德州	157.96	3714.19	586694.15
聊城	84.00	2606.51	218946.84
菏泽	771.71	3012.20	2324562.42
临沂	432.52	4143.79	1792279.84

资料来源：引自济南市、青岛市、淄博市、枣庄市、潍坊市等相关市统计年鉴。

表 3-2　　山东省各城市间距离　　单位：公里

市地名称	济南	青岛	淄博	枣庄	烟台	潍坊	济宁	泰安	威海	日照	德州	聊城	菏泽	临沂
济南	0	390	120	250	450	200	150	60	490	270	120	110	210	210
青岛	390	0	270	300	200	190	360	300	210	110	520	530	450	240
淄博	120	270	0	250	330	80	210	110	370	210	230	220	300	200
枣庄	250	300	250	0	450	260	110	190	510	200	320	240	210	75
烟台	450	200	330	450	0	250	500	400	60	300	480	510	600	390

续表

市地名称	济南	青岛	淄博	枣庄	烟台	潍坊	济宁	泰安	威海	日照	德州	聊城	菏泽	临沂
潍坊	200	190	80	260	250	0	270	200	280	150	270	290	380	200
济宁	150	360	210	110	500	270	0	110	560	270	240	120	105	170
泰安	60	300	110	190	400	200	110	0	480	240	170	120	200	180
威海	490	210	370	510	60	280	560	480	0	350	520	590	650	450
日照	270	110	210	200	300	150	270	240	350	0	380	350	380	120
德州	120	520	230	320	480	270	240	170	520	380	0	120	270	330
聊城	110	530	220	240	510	290	120	120	590	350	120	0	150	270
菏泽	210	450	300	210	600	380	105	200	650	380	350	150	0	270
临沂	210	240	200	75	390	200	170	180	450	120	330	270	270	0

资料来源：王正璋、张维祥、赵友春等：《构筑齐鲁高新技术产业开发带研究》，山东省软科学计划项目，山东省科学技术厅，1995年。

3.2.6　运算结果分析

（1）用医药产业产值、高新技术产业产值和城市之间距离作参数，将表3－1、表3－2数据通过计算机处理各城市之间的相互作用潜力，计算结果如表3－3、表3－4所示。

表3－3　　各市之间的相互潜力 F_{ij}

市地名称	济南	青岛	淄博	枣庄	潍坊	济宁	泰安	威海	日照	德州	聊城	菏泽	临沂
济南													
青岛	5.74												
淄博	66.86	13.37											
枣庄	1.79	1.25	2.00										
潍坊	21.16	23.74	148.00	1.63									
济宁	24.35	4.28	13.90	5.88	7.38								
泰安	100.50	4.07	33.40	1.3	8.88	19.00							

续表

市地名称	济南	青岛	淄博	枣庄	潍坊	济宁	泰安	威海	日照	德州	聊城	菏泽	临沂
威海	6.61	36.45	12.90	0.79	19.90	3.22	2.89						
日照	1.32	8.05	2.44	0.31	4.20	0.84	0.70	1.45					
德州	49.39	2.66	15.00	0.90	9.58	7.85	10.30	4.84	0.55				
聊城	35.91	1.56	10.00	0.98	5.07	19.20	12.70	2.30	0.40	24.90			
菏泽	32.10	7.08	17.60	4.17	9.63	81.60	14.90	6.17	1.09	9.53	31.71		
临沂	28.19	21.85	34.70	28.70	30.50	27.30	16.10	11.30	0.64	9.42	8.593	28.00	

表 3-4　　各市之间概化后的相互潜力 F'_{ij}

市地名称	济南	青岛	淄博	枣庄	潍坊	济宁	泰安	威海	日照	德州	聊城	菏泽	临沂
济南													
青岛	0.39												
淄博	4.51	0.90											
枣庄	0.12	0.09	0.13										
潍坊	1.43	1.6	9.97	0.10									
济宁	1.64	0.29	0.93	0.39	0.50								
泰安	6.79	0.27	2.25	0.08	0.60	1.28							
威海	0.45	2.46	0.87	0.05	1.34	0.22	0.20						
日照	0.09	0.54	0.16	0.02	0.28	0.06	0.05	0.10					
德州	3.33	0.18	1.01	0.06	0.65	0.53	0.70	0.33	0.03				
聊城	2.42	0.11	0.67	0.06	0.34	1.29	0.85	0.16	0.02	1.68			
菏泽	2.17	0.48	1.18	0.28	0.56	5.51	1.00	0.42	0.07	0.64	2.10		
临沂	1.90	1.48	2.34	1.93	2.06	1.85	1.09	0.76	0.65	0.64	0.60	1.89	

依据表3-4计算数据，累加山东省区域内一个城市与其他城市的相互作用潜力 F_{ij}，结果如下：

济南与其他城市的相互作用潜力 $F_{ij}=25.24>13$。研判：适宜。

青岛与其他城市的相互作用潜力 $F_{ij}=10.68<13$。研判：不适宜。

淄博与其他城市的相互作用潜力 $F_{ij}=24.85>13$。研判：适宜。

枣庄与其他城市的相互作用潜力 $F_{ij}=3.25<13$。研判：不适宜。

潍坊与其他城市的相互作用潜力 $F_{ij}=19.53>13$。研判：适宜。

济宁与其他城市的相互作用潜力 $F_{ij}=14.44>13$。研判：适宜。

泰安与其他城市的相互作用潜力 $F_{ij}=15.17>13$。研判：适宜。

威海与其他城市的相互作用潜力 $F_{ij}=7.85<13$。研判：不适宜。

日照与其他城市的相互作用潜力 $F_{ij}=3.00<13$。研判：不适宜。

德州与其他城市的相互作用潜力 $F_{ij}=8.11<13$。研判：不适宜。

聊城与其他城市的相互作用潜力 $F_{ij}=9.71<13$。研判：不适宜。

菏泽与其他城市的相互作用潜力 $F_{ij}=16.40>13$。研判：适宜。

临沂与其他城市的相互作用潜力 $F_{ij}=17.20>13$。研判：适宜。

计算结果，城市之间医药产业相互作用潜力最大的城市为济南、淄博、济宁、潍坊、泰安、菏泽、临沂。

（2）组Ⅱ用2018年医药制造业企业数、医药产业产值和城市之间的距离作参数，选取一个城市的医药制造业总产值来代表这个城市的医药产业经济聚集规模，选取医药企业数量代表一个城市的医药产业聚集规模，一个城市到另一个城市的距离代表交通可达性，三个指标的空间相互作用模式，即上述潜力模型，可以推出城市之间医药企业关联程度。其中，P_i 代表城市 i 的医药制造业企业数；P_j 代表城市 j 的医药制造业企业数；V_i 代表城市 i 的医药制造业总产值；V_j 代表城市 j 的医药制造业总产值；$\bar{P}$ 代表医药制造业平均就业人数的平均数；$\bar{V}$ 代表医药制造业生产总值的平均数；$\bar{d}$ 代表城市之间距离平均数。用上述公式计算，结果如表3－5～表3－7所示。

表3－5　　山东省各市相关统计指标

市地名称	医药制造业生产总值 V_i（亿元）	医药制造业企业数（个）	$P_i \times V_i$
济南	285.70	74	21141.80
青岛	104.72	52	5445.53
淄博	237.57	43	10215.70
枣庄	14.20	13	184.60
潍坊	185.23	88	16301.11

续表

市地名称	医药制造业生产总值 V_i（亿元）	医药制造业企业数（个）	$P_i \times V_i$
济宁	164. 17	74	12148. 58
泰安	85. 68	29	2484. 90
威海	943. 15	45	42442. 00
日照	13. 84	8	110. 78
德州	157. 96	73	11531. 08
聊城	84. 00	19	1596. 00
菏泽	771. 71	117	90290. 71
临沂	432. 52	82	35466. 73

资料来源：引自济南市、青岛市、淄博市、枣庄市、潍坊市等相关市统计年鉴。

表 3－6　　　　各市之间的相互潜力 F_{ij}

市地名称	济南	青岛	淄博	枣庄	潍坊	济宁	泰安	威海	日照	德州	聊城	菏泽	临沂
济南													
青岛	0. 07												
淄博	1. 02	0. 10											
枣庄	0. 03	0. 01	0. 02										
潍坊	0. 46	0. 26	2. 02	0. 03									
济宁	0. 71	0. 06	0. 25	0. 12	0. 19								
泰安	2. 01	0. 04	0. 42	0. 02	0. 16	0. 45							
威海	0. 12	0. 34	0. 15	0. 01	0. 34	0. 07	0. 04						
日照	0. 02	0. 06	0. 02	0. 00	0. 06	0. 02	0. 01	0. 02					
德州	1. 08	0. 02	0. 21	0. 01	0. 19	0. 21	0. 19	0. 08	0. 008				
聊城	0. 48	0. 01	0. 08	0. 01	0. 14	0. 31	0. 14	0. 02	0. 003	0. 30			
菏泽	0. 99	0. 11	0. 34	0. 09	0. 37	3. 00	0. 37	0. 15	0. 022	0. 26	0. 50		
临沂	0. 62	0. 241	0. 48	0. 45	0. 29	0. 72	0. 29	0. 19	0. 138	0. 19	0. 10		

表3-7　各市之间概化后的相互潜力 F'_{ij}

市地名称	济南	青岛	淄博	枣庄	潍坊	济宁	泰安	威海	日照	德州	聊城	菏泽	临沂
济南													
青岛	0.28												
淄博	4.11	0.41											
枣庄	0.13	0.04	0.09										
潍坊	1.87	1.05	8.12	0.10									
济宁	2.87	0.25	1.02	0.50	0.78								
泰安	8.10	0.16	1.68	0.08	0.64	1.83							
威海	0.50	1.38	0.61	0.04	1.35	0.29	0.18						
日照	0.08	0.25	0.10	0.01	0.24	0.06	0.04	0.07					
德州	4.36	0.11	0.83	0.06	0.76	0.83	0.75	0.33	0.03				
聊城	1.93	0.04	0.34	0.04	0.24	1.23	0.56	0.10	0.01	1.20			
菏泽	3.99	0.44	1.36	0.37	1.07	12.10	1.51	0.59	0.08	1.06	2.10		
临沂	2.50	0.97	1.92	1.83	2.42	2.89	1.17	0.77	0.55	0.75	0.40	3.12	

依据表3-7计算数据，累加山东省一个城市与其他城市的相互作用潜力 F_{ij}，结果如下：

济南与其他城市的相互作用潜力 $F_{ij}=30.72>13$。研判：适宜。

青岛与其他城市的相互作用潜力 $F_{ij}=5.42<13$。研判：不适宜。

淄博与其他城市的相互作用潜力 $F_{ij}=20.59>13$。研判：适宜。

枣庄与其他城市的相互作用潜力 $F_{ij}=3.29<13$。研判：不适宜。

潍坊与其他城市的相互作用潜力 $F_{ij}=18.64>13$。研判：适宜。

济宁与其他城市的相互作用潜力 $F_{ij}=24.65>13$。研判：适宜。

泰安与其他城市的相互作用潜力 $F_{ij}=16.71>13$。研判：适宜。

威海与其他城市的相互作用潜力 $F_{ij}=6.22<13$。研判：不适宜。

日照与其他城市的相互作用潜力 $F_{ij}=1.55<13$。研判：不适宜。

德州与其他城市的相互作用潜力 $F_{ij}=11.08<13$。研判：不适宜。

聊城与其他城市的相互作用潜力 $F_{ij}=8.19<13$。研判：不适宜。

菏泽与其他城市的相互作用潜力 $F_{ij}=26.44>13$。研判：适宜。

临沂与其他城市的相互作用潜力 $F_{ij}=19.30>13$。研判：适宜。

计算结果，各城市之间医药产业相互作用潜力最大的城市为济南、淄博、济宁、潍坊、泰安、菏泽、临沂。上述7市在理论上在医药产业聚集方面，其相互作用潜力的理论值最大。

（3）组Ⅲ用2018年医药从业人员数量、医药制造业产值和城市之间距离，计算各城市之间相互作用潜力。选取医药从业人员数量代表一个城市的人力资源聚集规模，选取医药制造业产值来代表这个城市的医药经济聚集规模，一个城市到另一个城市的距离代表交通可达性，三个指标的空间相互作用模式，即将组Ⅲ的数据导入上述潜力模型，其中，P_i 代表城市 i 的医药制造业从业人员平均数；P_j 代表城市 j 的医药制造业从业人员平均数；V_i 代表城市 i 的医药制造业总产值；V_j 代表城市 j 的医药制造业总产值；$\bar{P}$ 代表医药制造业从业人员平均数的平均数；$\bar{V}$ 代表医药制造业生产总值平均数；$\bar{d}$ 代表城市之间距离平均数。计算结果如表3－8、表3－9、表3－10所示。

表3－8　　山东省各市统计指标

市地名称	医药制造业生产总值 V_i（亿元）	医药制造业从业人员平均数 P_i（人）	$P_i \times V_i$
济南	285.70	22100	6313970.00
青岛	104.72	9551	1000198.86
淄博	237.57	23015	5467779.41
枣庄	14.20	3000	42600.00
潍坊	185.23	16100	2982362.39
济宁	164.17	2000	328340.00
泰安	85.68	5351	458507.39
威海	943.15	46475	43833161.16
日照	13.84	2077	28761.67
德州	157.96	17300	2732708.00
聊城	84.00	6845	574980.00
菏泽	771.71	16072	12403011.52
临沂	432.52	34555	14945766.61

资料来源：引自济南市、青岛市、淄博市、枣庄市、潍坊市等相关市统计年鉴。

表3-9　　各市之间的相互潜力 F_{ij}

市地名称	济南	青岛	淄博	枣庄	潍坊	济宁	泰安	威海	日照	德州	聊城	菏泽	临沂
济南													
青岛	16.50												
淄博	408.00	32.10											
枣庄	8.30	2.29	7.70										
潍坊	108.00	47.80	631.00	5.27									
济宁	64.00	4.42	30.00	9.77	13.60								
泰安	473.00	7.52	131.00	3.87	29.20	32.10							
威海	69.30	150.00	113.00	5.25	146.00	12.10	19.50						
日照	5.85	14.00	9.00	0.88	13.00	1.33	1.99	9.17					
德州	288.00	6.11	73.00	3.33	39.20	16.40	38.70	40.50	1.94				
聊城	157.00	2.70	37.00	2.72	15.60	30.20	35.70	14.40	1.05	87.00			
菏泽	201.00	17.40	92.00	16.5	42.10	183.00	59.60	55.20	4.14	47.50	119.00		
临沂	220.00	67.10	226.00	142	167.00	76.70	80.80	126.00	45.50	58.70	40.20	186.80	

表3-10　　各市之间概化后的相互潜力 F'_{ij}

市地名称	济南	青岛	淄博	枣庄	潍坊	济宁	泰安	威海	日照	德州	聊城	菏泽	临沂
济南													
青岛	0.23												
淄博	5.75	0.45											
枣庄	0.11	0.03	0.10										
潍坊	1.53	0.67	8.90	0.07									
济宁	0.90	0.06	0.42	0.13	0.19								
泰安	6.67	0.10	1.84	0.05	0.41	0.45							
威海	0.97	2.11	1.59	0.07	2.06	0.17	0.27						
日照	0.08	0.19	0.12	0.01	0.18	0.02	0.03	0.13					
德州	4.07	0.08	1.03	0.04	0.55	0.23	0.55	0.57	0.02				

续表

市地名称	济南	青岛	淄博	枣庄	潍坊	济宁	泰安	威海	日照	德州	聊城	菏泽	临沂
聊城	2.22	0.03	0.51	0.03	0.22	0.43	0.50	0.20	0.01	1.23			
菏泽	2.835	0.24	1.29	0.23	0.59	2.58	0.84	0.78	0.05	0.67	1.70		
临沂	3.10	0.94	3.19	2.00	2.36	1.08	1.14	1.78	0.64	0.83	0.60	2.63	

依据表3－10计算数据，累加山东省一个城市与其他城市的相互作用潜力 F_{ij}，结果如下：

济南与其他城市的相互作用潜力 $F_{ij}=28.51>13$。研判：适宜。

青岛与其他城市的相互作用潜力 $F_{ij}=5.21<13$。研判：不适宜。

淄博与其他城市的相互作用潜力 $F_{ij}=25.27>13$。研判：适宜。

枣庄与其他城市的相互作用潜力 $F_{ij}=2.92<13$。研判：不适宜。

潍坊与其他城市的相互作用潜力 $F_{ij}=17.75>13$。研判：适宜。

济宁与其他城市的相互作用潜力 $F_{ij}=6.68<13$。研判：不适宜。

泰安与其他城市的相互作用潜力 $F_{ij}=12.46<13$。研判：不适宜。

威海与其他城市的相互作用潜力 $F_{ij}=10.73<13$。研判：不适宜。

日照与其他城市的相互作用潜力 $F_{ij}=1.54<13$。研判：不适宜。

德州与其城市的相互作用潜力 $F_{ij}=9.90<13$。研判：不适宜。

聊城与其他城市的相互作用潜力 $F_{ij}=7.72<13$。研判：不适宜。

菏泽与其他城市的相互作用潜力 $F_{ij}=14.46>13$。研判：适宜。

临沂与其他城市的相互作用潜力 $F_{ij}=20.32>13$。研判：适宜。

计算结果，城市之间医药产业相互作用潜力最大的城市为济南、淄博、潍坊、菏泽、临沂。

通过上述三种取值测算，将结果汇总如表3－11所示。从表3－11可以分析出，用医药产业产值、医药企业数量、医药企业从业人员数量、高新技术产业产值、城市之间距离进行测算，济南、淄博、潍坊、菏泽、临沂5个城市的测试结果都高度重合，表明它们理论上具有形成医药产业密集区的潜力，济宁和泰安在医药从业人员方面不适合，其他两个指标测算合适，可以作为医药产业密集区备选城市。由于没有烟台市、东营市、滨州市可以同比的数据，因此无法进行测算，可通过定性分析予以弥补：滨州市基本没有规模以上和有影响力的医药企业，东营市只有 1 家规模以上医药企业，明显不符合结合潜力的约束条件，原则上不适宜作为医药产业密集区建设城市。烟台市是国家创新药物孵化基地建设城市，绿叶制药、荣昌制药等企业科技创新能力较强，还有烟台大学药学院作为技术和人才依托，尽管没有数据进行测算，但是也应当划入适宜建设医药产业密集区的范围。综上所述，可以得出结论：济南市、淄博市、潍坊市、菏泽市、临沂市和烟台市在医药产业聚集方面，其相互作用潜力的理论值最大，实际上也是山东省医药产业发展最有活力的城市，选择上述城市作为山东省医药产业密集区的重点城市是合适的，建议有关方面在进行区划规划时纳入优先选择的城市进行考虑。

表 3-11　三种取值计算的具有结合力的城市结果

取值方式	具结合力城市 1	具结合力城市 2	具结合力城市 3	具结合力城市 4	具结合力城市 5	具结合力城市 6	具结合力城市 7
组Ⅰ	济南	淄博	济宁	潍坊	泰安	菏泽	临沂
组Ⅱ	济南	淄博	济宁	潍坊	泰安	菏泽	临沂
组Ⅲ	济南	淄博	×	潍坊	×	菏泽	临沂

3.3　实证分析研究

（1）用医药支柱产业数据分析实证测算结果。一个省或一个城市的所谓支柱产业，简单评估，是指该产业的增加值占一个省或城市生产总值的 5% 以上；还有的评估方法是指一个行业的生产总值占所在区域生产总值的 4% 以上的，符合或接近上述指标，一般可以认为这个产业算得上当地的支柱产业。当然，支柱产业还有其他特征，包括但不限于该产业在国民经济中发展壮大速度快于其他一般产业，属于先导性产业；市场容量大，扩张能力较强；能够可持续发展，增长迅速，生产成本有下降空间；能够显著提高就业率，显著增加大学毕业生、毕业研究生留在当地工作；产业关联度相对较高，具有良好的中长期远景发展目标等[3-30]。从 2006 年开始，山东省医药产业生产总值、主营业收入等指标在近 15 年，通常都位居全国前两名，大多数年份保持全国第一。从表3－12可以看出，2011～2016年，山东省医药产业产值占国内生产总值（GDP）的比重，大于5%。2010年、2018两个年份也接近4%。因此可以判断，山东省的医药产业已经成为全省的支柱高新技术产业。

表3－12　　2010～2018年山东省医药产业主营业收入情况　　单位：亿元

年份	主营业务收入	在全国位次	山东省GDP	医药制造业产值占GDP比重（%）
2010	1564.41	1	39416.2	3.96
2011	1957.00	1	45429.2	4.30
2012	2608.20	1	50013.24	5.21
2013	3496.30	1	54684.30	6.39
2014	3715.80	1	59426.60	6.25
2015	4161.70	1	63002.30	6.60
2016	4546.80	1	67008.10	6.78
2018	2678.00	2	76469.70	3.50

资料来源：引自2011～2019年《中国高新技术统计年鉴》。

为了方便研究，我们把制药生产总值占地区生产总值的比例超过4%的归为支柱产业，从表3－13可以看出，医药产业成为当地支柱产业的有威海、菏泽、临沂、淄博、德州。从支柱产业角度分析的结果与区位理论测试结果济南市、淄博市、潍坊市、菏泽市、临沂市和烟台市对比，威海市、菏泽市、临沂市、淄博市是重叠的。济南市2018年制药企业生产总值为285.70亿元，占地区生产总值的比重为3.22%，也接近成为支柱产业，济南市是山东省医药教育、科研机构密集区域，国家综合性新药研发技术大平台中心区也建在济南国家高新技术产业开发区，优惠政策落实到位，对医药产业发展是不可或缺的中心城市，所以，济南市划入医药产业密集区建设城市，符合山东省医药创新体系建设总体布局。

表3-13　2018年山东省各市医药总产值占GDP比重　单位：亿元

城市	制药生产总值	地区生产总值	占比（%）
济南	285.70	8862.21	3.22
青岛	104.72	12001.52	0.87
淄博	237.57	5068.35	4.69
枣庄	14.20	2402.38	0.59
潍坊	185.24	6156.78	3.00
济宁	164.17	4930.58	3.33
泰安	85.69	3651.53	2.35
威海	943.16	3641.48	25.90
日照	13.85	2202.17	0.63
德州	157.96	3380.30	4.67
菏泽	771.72	3078.78	25.07
临沂	432.52	4717.80	9.17

资料来源：引自济南市、青岛市、淄博市、枣庄市、潍坊市等相关市统计年鉴。

（2）山东新药产业密集区发展的实践与城市间相互作用潜力理论分析结果的对比分析。《山东省人民政府关于加快医药科技创新体系建设的意见》，提出以建设大平台和国家山东创新药物孵化基地（简称基地）为突破口，举全省之力，以“整合、提升、拓展”为主线，以“一个中心区、六类研发孵化基地、三十个创新团队、二十个示范企业和三个新药产业密集区”为重点，构筑山东省重大新药创制体系和重大新药成果转化体系。规划到2020年，逐步建成运行机制科学、技术链与产业化链密切衔接、区域相对集中、服务能力完善、具有国内先进水平并能够支撑医药产业快速发展的医药科技创新体系，形成鲁中、半岛、鲁南新药产业密集区[3-31]。其中，新药产业密集区当时规划的是以济南、潍坊辐射带动淄博培育“鲁中新药产业密集区”；以烟台辐射带动青岛、威海培育“半岛新药产业密集区”；以菏泽辐射带动枣庄、济宁、临沂培育“鲁南新药产业密集区”。力争到2020年，规划建设的三个新药产业密集区的产值规模达千亿元以上，争创国家生物医药科技产业基地，支撑完成全省医药产业结构调整。截至2020年，三个密集区完成了建设任务。

现在，一是鲁中新药产业密集区，包括济南市、淄博市、泰安市。在济南市国家高新技术产业开发区建设国家综合性新药研发技术大平台中心区，其建筑面积由规划的29万平方米发展到了60万平方米以上，中心区内包括国家创新药物孵化基地、新药创制公共服务平台、部分单元技术平台、中试车间、生物医药重点实验室和生物医药企业孵化器等。淄博市有山东新华医药集团公司、瑞阳制药股份有限公司、山东齐都药业有限公司等知名医药企业。泰安市2018年医药产业产值85亿元，有医药企业29家，在全省属于支持度不足的区域；二是鲁南新药产业密集区，包括菏泽市、临沂市、济宁市、枣庄市。2018年，四个设区的市的医药生产企业达到286家、医药从业人员为55627人，医药制造业产值为1382.61亿元。其中，医药制造业产值超过了除江苏省、山东省以外的其他省、市、自治区当年医药产业主营业收入。三是半岛新药产业密集区，包括潍坊市、威海市、青岛市、烟台市。实际建设过程中，在潍坊国家高新技术产业开发区建有国家创新药物（潍坊）孵化基地，烟台市培育出绿叶制药有限责任公司、荣昌制药有限责任公司等创新型医药企业。2010年由山东省科学技术厅提出，经山东省人民政府批准建设的三个新药产业密集区，涉及的市地有济南市、淄博市、泰安市、潍坊市、威海市、青岛市、烟台市、菏泽市、临沂市、济宁市、枣庄市等11个市包含了城市相互作用潜力测算出的6个城市。但也有的城市医药产业产值大幅度下降或者增速缓慢，这些城市应当在新一轮规划中予以剔除，至少不应选为优先发展医药产业布局区域中的建设城市。依据《山东省人民政府关于加快医药科技创新体系建设的意见》[3-31]，山东省人民政府批准建设的新药产业密集区其他城市：泰安市、威海市、青岛市、济宁市、枣庄市。这些市地与区位论方法测算不吻合，它们的医药产业产值在全省地区生产总值中比重也较低。三个新药产业密集区里的青岛市的医药产业的产值规模一直不能与电子信息产业比肩，中国海洋大学药学院研发的两个上市的海洋药物，没有在青岛市内转化孵化，个中原因值得长期关注。威海市医药产业发展较快，除威高医药集团外，其余医药企业规模相对较小，也是值得关注的城市。如果当地党委、政府政策措施得当，这两个城市也有潜力成为医药创新型城市。

对医药产业密集区的理论测算与实践实证结果分析，三种方法都重叠的城市有淄博市、潍坊市、菏泽市、临沂市，这是拟定规划的第一方阵；两个方法重叠的城市为济南市、烟台市，建议作为规划的第二方阵（见表3－14），由于其医药创新能力较强，归入区划的第一方阵也是合适的；区位论测算的只有两套指标重叠的济宁市、泰安市与省政府2010年批准的新药产业密集区城市重叠，建议作为第三方阵进行布局。鉴于山东省国家创新药物孵化基地于2013年通过国家验收，位居各省、市、自治区、新疆生产建设兵团第一名，山东省国家创新药物孵化基地包括国家创新药物（济南）孵化基地、国家创新药物（潍坊）孵化基地、国家创新药物（烟台）孵化基地[3-31]，山东省创新药物（菏泽）孵化基地、山东省创新药物（淄博）孵化基地，与上述分析高度重合，综合考虑山东省医药产业密集区区划包括的城市为济南市、淄博市、潍坊市、菏泽市、临沂市和烟台市，这些城市间在医药科技创新和产业聚集的相互作用潜力最大。同时，上述结果反过来印证，利用区位论通过测算城市或区域相互作用潜力，对于顶层设计、高水平规划应用创新体系建设发展具有正向意义，所选择的创新要素具有参考意义。威海市和青岛市作为备选城市，也是合适的。

表3－14 山东省医药产业密集区区划涉及城市对比

方法	城市1	城市2	城市3	城市4	城市5	城市6	城市7
区位理论	济南	淄博	潍坊	菏泽	临沂	烟台	
支柱产业		淄博	潍坊	菏泽	临沂		
实践验证	济南	淄博	潍坊	菏泽	临沂	烟台	*

注：*省政府批准的医药产业密集区其他城市：泰安市、威海市、青岛市、济宁市、枣庄市。

适合构筑医药产业密集区的济南市、潍坊市、烟台市、淄博市、菏泽市、临沂市的总面积75671.4平方公里，占山东省陆地面积的47.9%。人口数量为4802.2人，占山东省人口总数的47.9%。地区生产总值34710.8亿元，占山东省地区生产总值的45.4%。高新技术产业产值占规模以上工业产值的平均比重为41.4%，高于山东省高新技术产业产值占规模以上工业产值的比重4.5个百分点。医药制造业工业总产值2114.4亿元，占全省医药制造业企业营业收入的43.4%。医药企业数量为440家，占全省医药制造业企业总数的61.5%（见表3－15）。

表3－15　2018年医药产业密集区建设市的医药相关指标情况

地区	2018年					
	面积（平方千米）	人口（万人）	地区生产总值（亿元）	高新技术产值占规模以上工业比重（%）	医药制造业工业总产值（亿元）	医药企业数
济南	10244.50	746.04	7856.56	56.12	285.70	74
淄博	5965.00	470.18	5068.35	37.36	237.60	43
潍坊	16167.20	937.30	6156.78	44.85	185.20	88
烟台	13864.50	712.18	7832.58	46.84	176.30	36
菏泽	12239.00	876.5	3078.78	32.62	784.30	117
临沂	17191.20	1060	4717.80	30.62	445.30	82
全省	157900.00	10009	76469.70	—	4868.10	716
占比	47.9%	48.0%	45.4%	41.4%	43.4%	61.5%

资料来源：引自2019年济南市、淄博市、潍坊市、烟台市、菏泽市、临沂市统计年鉴。

3.4　山东省医药产业密集区的内涵与目标优化

山东省人民政府2010年批准建设的三个新药产业密集区，其2010年发展目标已经完成。从现在起，到2035年、2050年，需要依据国家发展战略和变化了的医药创新发展新形势，重新进行评估，重新进行规划出更加科学合理的医药产业密集区，突出创新发展，突出可持续发展。

当下所述的医药产业密集区不同于2010年规划的新药产业密集区，必须赋予新内涵。首先是格局不同。过去的新药产业密集区主要发展新药产业，现在规划的医药产业密集区是科教产融合型医药产业密集区，园区内要有高等学校、科研机构、医药高新技术企业，这些单位不是割裂的单独存在，而是产学研结合，既有基础研究、又有重大新药创制、医药工业生产技术研究，还要有科技成果转化基地、新医药企业孵化基地等。例如，济南医药产业密集区里有山东大学药学院，山东中医药大学，齐鲁工业大学（山东省医学科学院）药物研究所、基础研究所，山东省药学科学院，山东省中医药研究院，齐鲁制药集团有限公司，福瑞达制药有限公司等，这些单位之间以国家综合性新药研发技术的平台为舞台，实现强强联合，实现人才共享，实现科技攻关集成。其次功能不同，医药产业密集区既要有科研功能，又要有孵化功能，还要有产业化功能。再次，链接方式不同，各城市即可以独立运行，又可以联盟形式合作，还可以在创新链、产业链上分工，形成各自特色，形成各不相同的优势技术群、产业群。最后，目标不同一要利用市场机制整合医药企业，组装成大而强的医药大企业，年产值规模在千亿元以上，到2050年要培育出与诺华制药公司、辉瑞制药公司、默沙东制药公司、罗氏制药公司等跨国企业比肩竞争的国际化创新型医药大企业。二要每一个医药产业密集区既可以是一个相对独立的内循环良好的医药创新体系与产业群，也可以与其他医药产业密集区共同成为医药创新体系组成单元。这类新药产业密集区应该成为山东发展医药经济的基地，医药科技创新的“航空母舰”，医药产值规模达到万亿元人民币以上，成为保障人民健康的伊甸园。三要培育生物医药产业集群。以山东国家综合性新药研发技术大平台、国家创新药物孵化基地、省级创新药物孵化基地、国家综合性新药研发技术大平台产业化示范企业和研发型企业为主要载体，以完善新药创制技术链和提升区域创新服务能力为重点，以研发具有自主知识产权的新型靶向或缓控释药物制剂、生物技术药物、海洋药物、治疗重大疾病的新药创制、现代中药、大品种药物改造、专利到期药物大品种的首仿、生物医学材料及产品、中高端医疗设备等重大创新产品为纽带，以院士、“长江学者”和“泰山学者”等科研团队为带领，通过共建研发中心、重点实验室、产学研技术创新战略联盟等方式，突破一批关键核心和共性技术，促进重大新药创制成果的产业化，加速成果转化，逐步形成分工协作、互相配套、协调发展的产业集群，实现山东省医药产业的跨越发展。到2035年，全省医药企业科研投入占销售收入的比例达到10%以上，医药产值规模达到6000亿元以上；到2050年，全省医药企业科研投入占销售收入的比例达到15%以上，医药产值规模达到10000亿元以上，将山东省建成医药科技强省。

参考文献

［3－1］董莉，郇志坚，刘遵乐．全球生物医药产业发展现状、趋势及经验借鉴——兼论金融支持中国生物医药发展［J］．金融发展评论，2020（11）：12－23．

［3－2］刘述强．生物医药产业要素结构升级与动态随机一般均衡分析［M］．管理学博士论文，哈尔滨理工大学．中国知网．2020－10．工业经济 DOI：10．27063/d．cnki．ghlgu．2020．001099 分类号：F426．72．

［3－3］何爱红，王亦龙．兰白实验区高新技术产业聚集与优化布局研究［J］．淮海工学院学报（人文社会科学版），2018，16（8）：89－92．

［3－4］徐小钦，石磊．利用产业集群理论规划高新技术产业空间布局——以重庆高新技术产业为例［J］．开发研究，2005（8）：38－41．

［3－5］陈柯．高新技术产业布局优化研究［J］．山东社会科学，2015（2）：153－158．

［3－6］赵友春，张长铠．生物技术及产业的发展趋势及发展原则［J］．中国高新技术企业，2003（1）：29－32．

［3－7］王正璋，张维祥，赵友春等．构筑齐鲁高新技术产业开发带研究［R］．山东省软科学计划项目，山东省软科学办公室．1995．

［3－8］赵文．山东可持续发展试验带的经济学分析［J］．中国人口资源与环境，2007，17（3）：140－142．DOI：10．3969/j．issn．1002－2104．2007．03．028．

［3－9］赵文．促进山东可持续发展试验带发展的政策选择［J］．中国人口资源与环境，2007，17（4）：140－143．DOI：10．3969/j．issn．1002－2104．2007．04．029．

［3－10］工业和信息化部消费品工业司．《中国医药统计年报》［M］．http：//www．tongjinianjian．com．

［3－11］国务院第四次全国经济普查领导小组办公室．《中国经济普查年鉴》［M］．中国统计出版社，2018．

［3－12］陈迪桂等．《2019 年山东科技统计年鉴》［M］．山东省统计局．2019．

［3－13］山东省统计局，山东省统计调查大队．《山东统计年鉴》

[M]. 中国统计出版社.

[3-14] 城市司.《中国高技术产业统计年鉴2019》[M]. 中国统计出版社，2020年3月.

[3-15] 国家统计局，科学技术部.《中国高技术产业统计年鉴2011》[M]. 中国统计出版社，2011年10月.

[3-16] 济南市统计局，国家统计局济南调查队. 济南市统计年鉴[M]. 2011、2012、2013、2014、2015、2016、2018、2019.

[3-17] 青岛市统计局，国家统计局青岛调查队. 青岛市统计年鉴[M]. 2011、2012、2013、2014、2015、2016、2018、2019.

[3-18] 淄博市统计局，国家统计局淄博调查队. 淄博市统计年鉴[M]. 2011、2012、2013、2014、2015、2016、2018、2019.

[3-19] 枣庄市统计局，国家统计局枣庄调查队. 枣庄市统计年鉴[M]. 2011、2012、2013、2014、2015、2016、2018、2019.

[3-20] 济宁市统计局，国家统计局济宁调查队济宁市统计年鉴[M]. 2011、2012、2013、2014、2015、2016、2018、2019.

[3-21] 泰安市统计局，国家统计局泰安调查队. 泰安市统计年鉴[M]. 2011、2012、2013、2014、2015、2016、2018、2019.

[3-22] 德州市统计局，国家统计局德州调查队. 德州市统计年鉴[M]. 2011、2012、2013、2014、2015、2016、2018、2019.

[3-23] 威海市统计局，国家统计局威海调查队. 威海市统计年鉴[M]. 2011、2012、2013、2014、2015、2016、2018、2019.

[3-24] 菏泽市统计局，国家统计局菏泽调查队. 菏泽市统计年鉴[M]. 2011、2012、2013、2014、2015、2016、2018、2019.

[3-25] 日照统计局，国家统计局日照调查队. 日照市统计年鉴[M]. 2011、2012、2013、2014、2015、2016、2018、2019.

[3-26] 聊城市统计局，国家统计局聊城调查队. 聊城市统计年鉴[M]. 2011、2012、2013、2014、2015、2016、2018、2019.

[3-27] 临沂市统计局，国家统计局聊城调查队. 临沂市统计年鉴[M]. 2011、2012、2013、2014、2015、2016、2018、2019.

[3-28] 潍坊市统计局，国家统计局潍坊调查队. 潍坊市统计年鉴[M]. 2011、2012、2013、2014、2015、2016、2018、2019.

[3-29] 朱夏炎. 请教谢伏瞻：GDP中占多少份额才算支柱性产

业 [EB/OL]. 映象网 - 东方今报，http：//henan. sina. com. cn/news/z/2016 - 03 - 06/.

[3 - 30] 山东省人民政府.《山东省人民政府关于加快医药科技创新体系建设的意见》[EB/OL]. 山东政报，2011 (2)：30 - 32.

[3 - 31] 山东省人民政府办公厅. 山东省人民政府关于加快医药科技创新体系建设的意见. 百度网站 . https：//baike. baidu. com/item.

第4章 医药科技创新体系的要素升级策略

4.1 山东省医药创新体系建设路径的提出与组织实施

山东省医药创新体系建设思路酝酿于2006年，以2008年争取国家综合性新药研发技术的平台为转折点，思路成熟于2010年，标志是《山东省人民政府关于加快医药创新体系建设的意见》[3-30]颁布实施，借“重大新药创制”国家科技重大专项之东风，在山东省掀起了建设医药科技强省的热潮，热度一直持续到2014年项目通过了国家专家组的验收。

2009年，由山东大学、中国海洋大学、山东省药学科学院等联合申报的山东省重大新药创制中心建设项目，被列入国家发改委、科技部、财政部批准的国家综合性新药研究开发技术大平台建设规划和实施计划，至此国家综合性新药研究开发技术大平台建设规划由12个增加到15个。山东省重大新药创制中心成为构筑山东省医药科技创新体系的主轴，开枝散叶，创造性地延伸出国家综合性新药研究开发技术大平台产业化示范企业、泰山学者—药学特聘专家、新药产业密集区、综合服务平台、单元技术平台建设等建设内容，成功实践了“项目—基地—人才一体化”的扶持机制，储备了一批技术和产品，构筑了山东省医药科技创新体系的技术路线图。

山东省委、山东省人民政府高度重视国家综合性新药研究开发技术大平台——山东省重大新药创制中心建设工作，从2010年起到2012年连续3年，山东省人民政府将山东省重大新药创制中心建设列入山东省人民政府重点建设的三大科技创新平台之一，写入省长向山东省人民代表大会所作的《山东省人民政府工作报告》。2012年还写入山东省党代会工作报告。山东省人民政府成立了以分管省长为组长的“山东省重大新药创制平台建设协调小组”，负责大平台的整体规划和宏观指导，协调解决建设过程中的关键重大问题。办公室设在山东省科学技术厅，具体工作由山东省科学技术厅社会发展处负责。到2014年，国家综合性新药研究开发技术大平台——山东省重大新药创制中心、国家创新药物孵化基地建设项目通过“重大新药创制”国家科技重大专项验收组的验收，超额完成了建设任务。

4.2 山东省医药科技创新体系建设基础与成效

总结山东省医药创新体系的建设特点，概括起来有如下几个特色：一是集聚现有的科研力量，整合属于“国家队”的山东大学药学院、中国海洋大学药学院，以及省属高等学校、科研院所山东中医药大学、山东省药学科学院、山东省医学科学院、山东省中医药研究院等，按照他们现有科研基础和特长，通过科技项目进行组装、拼接，组成山东省特色团队。这支队伍主要突破国家综合性新药研发技术大平台建设发展，实现了在大平台建设中共同成长共同发展。二是按照科研服务经济、创新支撑医药产业发展的原则，发动医药生产企业参加国家综合性新药研发技术大平台建设。结果是企业非常积极，由最初涉及的培育20家国家综合性新药研发技术大平台，规划发展到50家，几乎囊括了全山东最有科技创新实力的医药生产企业。三是集聚了六七十家单位参加到国家综合性新药研发技术大平台建设，人才不足的问题就成为突出问题。经商山东省委组织部人才处，由山东省科技厅社会发展处从现有科研经费中挤出一部分资金用于引进培养人才的补助经费，由山东省委组织部授予荣誉称号，联合设立泰山学者—药学特聘专家技术岗位，开创了推动山东省人才工作的新思路。由于这个计划项目的示范，带动山东省发展改革委员会创建了泰山学者蓝色人才计划、山东省科学技术厅农村科技处创建了泰山学者种业特聘专家人才计划等。四是从战略角度思考，“重大新药创制”国家重大科技专项最终会产出一大批科研成果，如何吸引这些成果到山东转化？必须未雨绸缪、率先布局。因此，考虑需要建设若干个创新药物孵化基地和若干个研究开发基地，这两类基地一个承载新型医药企业孵化功能，另一个承载医药科技成果在山东熟化功能，熟化的成果才容易转化成功。所以，山东省医药创新体系建设思路是依据山东省实际情况进行实践的结果，具有很大的可行性，很容易就得到省市县、高新技术产业开发区、经济技术开发区党委、政府、管理委员会的支持，迅速形成举全省之力发展医药科技创新的态势。

山东省医药研发机构比北京、上海、武汉、陕西、辽宁、江苏、广东等省份都少。山东省省属独立科研机构医药研究平台包括山东省中药研究院、山东省食品药品检验研究院、山东省药学科学院、山东省医学科学院药物研究所和基础医学研究所、山东省医药生物技术研究中心、山东省海洋药物研究院。高等学校所属医药科研机构：山东大学药学院、中国海洋大学药学院、烟台大学药学院、山东第一医科大学药学院、潍坊医学院药学院、滨州医学院药学院、济宁医学院药学院等，其中新药研发能力较强的是山东大学、中国海洋大学、山东省药学科学院。企业科研平台包括 20 家国家新药研发大平台产业化示范企业全部建立了专门新药研发机构，其中，建有国家级企业技术中心 6 家、国家工程技术研究中心 1 家、国家企业重点实验室 2 家、国家工程实验室 2 个，60% 以上的产业化示范企业设立了博士后流动站、院士工作站。企业研发投入大幅增加，均超过年销售收入的 5%，鲁南制药集团、绿叶制药公司等制药企业接近 10%。

国家综合性新药研发技术大平台分布在济南国家高新技术产业开发区山东省重大新药创制中心区与山东大学、中国海洋大学、山东中医药大学、山东省中医药研究院、山东省医学科学院（现齐鲁工业大学），已经通过“重大新药创制”科技重大专项总体组组织的专家验收[4-3]。单元技术平台建设方面，山东大学牵头的新药筛选单元平台、药物安全性评价单元平台、药代动力学单元平台建设方案通过高水平专家评审论证，加强了基础条件建设，先后面向全球招聘了以长江学者领衔的 3 个新药研究团队，山东大学自筹配套经费 1000 万元，国家重大新药创制计划项目和省重大新药创制专项配套计划项目支持 3000 多万元，为山东大学药学学科在第四轮学科评审被评为 A－做出了科技贡献。中国海洋大学牵头的先导化合物发现和优化单元平台实验室总面积达 7800 平方米，化合物库容量达 2000 个，发现先导化合物 4 个。管华诗院士领衔完成的申报项目“海洋特征寡糖的制备技术（糖库构建）与应用开发”获得 2009 年度国家技术发明一等奖，巩固了本单元平台在国内海洋糖类药物研发领域的地位和水平。山东省药学科学院牵头建设的新制剂与新释药系统单元技术平台，加强了硬件条件建设，针对仪器设备、基础设施等方面加大投入，为新技术研究和高水平课题的开展提供配套服务，目前该平台仪器设备总价值 2600 万元。山东省医学科学院牵头建设的“药效学评价单元技术平台”和山东中医药大学、山东省中医药研究院牵头的“中药创新平台”都已完成了基础设施建设，开展了相关业务工作。2006 ~ 2009 年山东省共投入医药科研经费 7578 万元，共获得国家批准新药证书 226 件，临床研究批件 483 个。其中，2006 年共获新药证书 126 个、临床研究批件 224 个；2007 年获新药证书 35 个、临床研究批件 94 个；2008 年获新药证书 45 个、临床研究批件 84 个；2009 年获新药证书 20 个、临床研究批件 81 个。自实施重大新药创制科技专项以来，山东省共获得国家支持项目 37 项，国拨经费 1.4 亿元。国家“重大新药创制”专项加速了山东省新药研发，共获得一类新药证书 9 个、一类新药临床研究批件 12 个，2008 ~ 2009 年有 7 个一类新药临床研究申请获得国家受理。山东鲁抗辰欣药业有限公司与山东大学联合开发的一类新药阿德福韦酯原料及制剂，山东新华制药股份有限公司开发的一类新药三苯双脒原料及肠溶片，山东麦得津生物工程股份有限公司自主研发的生物一类新药重组人血管内皮抑制素，东阿阿胶股份有限公司自主研发的国家 1 类新药注射用重组人白介素 – 11（I）。大平台共建单位获得药物临床研究批件情况。处于不同临床研究阶段的一类新药主要有：目前中国海洋大学研制的抗动脉粥样硬化新药几丁糖酯正在进行 Ⅲ 期临床研究，脑缺血新药 D – 聚甘酯 971 正在进行 Ⅱ 期临床研究；瑞阳制药有限公司中药 1 类新药注射用羟基红花黄色素 A 已进入 Ⅲ 期临床；齐鲁制药有限公司化学药品 1 类新药葡膦酰胺进入 Ⅰ 期临床研究，化学药品 1 类新药雷诺嗪缓释片正在进行 Ⅱ 期临床研究，化学药品 1 类新药卢比替康胶囊即将启动 Ⅱ 期临床研究；山东鲁南贝特制药有限公司的化学药品 1 类新药复方阿昔莫司缓释片进入 Ⅰ 期临床；山东格兰百克生物制药有限公司的生物制品 1 类“PEG 化重组人粒细胞集落刺激因子注射液”目前已完成临床研究，已报生产。大平台共建单位正在申请临床研究的一类新药。山东绿叶制药有限公司的丹参素钠及其注射剂、山东轩竹医药科技有限公司的艾帕培南及其注射剂；山东蓝金生物工程有限公司研制的1类新药卡莫司汀缓释植入剂。大平台共建单位处于临床前研究阶段的1类新药。山东大学的注射用羽苔素、抗肿瘤候选药物L-16、抗心脑血管疾病川芎嗪阿魏酸酯等，中国海洋大学的候选新药HS203，山东省药科院的乳香酸片、水飞蓟宾，山东省医科院的栗酮等1类新药候选药正在开展系统的临床前研究。齐鲁制药有限公司的生物制品1类重组长效干扰素，荣昌制药有限公司的免疫抑制剂类基因工程一类新药“重组人B淋巴细胞刺激因子受体融合蛋白（泰爱）”、山东泰邦生物制品有限公司的α1-抗胰蛋白酶和水痘-带状疱疹免疫球蛋白、寿光富康制药有限公司与山东大学联合的降血糖药硫辛酰维格列汀项目等。在重大新药成果获得国家与省级科技奖励方面，近15年山东省最高科学技术奖获奖者中有1/3是医药专家，共有15项重大新药科技成果获得国家科技奖励二等奖以上，25项重大新药科技成果获得省一等科技类奖励。其中，2009年度管华诗院士领衔完成的“海洋特征寡糖的制备技术（糖库构建）与应用开发”项目获得国家技术发明一等奖，鲁南制药有限公司“克拉维酸钾及系列复方制剂的研制与产业化”项目和齐鲁制药有限公司“单唾液酸四己糖神经节苷脂原料药及注射剂的研制及产业化”项目分别荣获国家科技进步二等奖；2008年度，山东中医药大学、绿叶制药有限公司“娑罗子、红花等中药药效物质提取纯化关键技术研究及其产业化”和山东新时代药业有限公司“新型高效抗菌药物——法罗培南钠的研究与开发”分别荣获国家科技进步二等奖，山东先声麦得津生物制药有限公司“血管抑制剂抗肿瘤新药的药物设计、千克级制备技术及临床应用”获国家技术发明二等奖；2007年度，鲁南制药集团股份有限公司“（+）-5-单硝酸异山梨酯原料及其制剂的研究开发”获国家科学技术进步二等奖；山东东阿阿胶有限公司的“注射用重组人白介素-11（I）”和鲁抗辰欣药业有限公司研制开发的国家一类新药阿德福韦酯荣获山东省2009年度科技进步一等奖。山东中医药大学“山东省中药现代化科技产业基地关键技术研究”获得山东省2007年度科技进步一等奖。管华诗、谢立信、张运、凌沛学和赵志全5名医药专家分获山东省最高科学技术奖。

4.3 山东省医药科技创新体系要素升级的指导思想

全面贯彻落实习近平总书记系列重要讲话精神和视察山东时的指示精神，着力打造医药产业密集区成为科技创新体系的载体，着力构建重大新药创制体系、医药科技成果转化体系和医药产业密集区，构筑产业链与创新链协同创新的连接体系，形成重大医药科技创新成果促进医药产业发展的新格局，加快实现山东省由医药大省向医药强省转变，为人民健康和生物医药经济发展做出贡献。一是坚持科技自立自强的原则，努力突破卡脖子技术，创新若干项颠覆性技术，集成一批医药创新技术，做大做强山东医药产业。二是坚持整合、提高、高质量发展原则，推动企业整合、资本重组，改革医药企业管理体制机制，推动建立“航空母舰型”的超大型医药科技企业，首次提出山东省要培养千亿元创新型医药生产企业。三是坚持国际化原则，按照国家“一带一路”倡议布局，坚持开放合作，由整合配置省内资源向整合全球资源要素迈进，推动山东医药企业走出国门。

4.4 山东省医药创新体系要素升级的总体思路[4-1]

举全省之力，继续以济南国家高新技术产业开发区大平台中心区为重点，以山东大学药学院、中国海洋大学药学院、山东中医药大学、山东省药学科学院、山东省医学科学院和齐鲁制药集团有限公司、荣昌制药生物工程有限公司、绿叶制药集团有限公司、鲁南制药集团有限公司等大企业为依托，吸纳其他 14 个国家综合性新药研发技术大平台参与，建成技术链与产业化链相衔接的“一区、六基地、六十个示范企业、七十个医药高端研发团队和六个医药产业密集区”为主要内容的、区域相对集中、服务能力完善、具有国际先进水平、国内领先的现代新药研究与成果转化体系。具体建设内容如下（见图 4 - 1）。

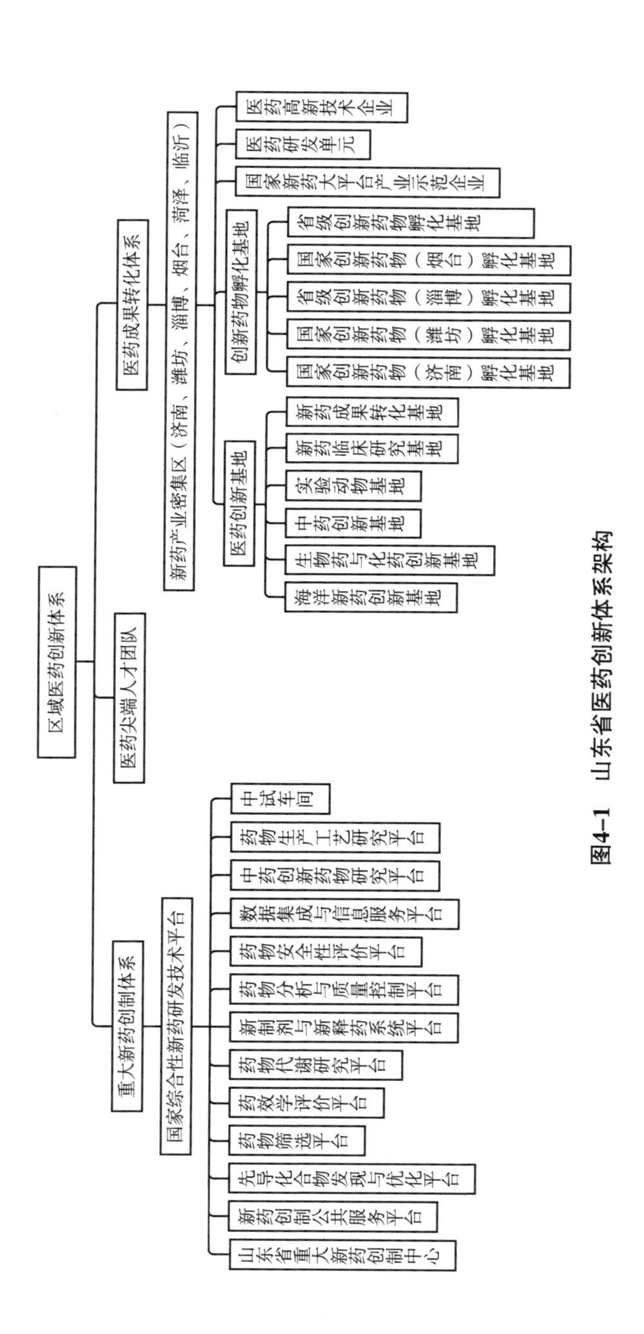

图4-1　山东省医药创新体系架构

1个医药科技创新中心区：在济南高新区规划建设60万平方米以上的国家综合性新药研发技术大平台和国家创新药物孵化基地中心区，包括新药创制公共服务平台、中试车间、生物医药重点实验室和生物医药企业孵化器。

6个医药科技成果转化孵化基地：生物药与化药创新基地，建设依托单位：山东大学、山东省药学科学院，建设地点：济南；海洋新药创新基地，建设依托单位：中国海洋大学，建设地点：青岛；中药创新基地，建设依托单位：山东中医药大学与省中医药研究院，建设地点：济南；实验动物基地，建设依托单位：山东省医学科学院、山东大学，建设地点：济南；新药临床研究基地，建设依托单位：国家中医临床研究基地（山东中医药大学）、山东省省立医院（山东第一医科大学附属第一医院）、山东省肿瘤研究院（山东省肿瘤医院）、山东大学齐鲁医院；新药成果转化基地，建设依托单位：济南国家高新技术产业开发区、潍坊国家高新技术产业开发区、烟台国家高新技术产业开发区及其医药科技园区。

60个国家综合性新药研发技术大平台产业化示范企业：依托齐鲁制药集团有限责任公司（济南）、绿叶制药股份有限公司（烟台）、鲁抗辰欣制药公司（济宁）、东阿阿胶集团有限责任公司（聊城）、荣昌制药有限责任公司（烟台）、瑞阳制药股份有限公司（淄博）、鲁南制药集团有限责任公司（临沂）、山东新华制药股份有限公司（淄博）、睿鹰制药集团有限公司（菏泽）等医药大企业，建设60个左右与单元技术平台密切结合的“大平台产业化示范企业”，积极承接全国15个国家综合性新药研发技术大平台新药科技成果的转化，成为大平台产学研结合的重要力量。

70个高端研发团队：为改变山东省医药科技人才结构不合理、数量不足等问题，应当报请山东省委组织部同意，继续设立泰山学者—药学特聘专家科技人才专项，以引进外省外国专家和用好本土人才两条路线为主，以山东省医药企业的产业技术需求为导向，组建70个以上高端医药研发人才团队。原则上，每一个大平台示范企业和大平台建设参加单位都至少要培育一支高端人才领衔的医药创新团队，力争进入国内先进行列。推动国家新药研发大平台和孵化基地的软硬件建设，为招聘高端人才创建舞台。

6个医药产业密集区：以济南市、淄博市、潍坊市、烟台市、临沂市、菏泽市现有国家创新药物孵化基地和省级创新药物孵化基地为基础，打造6个医药产业密集区，继续培育威海市、青岛市创新药物孵化基地，争取成为医药产业密集区，形成较为完整的重大新药创新与生产体系（见图4－1）。医药产业创新链与产业链一般都应布局在这六个医药产业密集区，以支撑医药经济发展，同时降低创新创业和生产成本。

4.5　山东省医药创新体系的升级策略

4.5.1　构筑重大新药创制体系

加快构筑以国家综合性新药研究开发技术大平台——山东省重大新药创制中心为标志性研究开发机构的重大新药创制体系，包括13个单元技术平台、企业研发机构等，突出海洋药物、糖药物、生物药物、医药大品种改造等特色。

4.5.2　构筑医药科技成果转化体系

以山东省药学科学院牵头申报的国家创新药物孵化基地为突破口，构筑医药科技成果转化体系。在加快建设国家创新药物（济南、潍坊、烟台）孵化基地的基础上，规划建设淄博创新药物孵化基地、菏泽创新药物孵化基地和临沂创新药物孵化基地。

4.5.3　加强重大新药创制研发

围绕出大药、出新药、出好药，促进产学研结合，以项目为纽带，加快大平台的新药创制、大品种培育、关键技术与装备提升和成果转化能力建设，为培育新医药战略性新兴产业做出贡献。组织实施“山东省重大新药创制专项科技工程”，推动新药创制目标的实现。

4.5.4 加强新药临床基地建设工作

新药临床研究基地是现代医药创新体系的重要组成部分，可以促进重大新药研究开发，建立健全现有一、二、三期新药临床研究平台，成为临床基地支撑。组织实施“促进公众健康科技行动”，构筑全民健康科技支撑体系。重点针对山东省区域特点明显的地方病、传染病和量大面广的慢性病、因累积效应和环境变异等导致的亚健康以及提高人口出生素质等关系人民群众生命健康的热点科技问题，研究开发集成诊断、预防、治疗适宜技术和平价药物，有针对性地示范推广和试点示范，提高山东省公众健康的整体水平。集成推广一批适用于广大农村和工薪阶层的实用医疗技术，建立疾病预测技术体系。

4.5.5 加快中医药现代化发展

以山东中医药大学、山东省中药研究院、山东省农业科学院生物资源研究所、山东省中医院等为骨干，研究开发中药材标准化种植技术，加强金银花、瓜蒌、白花丹参等道地中药材标准区划研究工作，推进中药饮片质量控制。以东阿阿胶股份有限公司、宏济堂中药有限公司、山东步长制药集团有限公司、福胶集团有限公司等为依托，继续推动阿胶等特色中成药做大做强，加快实现中药现代化工作的在突破。

4.5.6 搭建推动医药创新体系建设的政策体系

围绕山东省医药创新体系建设，在已经出台的系列政策的基础上，包括《山东省人民政府关于加快医药科技创新体系建设的意见》《山东省人民政府办公厅关于成立山东省重大新药平台建设协调小组的通知》《关于印发“泰山学者—药学特聘专家”专项建设工程实施方案（试行）的通知》《山东省人民政府办公厅关于公布“泰山学者—药学特聘专家”岗位的通知》《山东省科技厅关于认定“药物安全评价单元技术平台”等8个单元技术平台为“山东省国家综合性新药研发技术大平台单元技术平台”的通知》《山东省科技厅关于贯彻落实〈山东省人民政府关于加快医药科技创新体系建设的意见〉的通知》，从人才、项目、资金、建设用地、优惠政策等多方面，制定新的政策，完善政策促进体系。作者是上述文件起草小组的牵头人和主执笔人，这些文件浸透了山东省科学技术厅社会发展处同人对医药科技创新工作的热爱和长期思考，得到了当时分管科技工作的省领导及厅领导的肯定，得到了山东省财政厅、山东省卫生与计划生育委员会、山东省食品药品监督检验管理总局、山东省工业与信息化厅、山东省发展与改革委员会等省直部门的支持，受到了中华人民共和国科学技术部社会发展司领导的赞扬。因此，建议新的政策应当认真总结这些政策实施的经验教训，重点在持续支持上下功夫，因为药物研发周期长，离开了持续支持，快速发展的势头可能会保持不下去，在此基础上，建议山东省充分借鉴江苏省、上海市等医药创新发展的经验，拟订关于进一步加快医药创新体系建设的意见和配套政策，这将会对山东省医药科技创新起到再发动作用。

4. 5. 7　优化管理体制与运行机制

继续完善国家综合性新药研发技术大平台中心区的医药研发平台服务机构，发挥“山东省重大新药创制平台服务中心”作用，为大学、科研机构和医药企业提供技术综合服务。建议济南国家高新技术产业开发区管理委员会继续为建设“国家综合性新药研发技术大平台中心区”提供拓展的物理空间，进一步优化完善服务体系内各个服务环节，提供新药研发—中试—产业化的全过程服务，负责医药科技成果转化平台的建设，积极促进生物医药产业向济南国家高新技术产业开发区的聚集，实现跨越发展。济南市也应评估多地开花的建设模式，集中在一个区域突破更符合医药创新规律。建议将依托各单位建设的单元技术平台由各单位主管，纳入各单位和山东省科学技术厅考核范围。各单元技术平台与中心区平台成网状链接，使得各平台建设单位能够共享共用，按照节约投入和降低研发成本的原则，积极探索有偿使用的路径和办法。

4.5.8 构建山东省新药产业技术创新战略联盟、山东省医药创新创业共同体等新型研发机构

由山东大学发起，吸收科研机构、山东省主要骨干医药企业参与成立的山东省新药产业技术创新战略联盟，以联盟作为创新链载体，围绕医药产业技术创新的关键问题，开展联合攻关，促进提升平台的服务水平和平台成果的转化能力。推动高等学校、科研机构和创新型医药企业联合建立医药创新创业共同体，加快政产学研金服用融合，可以推进国家综合性新药研发技术大平台科研成果的转化和产业化进程。

4.5.9 高标准拟定发展目标

一般需要这些目标：依托创新链构筑医药科技创新体系，创新能力显著增强，国际竞争力不断提升，实现科技自立自强。需要集聚一批顶尖医药科学家，建立一批科技创新团队，以加强基础研究，研究医药基础理论和中药现代化基础理论，产出一批基础研究科技成果，为医药原始创新提供支撑。继续完善医药科技创新大平台，包括依托高等学校、科研机构的独立研发平台，依托企业建立的医药研究开发机构和已经建立的国家综合性新药研发技术大平台、单元技术平台等。应当采取措施推动建立以企业为主体的资金投入机制，医药企业投入的科研经费占企业年度销售收入的比例超过10%，培育出10家以上具有自主知识产权、年销售额超过100亿元的医药企业，2家销售收入超1000亿元的医药企业。培育若干个年销售额60亿元以上的药物大品种，一批优势医药产品成功进入国际主流市场。产业结构优化升级，化学药向高质量大品种方向发展。生物技术药物逐渐增加比例，并成为主导产业。构筑新药产业密集区，承载医药创新体系和医药企业产业群的发展，到2049年，形成万亿元产值规模的医药产业，成为山东省支柱产业和中国医药产业重镇，在全世界医药创新领域占有一席之地。

4.6 讨　　论

山东医药科技创新体系建设已经十余年，取得了巨大的成效。标志是取得了若干项重大新药创制成果，例如，由“重大新药创制”国家科技重大专项支持的荣昌生物制药（烟台）股份有限公司研发的注射用抗体偶联药物（antibody-drugconjugate，ADC）新药“维迪西妥单抗”（商品名为爱地希®），是中国首个被中国食品药品监督管理总局批准上市的抗体偶联药物。中国海洋大学、中国科学院上海药物研究所和上海绿谷制药公司等接力研制的甘露特钠胶囊（商品名“九期一”，代号GV－971），于2019年底由国家食品药品监督管理总局有条件批准上市，该药是我国自主研发并拥有自主知识产权的创新药，用于轻度至中度阿尔茨海默病的治疗，填补了17年来抗阿尔茨海默病无新药上市的空白；山东省有15项重大新药和医药大品种获得国家科技进步二等奖、国家技术发明一等奖。还有20多项医药科技创新成果获得山东省科技进步一等奖、二等奖；医药科技创新支撑医药产业发展，医药制造业总产值、主营业收入等主要指标连续16年保持全国领先，其中主营业收入在2017年之前的连续14年位居全国第一。形成了举全省之力共同推进山东国家创新药物孵化基地建设发展的格局，“重大新药创制”国家科技重大专项专家组对这个基地进行了验收，评分结果位居全国第一。国家综合性新药研发技术大平台基本建成，也顺利地通过国家验收等。这些标志性成果恰恰给了我们一个启示，由政府推动，举全省之力发展医药科技创新是一条成功的路子，尤其是在山东这样的医药大省，得到了实践验证，理应认真总结。

由于医药创新发展日新月异，山东省医药产业发展由大变强的路程还任重道远。之所以这样分析，还需要在下列方面进一步加强：一是政府及其相关部门持续高强度支持医药创新体系建设的机制还没有完全形成，有时因个别领导人更替而导致连贯性弱化的现象还不能说没有，运动式发展在特定时期非常有效，但可持续发展更重要，所以运动式发展不应该成为一些地方或部门的习惯性动作，这些需要多加思考；二是医药创新体系中研发力量应该继续得到加强。发达国家医药创新体系一般得益于三大力量形成合力，一是超大型医药生产企业；二是大学和非营利性医药科研机构；三是技术创新型医药中小企业。超大型医药企业是重大新药创制的主要推动力量，可以获得巨大利润。非营利性科研机构是基础研究的主力，主要从事（致）疾病机理的研究包括但不限于发现新的药物靶点、创造新的临床治疗方法、研发新型药物分子平台技术。其研发经费主要来自政府支持、专业基金机构资助和医药企业赞助。所研究成果通过技术授权或转让给大医药公司，或者科研人员得到风险投资或政府资助，到大学科技园之类的科技企业孵化器通过成立企业自主创业。中国科技体制改革，国家所有的医药科研机构大部分转化为企业，在市场中竞争发展，也可以说是自生自灭自我发展，尤其是山东省已经没有了省属全额拨款独立科研机构，它们或并入高等学校或为自收自支企业化管理，有的医药科研机构面临生存困难，目前难以担当公益性研究的大任。从全世界医药科技创新发展历程来看，公益性独立科研机构在医药科技创新中发挥着无可替代的作用，是不可或缺的，应当引起各级党委政府再次高度重视，必须重新规划、恢复建立省属公益型独立医药科研机构。技术创新型中小医药企业是基于企业创新创业人员的自主创新技术研发，一般情况下，专心致力于新药研发流程中的早期技术研究，其经费主要来自早期风险投资，出路在于通过科创板上市发展成为大医药企业，例如美国的基因工程科技公司（Genetic Engineering Technology）。或者被巨型制药公司整体或部分兼并，包括美国基因工程科技公司最后以近500亿美元的成交价被瑞士罗氏制药公司（Roche）合并，其创投合伙人罗伯特·史旺森（Robert A. Swanson）和生物化学家赫伯特·博耶（Herbert Boyer）博士等均获得了极其丰硕的收获。中国正在大力实践大众创新万众就业，给中小微医药科技创新企业带来了机遇，但其发展环境、融资来源还有待优化，这也是各级党委政府应当高度重视的部分。三是医药创新体系需要再优化、再提升。首先是要大力引进培育“国家队”的医药研发机构，可以考虑整建制地引进国家级医药研究院所、高等学校，调整高水平研发平台布局。对现有的山东大学药学院、中国海洋大学药学院等要加大支持力度，建立国家与省市联合持续支持的医药科技创新专项，非持续支持不可。积极推进省属高等学校、科研机构与国家队医药科研机构、高等学校整合，提升创新水平。这些措施对引进高端人才、承担国家科技项目、研究开发出更多重大医院科技成果和重大新药具有极其重要的意义；其次，加快建立健全针对医药科技创新发展的投融资体系，强大的资金是医药创新体系建设和医院科技成果转化的必要条件，山东省在这方面还有欠缺，国有投融资公司偏爱对已经接近上市的医药企业的投资，对早期中小微医药企业往往不敢投资，党委政府应当为他们开辟绿色通道，建立容错机制，促使对医药科技创新投资的路径再宽些；再次，要高水平、高起点完善医药创新体系架构。经过十年多的发展，山东省医药创新体系需要再上新台阶，目标宜瞄准国际先进水平、国内领先水平构筑新型医药创新体系，山东省医药创新已经到了这个阶段，建议进行二次创业。

若要推动医药创新体系健康发展，一般需要考虑如下因素：一是医药创新成果接入的载体——医药产业密集区。这关系到医药产业做大做强、关系到医药科技成果转化孵化、关系到重大新药创制的主体数量。2010 年规划的三个新药产业密集区在推进医药科技创新发展方面发挥重要作用，但也有的没有达到预期效果，原规划区域符合当时的实际情况，但有的密集区没有发展起来，这三个新药产业密集区可以作为长期规划目标。依据第 3 章对医药产业密集区的测算，“十四五”到“十五五”时期，优先发展六个医药产业密集区，即济南医药产业密集区、潍坊医药产业密集区、烟台医药产业密集区、菏泽医药产业密集区、淄博医药产业密集区、临沂医药产业密集区，培育威海医药产业密集区和青岛医药产业密集区。每个医药产业密集区的医药制造业总产值都要制定超过千亿元人民币的发展目标。二是培育主营业收入超过 100 亿元的医药生产和医药流通大企业，尤其是培育超大型医药生产企业，标志是企业主营业收入超过 1000 亿元。加快医药创新的主体——医药大企业的培育和发展，参照国家医药大企业、超大企业，山东省现有医药企业差距较大，需要制定阶段性指标。建议以主营业收入 100 亿元、1000 亿元作为医药大企业和超大型亿元企业的两个起点线。山东已经有主营业收入 100 亿元以上医药大企业，但数量太少。对主营业收入 1000 亿元以上医药企业要早规划，早下手培育。按照每个医药产业密集区培育 10 家 100 亿元以上医药企业估算，六个医药产业密集区需要培育 60 家医药大企业，青岛、威海各培育 5 家，合计 70 家医药大企业，占现有医药企业的 1/10 以上。培育路径：现有医药企业规模扩大；现有医药企业按照市场机制整合；现有国资医药企业政府整合；现有医药企业与外省、跨国企业合并，引入山东、推动有实力的非医药企业转入医药科技创新领域发展等。三是继续做大做强医药科技创新平台，包括国家综合性新药研发技术大平台、国家和省级重点实验室、国家和省级创新中心、国家企业技术中心、国家工程实验室等，每个医药产业密集区都需要建立公共研发技术平台、医药产业协同创新中心、医药创业创新共同体。济南国家综合性新药研发技术大平台中心区向山东省医药创新体系中心区转变，继续推进13个单元技术平台建设，成为“6+2”个医药产业密集区相互通联，形成完整的创新链的龙头区域。四是继续培育重大新药大品种，每个过百亿元的医药大企业都培育出销售额过10亿元和过60亿元的药物大品种各1个。五是持续推动医药生产技术创新发展，按照现代化医药大企业标准集成药物生产技术与设备。加快研发智能医药生产设备和技术、医药发现新技术。要重视中药现代技术、海洋药物生产技术、大宗化学药物现代化生产技术的创新，力争走在国际前沿。六是引进与培育人才相结合，推动形成70个以上高水平医药创新团队。鼓励医药科研与生产单位引进与国际前沿水平相当的药物研究专家，通过项目基地人才一体化方式连续支持扶持，带动团队其他人员成长。医药大企业研发人员占企业中国比重力争超过30%，其他医药企业也不低于10%。根据泰山学者—药学特聘专家专项人才工程实施的经验教训，省级党委政府设立像医药产业这类战略性新兴产业人才专项很有必要。这项计划如果坚持实施到现在，山东省应该已经引进100位以上中青年医药创新专家，形成100个高端人才引领的医药创新团队的规模。据2014年对当时引进的27位泰山学者—药学特聘专家的科研成果统计，当时引进的泰山学者—药学特聘专家研究开发了11个进入临床前研究和一二三期临床研究的国家一类新药。如果坚持到现在，山东省重大新药创制的成果对企业的支撑能力会大大增强。综上所述，新构筑的山东省医药创新体系应该包括重大新药创制体系、医药科技成果转化体系和医药产品生产体系，具体为1个全创新链的重大新药创制科研平台中心区、6个医药产业密集区、6个医药协同创新中心、6个医药创新共同体、70家医药大企业、100家医药研发机构、100个高端医药创新团队、70个药物大品种、70家医药大企业（包括1~2家超大型医药企业），2000家中小微创新型医药企业，医药研发技术和医药生产技术足够支撑山东乃至周边省市医药创新发展，到2049年实现医药制造业总产值 10000 亿元以上，山东省成为中国的医药强省，在世界医药经济中具有一席之地。

参考文献

[4－1] 山东省人民政府.《山东省人民政府关于加快医药创新体系建设的意见》，山东省人民政府官网，2010.

[4－2] 高明兴. 建设“中国药谷”济南“筑巢引凤”. 生活日报，2011－02－17.

[4－3] 王亚楠. 山东国家综合性新药研发技术大平台通过验收，孙伟副省长出席并讲话. 大众日报，2012－06－02，二版.

第5章　医药创制技术路线研究

发展医药经济离不开技术支撑，尤其是关键技术、“卡脖子”技术以及集成技术，这些技术不可能从外国买来，必须依靠自主创新，所以推动医药科技自立自强是今后一个时期的重大任务。在这个过程中，山东医药企业需要转变以仿制药为主向创新药物转变，高等学校和科研机构的基础研究、医药技术研究同样需要进行角色转换，在医药科技自立自强方面还需要奋起直追。突破一批关键核心技术，加速成果转化，力争若干个国家一类新药实现产业化商品化是建设医药科技创新体系的目标。加大对医药科技创新的经费投入，力争医药企业研发投入占企业销售收入的比例由目前的5%提高至15%，逐步形成高校、科研院所和企业技术中心互动发展、科教产融合的医药技术创新发展体系。

5.1　研究医药创制技术路线的原则

从战略上讲，山东省医药创新支撑技术的研究开发，一般应遵循如下原则：一是追踪国家医药前沿，超前研究一批新技术；二是储备一批企业需求技术，进行成果转化和企业孵化；三是应用和集成一批现代医药生产技术，推动医药生产企业技术升级；四是自主创新一批原创性技术，引领医药科技创新发展。形成较为完整的技术体系，支撑医药经济发展壮大。

5.2　建成现代药物发现技术体系

图5-1为从2010~2014年山东省重点构筑现代药物研究开发技术

路线图，展示了医药创新技术的基本架构，是山东省医药科技创新体系建设中的技术体系，大部分已经完成。2014 年之后，山东医药发展的“卡脖子”技术在重大新药创制技术，其核心点是基础研究发力不够，整个体系构筑的重点在成果转化、产业化，期望尽快支撑医药经济发展。但研究重大新药需要遵循重大新药研究开发规律，在资金投入、新药发现和新药研发周期长、风险大的问题上，基本上没有破题，建议从现在起，要在重大新药创制源头上下功夫，重点构筑现代药物发现技术体系，加强医药基础研究，解决重大新药创制源头能力不足问题。本章研究内容依据此技术路线再进一步优化。在下属内容上，期待引起各级党委政府高度重视，制订新的推动医药创新体系健康发展的政策。

（1）提高药物研发的源头创新能力。建成临床前药物开发技术体系。建立和完善功能配套、相互衔接的药效、药代及安全性评价、药物分析及质量控制、新制剂研究等临床前药物研究开发技术体系。完成实验室与场地的规范化建设和仪器设备的选型与购置，满足各单元性技术平台功能的需要。

（2）提高新药集成创新能力。建成医药科技果转化技术服务体系。提升平台转化功能，为医药科研成果产业化提供服务。实行对外开放与科研条件共享的新型管理体制和运行机制。建立工艺研究单元技术平台、中试产业化技术平台和医药信息技术平台，利用市场机制，争取其他 14 个国家综合新药研发技术创新大平台的科研成果更多地在山东转化。

（3）针对重大疾病药物的发现，建立集新靶点研究确认、新药设计、药物筛选、天然产物库的建立、先导化合物的优化、活性天然产物分离分析及制备、药物早期评价等于一体的现代药物发现研究体系。完成先导化合物发现与优化、药物筛选两个单元性技术平台的配套建设。

（4）研究开发特色药物开发技术。构建海洋生物资源为特色的药用生物资源库、活性筛选化合物库。加强糖药物及其原料综合利用技术开发等。例如，海洋、糖类资源等高值化利用。以山东省重大新药创制中心为骨干，海洋、糖类和道地中药材等为资源的化合物库、新药筛选、药代动力学和安全性评价等的研究或能力建设，形成较为完整的新药研发技术体系，在全国形成特色和优势。

（5）利用高技术研发重大新药。例如，完善计算机辅助设计和虚拟筛选体系以及活性化合物结构改造体系。利用济南超算中心的优势，建立新药筛选技术体系等。

（6）建立健全各单元技术平台的临床试验标准操作规程（SOP），实现与国际标准接轨，达到与欧美国家双边或多边互认。

（7）建成新药研发高端人才培育体系。将国家综合性新药研发技术大平台及其各单元平台打造成高端人才医药创新的舞台，聚集医药科技创新人才。山东大学、中国海洋大学、山东第一医科大学等应当建立医药人才教育培养体系，培育更多的医药人才。在“泰山学者岗位”中增设“药学专家”岗位，或者新设立齐鲁药学专家培养计划。培养国家杰出青年基金获得者，引进院士、“长江学者奖励计划”特聘教授及相当层次的高端科技人员，使若干个研究团队达到国际领先水平的优秀创新团队。

（8）提升对中小医药企业的孵化能力。在国家高新技术产业开发区提升现有医药科技园的孵化功能，做大做强企业孵化器，继续做大做强国家创新药物孵化基地、省级创新药物孵化基地，孵化2000家富有活力的中小型医药科技企业，吸纳万名以上大学生、研究生就业，扩大内需，做大医药产业群，使得中小医药企业成为医药技术创新和医药科研成果培育的摇篮。

（9）提升承担国家和省新药研发任务的能力。加大山东省重点研发计划重大专项、自然科学基金等对创新药物项目和医药创新平台的支持力度，通过山东国家综合性新药研发技术大平台建设、省级科研项目实施等措施，提升山东省新药研发人员承担国家和省新药研发任务的能力。通过技术集成创新，培育出一批具有自主知识产权的候选药物和新药临床研究药物，争取有若干个重大新药上市。获奖励数量与等次、论文质量与数量跃居国内先进行列，成为山东新药创制的支撑力量，山东省承担越来越多的国家医药科技项目，是提升医药创新能力的有效手段。

5.3 实现医药创制的技术路线

选择合适的技术创新突破口，推进创新链与产业链的融合，突破一批关键核心技术，形成具有自主知识产权的重大新药产品，培育一批具有国际竞争力的龙头企业，带动6个医药产业密集区聚集发展医药科技，促进山东省医药产业跨越发展，是研究医药创制技术路线的目的。

5.3.1 突破重点领域的关键技术，形成创新产品

根据山东省目前的产业基础和技术优势，生物医药与化学药领域凝练了药物新型制剂、生物技术药物、海洋药物、化学药的大品种改造、治疗重大疾病等国家一类创新药、现代中药等重点方向。生物医学工程产业凝练了生物医学材料、生化诊断试剂及仪器、医疗设备等重点方向。

在药物新型制剂方面，开发新型给药途径和给药方式，研制靶向、长效、速效、控释先进剂型和药物释放系统。重点是长效注射微球、靶向脂质体、渗透泵控释给药系统、纳米和靶向释药系统、缓控释药系统关键技术和产品开发，以及功能性高分子材料研究。

在生物技术药物方面，力争在生物技术药物高效表达、规模化制备等产业化关键技术方面取得突破，开发一批防治肿瘤、心血管疾病、自身免疫性疾病等重大疾病的抗体药物、多肽或蛋白药物等。利用国家糖工程技术研究中心及其产业化企业的优势，加快低分子肝素、硫酸软骨素、透明质酸等糖类药物的研发，拓展新的治疗领域和用途。

在海洋药物方面，利用山东省在海洋药物研究方面的资源、人才、技术优势，完善海洋药源生物资源库，构建从海洋药用资源的开拓、先导化合物的发现与优化到创新药物开发的完整的技术链和创新平台。努力开发一批防治恶性肿瘤、心脑血管疾病、神经退行性疾病、糖尿病等四大类重大疾病的特色药物，加快海洋药物的创制和产业化进程，提升山东省海洋新药的技术水平。

在化学药的大品种改造方面，针对市场占有率国内领先、具有规模优势的化学原料药，如解热镇痛药、抗生素类药物、精神病类药物、代谢疾病类药物等开展大品种改造，改进生产工艺，提升质量标准，降低生产成本，减少环境污染，开发新剂型。

在具有自主知识产权的一类创新药物研究开发方面，对防治重大疾病的具有自主知识产权尤其是进入临床研究的一类新药，要进行强有力的扶持，应作为重中之重。

在现代中药研究开发方面，加强山东道地药材资源的综合利用开发，在传统中药的基础上，利用现代生物学技术、分离纯化技术等开发现代中药，并建立国际认可的质量规范。加强传统中药的二次开发，创制一批疗效确定质量可控剂型稳定服用方便的现代中药。加强中医院院内制剂的研究开发。加强中医药基础研究，建立和完善中药方剂数据库等信息资源，挖掘传统中医经典验方中可能成为现代中药的精华。

在生物医学材料及产品，重点开展组织工程材料、第三代生物可降解高分子材料、海洋生物医学材料等的合成工艺、微生物发酵等关键技术研究，开发心脏支架、血液净化技术和产品、外周支架、人工血管、组织工程支架材料、可吸收缝合线、高性能真皮支架、可生物降解吸收多用途医用胶等高技术医用生物制品，推动山东省生物医学材料的升级换代。

在诊断试剂与生化分析仪研究开发方面，开展对临床应用广泛的、市场前景好的生化分析仪等分析仪器的核心技术和关键部件的研究，并围绕疾病的诊疗和研究的需要，开发分子生物学诊断试剂，免疫生化诊断试剂，生物芯片、实验室分析试剂等产品并尽快产业化。

在医疗设备研究开发方面，重点发展高端医用电子直线加速器、数字化放射治疗模拟机、影像引导放射治疗、术中放疗等研究，开展医院感染控制系列技术与产品研究。研制小型化、智能化、自动化的医用电子仪如电子耳蜗等，积极引进海外高层次人才团队来鲁创业，引进跨国公司在山东建立基地和研发中心。

在基因工程制药研究开发方面，建立健全平台技术，研究开发系列新药产品，创新性新药的标准是获得新药化合物发明专利，获得新药临床试验批件和新药证书。我国这一领域科技支持政策和投融资的特点：对这一领域国家和地方科技部门已经设立多种科技计划、投入了较多的资金支持扶持，但所有计划和投入都是针对新药研发项目或新药研究开发科技人才的补助经费，而不是针对新药开发、制造和营销。所有这些支持最终都将通过企业来实现，而从企业的角度，这些科技计划和补助资金投入的力度远远不能满足承担项目的企业获得成功的需求，当然政府资金由于受财政收入限制也不可能满足企业开发出一个新药的需求，这也不应当成为政府“保姆式”扶持医药企业的“职责”，政府资金应当起到的是激励、鼓励作用，起到“四两拨千斤”的作用，让政府承担新药研发全部成本是不可持续的，也是不现实的。对于政府来讲，当然希望能够通过市场完成医药研发资金的资源配置，但对于许多区域来讲，单纯依靠市场进行投融资机制还是解决不了医药企业的融资问题，一是国有投资公司都乐意投资即将上市的医药公司。二是中国投资公司的投资理念还是相对落后，例如任何一家投资公司，如果其投资额度超过千万元，一般就会要求享有“控股权”。对于基因工程制药领域的新药产业化项目投资多需要亿元以上的资金投入，常常会碰到投资方要求具有绝对控股权，事实上在投资方获得对医药企业的控股权之后，项目实施的进度或能否完成产业化商品化过程，就决定于投资方的管理水平和胆识，投资方的最大目标是尽快收回投资并获得较大利润，他们能否完全尊重新药研发规律也就看投资人水平了，政府投入的补助经费能否发挥激励作用也就有可能打折扣，应当引起政策制定部门的关注。据有关资料，美国的安进制药公司（Amgen）、基因技术公司（Genentech）等获得风险公司投资后，在创业过程中，投资方一般都不要求对公司或项目的控股权，由技术发明者或产品发明者继续保留控股权，投资方保持不干涉公司运行的姿态。国内较为成功的基因工程制药企业，如沈阳三生制药股份公司，在吸纳投资资金后依然保留控股权，最后成功在美国上市，这个案例证明技术方是使新药物最终能够进行产业化商品化的真正动力。因此，各级党委政府如何营造适合医药创新企业发展的政策环境、体制环境，建立健全更有效的激励机制是当务之急，解决控股权问题仅是其中的一个制约医药企业发展的环节。但是，科学家控股、技术方控股也会存在另外一些问题，例如，有的医药专家不擅长市场开拓与营销，有的医药专家不擅长企业管理，还有的喜欢眉毛胡子一把抓，不会利用其他人才等，这方面也值得关注与研究（见图5－1）。

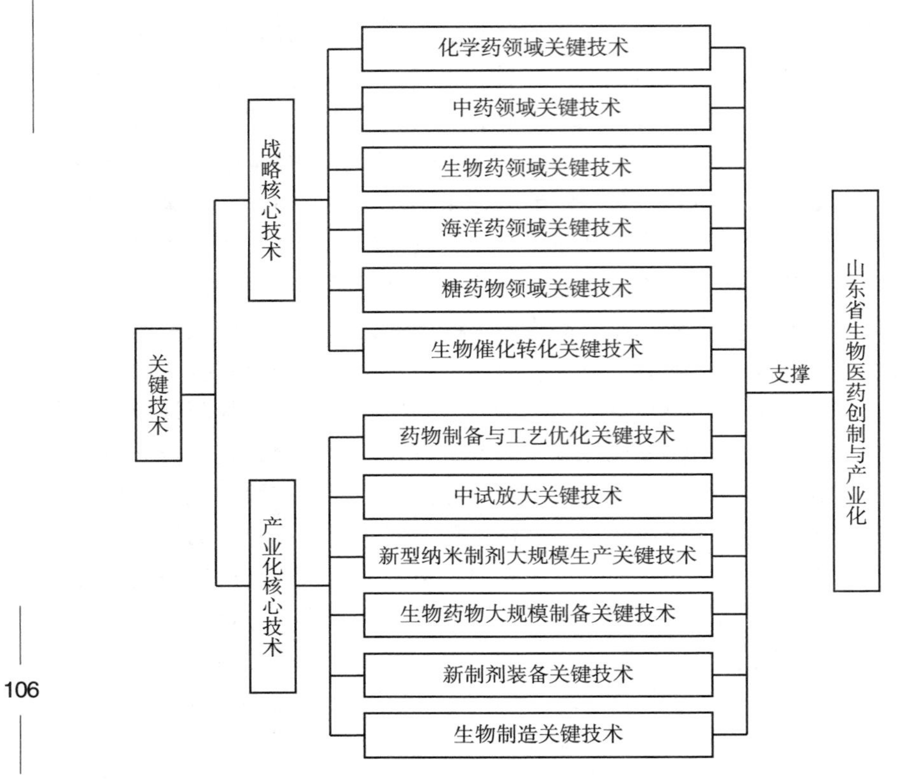

图 5－1　医药研究开发关键技术路线

5.3.2　突破战略核心技术

本专题主要以突破制约医药研发与产业化的关键技术为主，引领支撑医药产业未来 5～10 年发展方向，值得关注的有药物早期成药性评价技术，临床前与临床评价技术，生物药规模化制备技术，重组蛋白质或多肽修饰的关键技术，以脂质体、微球等为代表的注射用微粒给药新技术，药物分析与质量控制关键技术，中药药效物质基础及质量控制关键技术，中药代谢及安全性评价关键技术，动态适形调强技术，无创生理信号获取及参数辨识技术，合成生物技术，工业酶分子改造等战略核心技术等，为新医药的产业化奠定了基础。例如，药物新制剂及释药系统关键技术，通过药物释放系统技术平台建设，提升创新药物新制剂的研发水平，提高药物制剂研究的规范化。同时，对前瞻性关键技术开展研究，为释药系统持续发展创造条件。研究内容为微尺寸制剂制备、稳定性、安全性研究关键技术，靶向制剂研究关键技术，药物转运蛋白与药物吸收分布研究关键技术，复合成分药代动力学研究模型构建关键技术等；基于药效的中药质量评价关键技术，建立完善的符合中医药复杂体系特点和基于中药药效的质量评价技术和方法，构建中药化学对照品制备关键技术体系，研究成果要求达到国际先进或国内领先水平，研究内容为研究、完善中药化学对照品制备技术；探索适合于中医药特点、基于药效支撑的质量评价新模式、新方法，建立以药效为依据、化学与药效密切结合、适合于中药特点的多指标质量控制的中药质量评价新技术；细胞大规模培养及药物制备关键技术，以市场前景看好的抗体、干细胞等药物为目标产品，构建、筛选、驯化高性能重组哺乳动物工程细胞株或微生物高效表达菌株，自主开发动物细胞高密度化学计量控制流加工艺技术或大规模发酵提取技术，研究成果要求达到国际先进或国内领先水平，并在药物生产中得到应用，能够取得显著经济效益。研究内容为高效率的真核细胞表达载体技术，哺乳动物细胞高密度高效培养技术，无血清培养基开发技术、细胞固定化技术、细胞截留技术、新型动物细胞反应器等。解决细胞损伤和供氧问题，优化控制和补料策略，开展大规模高密度哺乳动物细胞发酵表达工艺研究，建立规模化的流加培养和灌流培养工艺，建立相应规模的符合《药品生产质量管理规范》（good manufacture practice of medical products，GMP）标准的目标产品制备、纯化和质控工艺。微生物高产菌株构建技术、大规模培养技术、表达产物大规模提取技术，建成符合《药品生产质量管理规范》的生产车间，提出成熟先进的高产高效生产工艺技术，并在生物制药企业推广应用。再如，细胞大规模培养及药物制备关键技术，结合已进入临床研究的生物药物，以市场前景看好的蛋白质药物为目标产品，构建、筛选、驯化高性能重组哺乳动物工程细胞株，集成高效率的真核细胞表达技术、真核细胞大规模培养技术、无血清培养基开发技术、新型动物细胞反应器等，形成细胞大规模培养与药物大规模制备工业技术体系。解决细胞损伤和供氧问题，优化控制和补料策略，开展大规模高密度哺乳动物细胞发酵表达工艺研究，建立规模化的流加培养和灌流培养工艺，建立相应规模的符合《药品生产质量管理规范（GMP)》标准的目标产品制备、纯化和质控工艺。自主开发动物细胞高密度化学计量控制流加工艺技术或大规模发酵提取技术等。

（1）创新生物医用材料产业化。根据精确治疗以及智能化、个性化等新的治疗技术发展趋势，重点支持口腔种植系统（义齿）、人工关节等重点国产创新生物医用材料产品的产业化开发。相关技术、产品达到国际先进水平，建立相关产品的数字化制造研发中心与服务平台，提高国产新型医用材料的市场占有率，切实改变医用高性能新型材料长期被国外垄断、治疗费用高的现状。

（2）高端创新医疗设备国产化开发。重点支持实时适形调强放射治疗系统、激光共聚焦扫描成像系统、数字化平板 X 射线机、心血管系统状态监测仪等先进高端大型医疗设备的国产化开发，着力突破制约高端装备及核心部件国产化的关键技术，实现国产高端主流装备的自主制造，打破进口垄断，降低医疗费用，提高产业竞争力。

（3）生物技术与医药产业的战略核心技术。重点支持药物早期成药性评价技术、临床前与临床评价技术、生物药规模化制备技术、重组蛋白质或多肽修饰的关键技术、脂质体、微球等为代表的注射用微粒给药新技术、中药药效物质基础及质量控制关键技术、中药代谢及安全性评价关键技术、动态适形调强技术、无创生理信号获取及参数辨识技术、合成生物技术、工业酶分子改造等核心技术等。

5.3.3 重大新药研究开发关键技术与重大新药产品开发

针对化学药和生物技术药、新药中试和产业化发展的关键环节，重点攻克严重制约发展的瓶颈技术，加速新药创制的进程。研究内容为开展药物新制剂及释药系统的研究，研究新型制剂的先进制造工艺，推动新型制剂成果产业化；开展先进提取、分离纯化单元技术等药物制备中试关键技术研究，为产业化规模生产探索和获取重要参数；开展化学药物、天然药物或生物技术药物的生产过程中的在线质量监控技术研究，提高药物生产质量和控制水平；开展微量杂质的检测技术，微量杂质标准品制备技术，微量杂质的分离技术等。针对重大疾病，山东省自主开发或联合开发的已经获得国家一类新药证书、市场前景好的重大新药产品，实现规模化生产；从省外、境外引进，已获得我国新药证书、具有自主知识产权的新药项目落户山东省，并实现规模化产业。主要经济技术指标达到国际先进水平。针对恶性肿瘤、心脑血管疾病、神经退行性疾病、糖尿病等重大疾病的抗体药物、新结构、新靶点、新机制的分子实体药物、组分中药、高附加值的新型制剂等重大创新药物的产业化开发，培育具有国际市场竞争力的重大创新药物。

5.3.4 生物医学工程重大产品

重点开发介入支架、人工血管、骨修复材料和口腔材料等高值医用材料；具有知识产权的、量大面广的无（微）创诊治设备研发；针对重大疾病的早期筛查、高端医学影像设备、新型诊断试剂等。

5.3.5 生物制造高端产品

研究开发生物基材料、大宗化学品和化工原料、重要精细化学品和中间体、大宗发酵产品、糖生物工程关键技术与重大产品等药物原料或中间体的开发。

5.3.6 值得关注的药物研究相关技术

药靶发现与药物分子设计技术。研究基于系统生物学的药物靶标网络分析技术，靶标蛋白功能及生物活性构象模拟技术，基于新功能基因及其信号通路的高通量筛选模型，基于结构、针对多个靶标的药物设计技术，计算机辅助组合化合物库设计、合成和筛选等关键技术，药物先导化合物的设计方法，化合物成药性评价药物虚拟设计技术，网络药理学设计技术，药物代谢工程模拟等技术。

药物设计技术。在创新医药的研究开发中，要对药物进行设计。首先要确定先导化合物分子，然后在此基础上进行结构的修饰与改进，进而合成得到较高生物活性的化合物，从而开发出新的高效药物。确定先导化合物的方法除从已有成药的分子结构获得或者从天然药物提取物分离获得外，更重要的是利用现代的药物分子设计方法获得，这就需要利用计算机辅助设计技术，比较成功的是基于先进的三维分子设计软件Apex（activity prediction expert system）——3D的药效团模型方法（biophore model method），能够减少筛选的盲目性，降低人力和物力。

生物芯片（biochips）技术。生物芯片是指用平面微细加工技术在固体片表面构建微流体分析单元和系统，以实现对细胞、蛋白质、核酸以及其他生物组分的准确、快速、大信息量的检测。DNA 芯片（DNA chips）是最重要的一种生物芯片，就是按照特定的方式固定有大量 DNA 探针的硅片、玻片或金属片。其制作技术有两类：一是采用光刻蚀与固相合成相结合的方法，是 DNA 探针片段固化与基因表面；二是采用微阵列制样（microarray）设备。前者的优点是密度高，每平方厘米可达几十万个样品点，缺点是工艺复杂，信号分析处理难度大。后者的优点是可以自动、快速地将上万种 DNA 探针打印到玻片表面，制作工艺相对简单，缺点是密度较低，每平方厘米仅一万个样品点。当前，国际上有几十家高技术公司和科研机构正在从事生物芯片的研制工作，密度为每平方厘米一万点的芯片已经投放市场，每平方厘米几十万点的高密度芯片近期将会投放市场。我国清华大学利用电磁法研制出主动式生物芯片，山东省医科院生物中心也在开展有关工作。

定向偶联技术。抗体偶联药物（antibody-drug conjugate，ADC）使用传统的偶链技术（no-specific conjugation），最大的缺点就是得到的产品是一种每个抗体载有不同药物分子数的混合物；无法实现特定位置偶联药物，更重要的是临床评价难得到均一数据。针对这些缺点，定向偶联技术成为各大公司追逐的热点。使用定向偶联技术可以使每个抗体上携带相同数目的药物分子数，得到均一性的抗体偶联药物。利于药效学的研究和评估，并且在临床中能够得到更加稳定有效的效果。多价偶联抗体偶联药物，抗体药物以及疫苗的发展过程都是从单价药物向多价药物进行发展。抗体偶联药物也应该会走这个发展历程，即在同一个抗体链接几种相互协同的小分子来提高药物的药效。这就需要更完善的偶链技术，至少需要对两种甚至更多种技术进行整合使用。但是现在，在 site-specific 技术中，过度追求了在特定位点偶联特定分子数，忽略了偶联的多样性。使用传统技术进行多价偶联药物，需要在一个抗体上同时偶联多种药物，这时抗体自身修饰链接基团的单一性，会造成混合型产品，无法保证每个抗体上同时携带不同的药物。这个难题可以通过 site-specific 技术来解决，在进行 site-specific 修饰时，可以设计多种不同的偶联基团，这就可以使用一种基团来针对带有对应基团的 linker 进行药物偶联。最终通过 linker 多样化改造进行多种药物的链接，实现多价偶联抗体偶联药物。单抗及其偶联物均为大分子物质。庞大的药物分子难于透过毛细管内皮层和穿过肿瘤细胞外间隙到达实体瘤的深部。而使用抗体片段，如 Fab、Fab′制备分子量较小的偶联物，可能提高对细胞外间隙的穿透性，增加到达深部肿瘤细胞的药物量。小型化或适度的小型化是研制 ADC 药物的重要途径[5-1][5-2][5-3]。

创新型全人单克隆抗体药物筛选与制备技术平台的建立与产业化。建立并完善全人单克隆抗体药物筛选与制备平台（CRO 平台），利用抗体表面展示技术和转基因小鼠技术，以传染性疾病、肿瘤或自身免疫病相关的抗原作为靶标，筛选获得相应的全人单克隆候选药物，建立创新全人单克隆抗体药物靶点筛选、全人抗体药物鉴定、相关高表达细胞株的构建、筛选和驯化等技术，形成创新全人单克隆抗体药物规模化筛选和制备技术体系，实现创新全人抗体药物关键技术的突破，为生物技术制药企业提供技术服务，取得显著的社会和经济效益。项目预期建成可面向全球提供关键技术服务的“创新型全人单克隆抗体药物筛选与制备技术平台”，技术水平达到国际先进、国内领先，解决制约我国生物制药技术的瓶颈问题。

新一代高通量基因测序系统。核酸（DNA 和 RNA）是生命体最基本组成物质，同时也是生命体系中的信息载体。对核酸信息的获取、分析和解读，是推动生命科学和人类健康事业发展的根本动力。在科学发展历程中，核酸检测分析技术和手段的突破一直是生命科学等领域实现重要进展的促因，科学的发展需求也为核酸检测分析技术提出了不断提升的需求和广泛的应用市场，对于核酸检测分析技术的开发和应用工作长盛不衰，从最初的定性分析发展至定量分析，直至定序分析。由此可见，对生物核酸组成（已知或未知、广泛或特定）具有全面分析能力（定性、定量或定序）的生物核酸综合检测分析技术、设备及其具有应用针对性的整体解决方案（包括完成整体任务流程完整功能的仪器设备、特异性应用的试剂体系、专用型分析软件和数据库、符合应用领域工作特点的操作流程和自动化方案等）对于生命科学基础研究、临床检验诊断和个性化医学研究、公共卫生安全和食品安全、出入境有害生物检验检疫等事业具有极其重要的意义和应用价值。针对国内外日益增长的基因组测序需求，尤其是此前尚未完成全基因组测序工作的物种测序、微生物基因组测序、宏基因组学研究和泛基因组研究等学术方向，建立占据此类应用方向细分市场的测序服务中心，形成合同定制服务型盈利模式。针对基层科研实验室和医疗系统临床检验实验室对小规模高通量测序的应用需求，如个体化小型基因组测序、病原微生物耐药性位点分析、未知感染性疾病宏基因组学分析、传染病监控网络及检验检疫实务等应用，开发全面自动化的小型化桌面型测序设备，以及配套试剂耗材等产品，通过设备销售和消耗品的滚动式销售体系实现盈利模式。

新生物靶点的发现技术；

基于靶点的合理药物设计与先导化合物结构优化技术；

天然产物与化合物库的构建与规模化制备技术；

药物筛选评价相关技术（模型构建、活性筛选、药代研究）；

药物优势晶型研究技术；

天然药物（包括海洋药物）先导化合物发现与高效筛选技术；

天然药物分离分析与质量控制技术；

生物技术药物设计与筛选技术；

新型生物药物的早期安全性评价技术；

生物药物新型载体与制剂等关键技术。

手性化合物制备技术；

能够实现靶向或长效的缓控释制剂技术；

动物细胞高效表达相关技术（载体构建、大规模培养、无血清驯化、培养基制备等）；

重组蛋白质大规模纯化技术；

新型蛋白质药物制备与修饰技术；

干细胞与再生医学相关药物制备技术；

核酸药物制备与修饰关键技术；

微生物药物的育种发酵与放大技术；

智能控制药物生产技术与设备。

5.4　重大创新药物产业化开发技术

针对重大疾病，已获国家新药证书、市场前景好、具有自主知识产权的重大创新药物实现规模化生产，主要经济、技术指标达到国内领先水平。全国首家上市生产并取得显著经济、社会效益，带动形成产业集聚，完善产业链配套，有利于做强、做大创新药物孵化基地、医药产业园区和优势产业集群。

5.5　大宗新型药用辅料开发

针对化学药物、中药或天然药物、生物技术药物的不同特点，并结合具体新药品种，以保证药品安全性、有效性、质量可控性和用药顺应性为主要目标，研究替代现有传统药用辅料，或开发改善药品的性能、提供特殊功能、保证药品用药安全和药效等、市场用量大的新型药用辅料，替代国外同类产品，为新药研发提供专业技术服务。

5.6　新药临床研究相关技术

针对恶性肿瘤、心脑血管疾病、糖尿病、自身免疫性疾病、耐药性病原菌感染、病毒感染性疾病等严重危害人民健康的重大疾病，针对具有新结构、新物质、新配方、新晶型、新制剂（靶向、长效、缓控释）等特征的、已获临床研究批件的化学药、中药、生物药，完成新药临床研究，提出新药注册申请并被受理或取得新药证书。完成若干个重大新药临床研究，提出新药注册申请或取得新药证书。

5.7　体外诊断仪器与试剂产业化开发

重点围绕早期筛查、临床诊断、疗效评价、治疗预后、遗传基因研究个体化诊疗等重大需求，开发高通量、高精度的检测仪器、试剂和体外诊断系统。产品拥有关键技术的自主知识产权，获得相关专利，产品技术水平达到国际先进，有效降低诊疗费用，提高产业竞争力。项目完成后，实现年新增销售收入2亿元以上。

5.8 新型生物医用材料产业化开发

定向修复活性材料、人工血管等新型高生物医用材料的研制和产业化，建立相关产品的数字化制造研发中心与服务平台，扩大我国植入医疗器械的产业化发展规模。

5.9 高端医疗装备产业化开发

影像引导放射治疗系统、高端数字化 X 线医学影像系统、心血管系统状态监测仪等高端医学装备的产业化开发，着力突破制约高端装备及核心部件国产化的关键技术，提升我国高端医学装备生产能力。

5.10 新型重大生物化工药物产业化开发

生物化工原料药、生物基医用材料等重大生物化工产品的产业化开发，形成高附加值生产的创新型生化技术路线，建设相关产品的规模化生产线。产品符合国家有关质量标准和规范，整体技术水平、产业规模国际领先，带动形成产业集聚，完善产业链配套，具有广阔的市场发展前景。

5.11 重大转化、催化药用酶制剂产业化开发

研究新型酶蛋白分子改造修饰、高效表达制备、固定化等新技术，突破工业酶分子改造与新酶研发的关键技术，建设新型工业催化剂研发平台和现代化的工业酶生产基地，推动工业酶制剂新产品上市。整体技术水平、产业规模国际领先，具有广阔的市场发展前景。

5.12 万吨级发酵工程重大医药产品开发

微生物发酵大规模生产的药物重大产品，产量规模不低于1万吨，利税率较高，能够实现节能降耗清洁生产。产品具有广阔的市场发展前景，整体技术水平、产业规模国际领先，带动形成产业集聚，完善产业链配套。

5.13 新疫苗与抗体药物生产技术

围绕艾滋病、病毒性肝炎、结核病等重大传染病，突破临床诊断、预测预警、疫苗研发和临床救治等关键技术，研制新型诊断试剂和新型疫苗，有效降低艾滋病、病毒性肝炎、结核病的新发感染率和病死率。建立疫苗和抗体的大规模和快速反应生产新技术，系统的疫苗效果及质量评价技术体系，人源化抗体构建及优化技术；对传统疫苗进行改造增效，针对新发、再发重大传染病和多发感染性疾病研制新疫苗和抗体药物；针对恶性肿瘤、心脑血管疾病、代谢性疾病、自身免疫性疾病等重大非感染性疾病，研制治疗性疫苗和抗体药物。

5.14 医药智能制造关键技术

提高药品质量的医药智能制造技术、基于医药科研大数据指导的药物研发技术、医药智能制造信息系统集成技术、生物药人工智能筛选优化平台构建技术等。预测新型药物靶点的智能模型区分成药性和非成药性蛋白技术、生物大分子药物靶点的发现与辅助预测、生物大分子的表达合成和逆合成，以及生物靶向药筛选和优化等人工智能制造技术等[5-4]。

5.15 生物医学工程重大产品

形成一批生物医学工程新产品，扭转高端产品依赖进口局面，满足广大人民群众医疗需要。培育和壮大生物医学工程产业，扶持自有品牌，加速产业结构调整，提高中高档产品比例，提高产业整体水平，提升产业在国际分工中的地位。研究内容为重点支持具有我国自主知识产权和国内外重大市场前景的生物医学工程产品产业化项目。包括新型医用植入器械及人工器官的产业化；数字化医学影像诊断设备和系统的产业化；针对重大疾病的早期筛查、新型微创诊疗设备。

5.16 生物制造高端产品开发技术

发酵工程药物的升级改造，以生产大宗原料药、抗生素或有机酸等生物高端产品为目标，建设一个辐射全国的发酵工程药物孵化平台，建成后能够引领国内发酵工程药物研发的最高水平，走在世界前列，服务全省生物与医药产业。研究内容为开展大宗原料药节能降耗、清洁生产技术研究，产品产量与质量在国际市场有重要影响。开展微生物发酵体系优化技术与清洁工艺研究，系统优化抗生素、有机酸等高端发酵产品的技术指标，提升行业技术水平。

5.17 山东省有优势的药物开发技术

山东大学国家糖工程技术研究中心、山东省药学科学院和华熙生物工程股份有限公司等具备糖研究与开发基础，其中透明质酸已经成为全世界最大的生产基地，应当继续做大做强。重点研究开发下列技术：(1) 功能糖产品等特色资源高值化利用技术。海洋来源的功能糖研发与技术创新体系建设，海洋资源是先导化合物和候选化合物的重要来源，以国家海洋药物工程技术研究中心为主体，突破海洋药物开发的关键技术，构建以海洋生物资源为特色的药用生物资源库，形成国际先进的海洋药物研发创新体系。完成1000份海洋生物粗提物的分析研究，发现500个新活性海洋天然产物，20～30个药物先导化合物，开发1个海洋药物或功能食品。研究内容为引进多种学科的新技术和新方法，建立集活性天然产物分离分析及制备、基于生物靶点新药设计与合成、新靶点研究确认、先导化合物的优化与制备、活性天然产物的生物转化、质量标准等于一体的与国际接轨的先导化合物发现研究体系，建设以海洋创新药物为特色的新药研发体系。（2）糖资源高值化利用技术研发与体系建设。高效利用糖资源是技术创新与培育战略性新兴产业的需要，糖类资源高值化利用的未来发展前景十分广阔。以国家糖工程技术研究中心为主体，建立系统的糖资源高值化利用技术体系，构建天然多糖来源的糖类结构数据库，建立国际领先的糖分析及结构鉴定技术体系，突破糖类药物制备及质量控制关键技术，达到国际先进水平，成为国家糖资源研究开发重要基地。研究内容为糖分析技术研究，建立聚糖及糖蛋白糖链分析技术标准体系，并推出糖分析用系列标准物质；糖制备技术研究以及生产技术再创新，包括天然聚糖的提取、纯化、修饰，活性寡糖的化学/酶法合成，药用糖胺聚糖等聚糖的生物合成和规模化制备技术再创新；研究开发糖药物、糖疫苗以及其他高附加值糖产品并实现技术转让、生产。

5.18　中药产业发展相关技术

加快构建中药农业技术体系。开展中药材规范化生产技术、绿色无公害技术、中药材质量系统评价、珍稀濒危品种保护、繁育和替代品等研究。在进行中药资源调查的基础上建立中药材种质库、基因库、化学样品库等。按照中药材生产的特点，借鉴现代农业和生物技术，完善中药材资源保护与可持续利用的关键技术，使中药农业向现代化、专业化、规模化发展。

加强中药工业关键技术的创新研究。开展中药饮片传统炮制经验继承及炮制工艺与设备现代化研究；中药提取、分离、浓缩、干燥、制剂、辅料生产技术集成创新的研究；借鉴现代制造技术、信息技术和质量控制技术，加强符合中成药生产特点的新工艺、新技术、新装备的研究开发，提高中药制造业的现代化水平。

开展以中药为基础的相关产品的研发。重点开展疗效确切的传统中药的“二次开发”和物质基础与作用机理相对明确的现代中药研发，包括用于生育调节和生殖保健产品的开发研究；以中药为基础的保健品、日用品、化妆品、食品添加剂和以中医诊疗技术为基础的医疗保健器械，以及中药农药、兽药、饲料添加剂等绿色产品的开发研究。

构建体现中药特点的研发技术平台。建立中药基础研究、复方药物作用机理、疗效及安全性评价、药理及代谢、药物相互作用、临床研究、制剂与质量控制、工艺、生产装备研制等专业技术平台，提高中药创新能力和研究水平。

标准规范研究。中医药标准体系的构架。建立国际社会能够认可的医疗、教学、科研、产业、市场准入等中医药标准体系框架，重点开展建立中医药基础标准与技术标准的内容、方法、要求和规范研究，中医药名词术语及译释规范化、中医药计量（化）等研究，制定中医药信息分类与代码标准等；中医技术标准研究。以突出辨证论治特色的中医药临床诊疗技术标准规范研究为重点，研究建立中医疾病和证候分类标准、临床诊断和疗效评价标准、中医诊疗技术操作标准、诊疗仪器研制标准等；中药技术标准研究。以提高中药产品和产业技术水平为目标，按照中药多组分、非线性、多元化、多环节发挥效应的特点，研究建立中药材种质、品种、质量、种植、采集、加工、饮片炮制等技术标准与技术规范，中药疗效与安全性评价标准、中成药生产工艺与装备标准、质量控制标准、中药标准品（对照品）库等。

建立符合中医药特点的研究方法学。根据中医药的整体观念，突出辨证论治、因人而异、复方用药等认识论和方法论特色，集成生物医学、信息科学、系统科学、复杂科学等研究方法，建立面向未来医学、与中医药理论构筑和临床诊疗特色相适应的方法学体系，丰富和发展生命科学的认识论和方法论。重点开展辨证论治个体化干预过程的临床信息采集与复杂数据分析方法、中医药个体化疗效评价方法、中药复杂成分及与人体的相互作用、中医药继承与技术创新等现代方法学研究。建立中医药创新发展平台。根据认识中医药科学内涵以及探索未来医学发展模式的需要，针对人体具有整体、动态、开放和非线性等复杂系统的特点，整合资源，结合国家科技基础条件平台建设，研究建立中医药科技创新平台及其运行机制，通过重点研究室（实验室）、临床研究中心和产业化基地建设，以及中医药基础数据库建设、研究型临床医疗机构的建设，促进适应中医药现代化和国际化发展需求的创新体系的建立，从而提高科技支撑能力。

大宗中药资源高值产品开发与质量控制技术。继续加强国家中药现代化科技产业（山东）基地建设，建立和完善大宗中药材种植（养殖）、研发、生产的标准和规范；建立能够准确反映中药自身质量的系统评价方法和体系，提升中药材饮片、提取物的质量标准；提高创新中药相关原料的检测水平和标准；开展中药有害残留物的检测技术研究，逐步建立系统完备、能为国际认可和接受的中药标准。对传统经典方进行二次开发，生产高值化的中药产品。

道地中药材综合性开发技术。例如，金银花规范化种植示范基地建设。金银花是山东省道地药材，属于大宗常用中药材，虽然已经建立了规范化种植基地，并通过了国家中药材 GAP 基地认证，但仍有一些关键技术问题没有得到很好的解决，致使药材质量的稳定性受到影响。为解决此问题：（1）开展药效物质基础研究，建立与金银花功效相关的质量评价标准体系。（2）选育优良品种并推广应用；建立病虫害综合防治技术体系、有效降低农残与重金属含量；探讨影响金银花药材质量的各种因素，规范化各种栽培措施，提高金银花的产量与质量，最终促进规范化种植的 SOP 升级。（3）开展原产地注册保护和著名品牌培育等研究工作。（4）建立符合国际市场需求的药材质量标准。通过上述研究，有效提升其药材质量、产量和市场知名度，扩大出口，促进经济效益和社会效益的提高；采收与产地加工技术及质量保证体系建立研究。采收及产地初加工是影响金银花药材质量的关键因素，但目前研究不足，不仅对传统加工方法缺乏合理的科学解释，而且采收与产地初加工方法不统一。如在山东产区产地加工采用的是晒干法，河南采用的是烘干法，两地的采收时间也不一致，采用晒干法加工时易受天气的影响而变黑，为提高商品等级一些不法商贩往往采用硫黄熏蒸来改观药材外观色泽，严重影响金银花药材的质量。应对金银花采收、产地加工及储藏等环节进行深入系统地分析和评价研究，揭示其科学内涵，统一其生产加工技术与方法，建立适宜的储藏条件，形成系统的技术标准体系和质量保证体系；综合利用开发研究。金银花除药用外，在非药品领域也具有非常广泛的用途。目前已有产品包括保健茶、保健饮料、日用化工产品等，但其市场潜力还远远没有开发出来。应利用各个学科基本理论与技术，充分发挥中医药的优势，深入开发其非药品领域新产品，促进其综合利用，拓展应用领域，建立相对完整的产业链，促进金银花产业发展；饮片、提取物生产过程技术标准体系建立。针对生产过程中存在的实际问题，对金银花饮片加工生产工艺、生产过程标准进行系统研究，通过化学、分析、药效、毒理等系统分析评价，在明确炮制原理和过程变化规律的基础上，建立饮片生产过程的技术标准体系和质量保证体系。面对国际国内市场需求，制定金银花提取物生产标准操作规程和标准提取物质量标准，规范提取过程，提升质量控制水平，扩大出口，提高国际市场占有率，推动金银花产业的发展；金银花品质评价与系统研究。从安全性、有效性、物质基础方面，在顶层设计的基础上，全面、系统、规范地开展相关研究，为做大做强金银花品牌提供严格、权威的基础科学数据。技术关键：（1）金银花等中药材规范化种植示范基地的建立及规范化种植标准操作规程的升级；（2）采收、产地初步加工、储藏中药材质量保证技术体系建立；（3）密切联系中药材研、产、供、销各个环节，开发非药品领域产品，构建和完善中药产业链；（4）中药饮片、中药提取物加工生产过程质量控制，标准操作规程与饮片、提取物质量标准制定；（5）中药材品质评价与系统研究。技术难点：（1）该项目涉及山东、河南、湖北、陕西4个省，在项目进行过程中如何进行有效地组织协调，如何实现资源、技术、市场等合理调配使用，是保证项目顺利进行和圆满完成的前提；（2）保健食品、新资源食品、保健饮料、化妆品、日用品、消毒剂、食品添加剂、中药农药、中药兽药、中药饲料添加剂等中药相关产品，从研制、文号批准到生产投入市场需要经过众多环节，在3年的时间内能否完成；（3）中药产业链的建立需要政府、企业、科研单位共同参与，企业要实现效益目标，政府如何在政策方面予以倾斜支持是项目目标实现的关键；（4）中药材品质评价新思维、新技术、新方法的导入需要在通用性和特殊性方面进行系统研究。

5.19 药物大品种改造升级关键技术

本节针对人民基本医疗保障的迫切需求，对医药产业发展有重要意义的大产品，选择市场需求量大、市场占有率高或增长潜力大、附加值高、对治疗疾病具有确切疗效的药物大品种，开展质量控制关键技术和优化生产工艺等研究，提高药物大品种的技术水平和质量标准，培育出符合社会需求的药物大品种和品牌产品。选择市场需求量大，市场占有率高，增长潜力大，附加值高，对治疗疾病具有确切疗效的药物大品种，开展质量控制关键技术和优化生产工艺等研究，提高技术水平和质量标准，培育出符合社会需求的药物大品种和品牌产品。研究内容为采用现代科学技术手段，进一步开展药物有效性和安全性研究，拓展药物新疗效，为药物的应用提供更为坚实的实验基础；开展先进药物制剂及相关关键技术研究，应用现代先进的剂型和释药系统，为市场提供先进制剂和产品；通过对药物的临床药理研究，科学系统地观察药物的临床效果和安全性；进行生产工程质量控制技术研究，重点是通过生产工艺的研究，提高药物生产的效率和质量，有效降低药物生产成本，扩大生产规模，保障市场需求。

大品种药物技术升级。重点针对重大疾病、呼吸道传染疾病，选择疗效好、市场空间大、附加值高、技术改造需求迫切的化学药、生物技术药物和经典中成药等大品种，通过加强技术研究开发、设备改造、生产工艺优化、生产管理科学化、吸纳国际先进技术等措施，进一步提高药品质量、疗效和安全性，降低能源消耗、废物排放及生产成本，做到环境友好生产，在国内甚至海外形成优势产业规模和竞争力。选择疗效好、需求量大、市场占有率高或增长潜力大、附加值高的药物大品种，实现技术提升和扩大生产能力，进一步提高药品质量、疗效和安全性，降低能源消耗、废物排放及生产成本，做到环境友好生产，为重大疾病防治提供疗效确切，毒副作用小，质优、价廉的新增销售额在亿元以上的药物品种，在国内甚至海外形成优势产业规模和竞争力。研究内容为重点针对重大疾病，选择市场空间大、技术改造需求迫切的化学药、生物技术药物和经典中成药等大品种，通过加强技术研究开发、设备改造、生产工艺优化与数字化、生产管理科学化、吸纳国际先进技术等措施，提高药品质量与标准，切实保证药物疗效和安全性，降低生产成本，在现有基础上，实现“产值、利税”双倍增加。

非专利药物大品种的国产化。选择作用显著，市场需求大，我国急需的非专利药物品种，结合我国人民的身体状况，对其有效性及安全性、质量控制及生产工艺等进行深入研究，培育若干个药物大品种。主要选择全球销售额和使用量领先而目前国内无法生产的非专利药物，或国内目前虽然能够生产但技术水平还比较落后的品种。重点解决国产化与提高生产技术水平等问题。

专利到期药物大品种技术再创新。中国是仿制药大国，据业内统计，在近 17 万个药品批文中 95% 以上都是仿制药。2018 年，仿制药占比超过 60% 。据统计，2018 ~2022 年将有 1590 亿美元的药品面临专利到期，对原药企业发展带来一定冲击，为仿制药提供发展机会[5-5]。因此，仿制药在未来相当长的一段时期仍占据重要地位。内容与目标：选择专利到期的、防治重大疾病需求量大、国内外市场年销售额大的国际品牌药物大品种，按照有关国际技术标准规范和质量等要求，进行生产工艺、质量标准、疗效和安全性的系统优化研究，达到或超过原研药的标准，获得新药证书，实现产业化。能够带动形成产业集聚，完善产业链配套，有利于做强、做大创新药物孵化基地、医药产业园区和优势产业集群。研制一批专利到期、临床需求重大、国内暂无产业化的药物大品种。经过技术创新，达到或超过原研药的标准，并获得新药证书，实现产业化。研究内容为通过引进消化吸收与再创新，进行生产工艺、质量标准、疗效和安全性的系统研究，按照有关国际标准规范和质量等要求，实现规模产业。

名优医药大品种培育。选择山东省有一定规模和市场前景的名优产品，化学药上年度销售额不低于 5 亿元，中成药、生物药不低于 2 亿元，利润率高于 20% ，通过加强技术研发、设备改造、工艺优化、生产管理科学化、吸纳国际先进技术等措施，进一步提高药品质量与技术标准，提高药品疗效，确保用药安全，降低使用成本，降低毒副作用，提高其市场竞争力及相关产业规模，实现“产值、利税”双倍增加，带动形成产业集聚，完善产业链配套。

5.20 生物医药产业集群培育

以创新药物孵化基地为主要依托，构筑化药、生物药、中药、海洋药、医疗器械和生物制造六大产业群，实现这些领域的迅速超越，在产品、技术、人才、平台方面打造山东省医药的高端品牌，保持山东省医药经济在国内的领先地位，加快由医药大省向医药强省的转变。重点支持海洋、糖类、天然药物等科研成果的转化，构建国内领先的特色转化平台，拉动建设济南、淄博、潍坊、烟台、菏泽、临沂等医药产业密集区、创新药物孵化基地，产业孵化基地生物医药工业销售收入年均增长30%以上，孵化中小型研发企业2000家以上（见图5－2）。

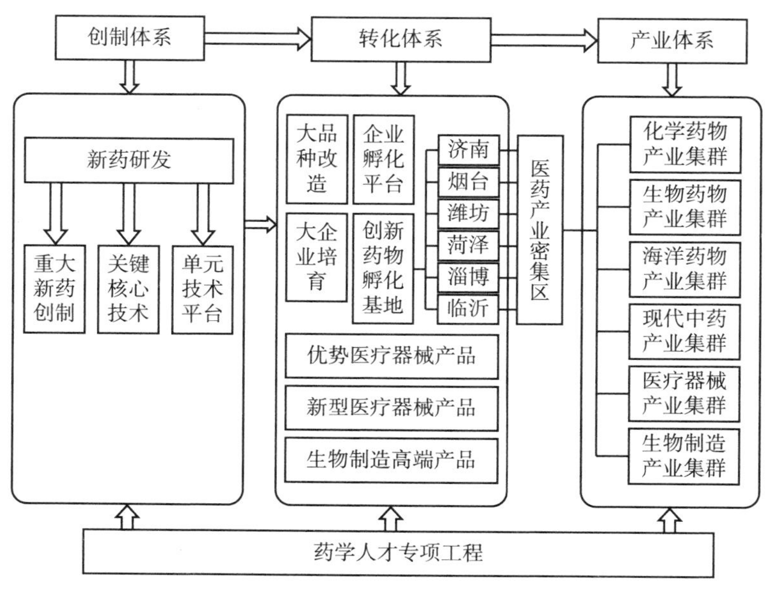

图5－2 山东省医药产业集群建设技术路线

5.20.1 化学药品产业集群

化学药品是山东省医药工业的主要产品，占全省医药工业的60%

以上。拥有齐鲁制药集团有限公司、瑞阳制药股份有限公司、鲁南制药集团有限公司、鲁抗药业股份有限公司、辰欣药业有限公司、罗欣药业有限公司、新华制药股份有限公司等一批国内知名的制药企业，近几年企业自主创新能力不断提升，解热镇痛类、抗感染类、心脑血管类、糖尿病类、抗肿瘤类等原料药及制剂产品走向规模化，产品技术含量得到进一步提升。针对市场占有率国内领先、具有规模优势的化学原料药，如解热镇痛药、抗生素类药物、精神病类药物、代谢疾病类药物等开展化学药的大品种改造，改进生产工艺，提升质量标准，降低生产成本，减少环境污染，开发新剂型。

5.20.2 生物技术药物产业集群

依托齐鲁制药集团有限公司、绿叶制药有限公司、鲁南制药集团有限公司、荣昌制药有限公司、泉港药业有限公司等企业，力争在生物技术药物高效表达、规模化制备等产业化关键技术方面取得突破，开发一批防治肿瘤、心血管疾病、自身免疫性疾病等重大疾病的抗体药物、多肽或蛋白药物等。利用国家糖工程技术研究中心及其产业化企业的优势，加快低分子肝素、硫酸软骨素、透明质酸等糖类药物的研发，拓展新的治疗领域和用途。

5.20.3 现代中药产业集群

拥有绿叶制药有限公司、东阿阿胶股份有限公司、荣昌制药有限公司、鲁南制药集团有限公司、沃华医药股份有限公司、宏济堂中药有限公司、润华药业公司、福胶集团有限公司等一批中药骨干企业，拥有一批全国知名的过亿元的中药大品种如阿胶、麦通纳、丹红注射液、稳心颗粒、心可舒片、肛泰系列、心通口服液等。加强山东道地药材资源的综合利用开发，在传统中药的基础上，利用现代生物学技术、分离纯化技术等开发现代中药，并建立国际认可的质量规范。加强山东省传统中药的二次开发，创制一批疗效确定质量可控剂型稳定服用方便的现代中药。

5.20.4　海洋药物产业集群

利用山东省在海洋药物研究方面的资源、人才、技术优势，完善海洋药源生物资源库，构建从海洋药用资源的开拓、先导化合物的发现与优化到创新药物开发的完整的技术链和创新平台。努力开发一批防治恶性肿瘤、心脑血管疾病、神经退行性疾病、糖尿病四大类重大疾病的特色药物，加快海洋药物的创制和产业化进程，提升山东省海洋新药的技术水平。

5.20.5　医疗器械产业集群

拥有威高集团有限公司、博科生物集团有限公司、山东省医疗器械研究院等。一次性使用无菌医疗器具类产品是山东省的优势，从整体规模、产品质量的整体品牌，到市场占有率均在全国的前列。如一次性使用输液器、注射器的产量为全国第一；消毒灭菌设备，生产加工技术在全国处于领先地位，产品约占全国市场份额的1/3。医疗设备方面，重点发展高端医用电子直线加速器、数字化放射治疗模拟机、影像引导放射治疗、术中放疗、核磁诊断设备等研究，开展医院感染控制系列技术与产品研究。研制小型化、智能化、自动化的医用电子仪如电子耳蜗等，积极引进海外高层次人才团队来鲁创业，引进跨国公司在山东建立基地和研发中心。

5.20.6　生物制造产业集群

拥有阜丰生物工程公司、鲁抗医药股份有限公司、齐鲁制药集团有限公司和一大批农业产业化龙头企业，重点发展有产业优势的发酵工程药物，例如抗生素、糖类药物与原料药等。

建立完善的生物医药创新体系，形成从基础研究到新药发现、再到药物开发和产业化的完整链条，在化学药物、生物药物、现代中药、海洋药物、医疗器械和生物制造领域突破一批关键技术，使研究标准和研究要求与国际接轨，不断获得重大创新药物，做大优势产品，培育龙头企业，力争到2049年形成70家具有国际化竞争发展能力、年产值超100亿元的生物医药企业集团，其中2家企业年产值超过1000亿元的超大型医药企业，全省医药行业主营业收入达到10000亿元。

参考文献

[5-1] 抗体药物偶联物．百度网站，https：//baike. baidu. com/item偶联药物/20789720. 2021-08-02.

[5-2] 姚雪静．抗体药物偶联物的研究进展 [J]. 中外医学研究，2020，18（12）.

[5-3] 碧水清心．抗体偶联药物（ADCs）的原理、影响因素及应用现状．https：//med. sina. com/article_detail_103_2_20558. html. 2017-02-20.

[5-4] 工业和信息化部产业发展促进中心和中国医药企业管理协会．中国制药工业智能制造白皮书2020版．http：//www. cpema. org/. 2020-08-31.

[5-5] 北京融中传媒科技有限公司．2020年中国生物医药行业发展报告．融中财经，https：//xw. qq. com/cmsid/20200731A0GXAZ00. 2021-07-31.

第6章　科研条件的优化与管理

医药科技创新活动离不开先进的医药科研条件，建立健全具有良好活动、能够服务社会的科研条件平台是推动医药研发的重要措施。山东省在加快建设医药科技创新体系过程中，非常重视医药科研平台的建设。组织编制了《山东国家综合性新药研发技术大平台“十二五”科研条件建设规划》[6-1]，构筑了新药研发科研服务平台，包括公共服务平台和13个单元技术平台建设，经过“十一五”到“十二五”的建设，均已建成投入使用，对支撑山东医药科技创新发挥了巨大作用。面对科技创新日新月异的新形势，这些平台在硬件上需要再优化，在服务体制上需要再改革。除此之外，山东省还依托高等学校、科研机构和医药企业组建了重点实验室、工程技术研究中心、企业技术中心、工程实验室、创新中心等医药研发平台，对统筹规划服务于医药创新体系建设具有重要意义。

6.1　医药领域国家工程技术研究中心

山东省共有医药领域工程技术研究中心22家，其中国家工程技术研究中心5家，占全国1/4强。省级工程技术研究中心17家，分布在医药企业、高等学校和科研机构（见表6-1）。其中国家工程技术研究中心情况如下。

表6－1　山东省国家级、省级工程技术研究中心（医药）名单

序号	中心名称	依托单位
1	国家海洋药物工程技术研究中心	青岛海洋大学、青岛华海制药厂
2	国家糖工程技术研究中心	山东大学、龙力集团
3	国家手性药物工程技术研究中心	山东鲁南制药股份有限公司
4	国家胶类中药工程技术研究中心	东阿阿胶股份有限公司
5	国家辅助生殖与优生工程技术研究中心	山东大学
6	省海洋生化工程技术研究中心	国家海洋局第一海洋研究所
7	省迪沙医药工程技术研究中心	威海迪沙药业有限公司
8	省溴系药物中间体工程技术研究中心	莱州市盐业集团有限责任公司
9	省医用高分子材料工程技术研究中心	山东高赛德科技发展股份有限公司
10	省干细胞工程技术研究中心	烟台毓璜顶医院
11	省天然药物工程技术研究中心	山东绿叶制药股份有限公司
12	省血栓病防治工程技术研究中心	省交通医院
13	山东省移植与组织工程技术研究中心	济南市中心医院
14	山东省生物医学材料及制品工程技术研究中心	山东省医疗器械研究所
15	山东省抗生素药物工程技术研究中心	山东鲁抗辰欣药业有限公司
16	山东省生化药物工程技术研究中心（更名：眼科药物，2007年）	山东省生物药物研究院
17	山东省阿胶工程技术研究中心	山东东阿阿胶股份有限公司
18	山东省生物疫苗工程技术研究中心	日照优力凯生物技术有限公司
19	山东省畜禽用蜂胶疫苗工程技术研究中心	山东省滨州畜牧兽医研究所
20	山东省中药标准化工程技术研究中心	山东大学药学院
21	山东省糖工程技术研究中心	山东大学
22	山东省精神药物工程技术研究中心	山东创新药物研发有限公司

资料来源：引自中华人民共和国科学技术部官网、山东省科学技术厅官网。

6.1.1 国家海洋药物工程技术研究中心

依托中国海洋大学药学院组建的国家海洋药物工程技术研究中心，位于青岛市中国海洋大学内，主要从事海洋生物活性物质提取分离的工程化技术、海洋天然产物化学改性及人工合成的工程化技术、海洋创新药物及生物功能制品的研发与推广。中心现有专职及兼职人员36人，其中高级职称21人，中级职称11人，中国工程院院士管华诗教授任中心主任。中心技术依托单位是中国海洋大学海洋药物教育部重点实验室、山东省糖科学与糖工程重点实验室、国家综合性新药研究开发技术大平台“山东省重大新药创制中心”先导化合物发现与优化单元技术平台。自2006年以来，主持、承担“863”计划、“重大新药创制”专项、公益性行业专项等国家级课题70余项，立项经费达9960余万元。中心现拥有三条现代化的工程化中试体系，即药用微藻大量生物培养、浓缩、收集的工程化技术体系；海洋生物活性物质提取分离的工程化技术体系；海洋天然产物化学改性及活性物质人工合成的工程化技术体系，形成了国内唯一的从海洋药源生物的培养→海洋生物活性物质的分离提取→海洋天然产物化学改性及活性物质人工合成的完整的海洋药物研究与开发的中试技术体系。中心自投入运行以来，先后有十多项上游单位的实验室成果在中心进行孵化、成熟并工程化；承担完成了4个国家一类候选新药（泼力沙滋、几丁糖酯、D－聚甘酯、971）的中试放大研究，不仅获得了临床研究需要的原料药，而且获得了中试放大必需的各项技术参数，成果达到国际领先水平。在海洋特征寡糖制备技术及应用开发方面，中心拥有15种具有自主知识产权的高活性、高产物特异性的多糖水解酶，目前已完成壳聚糖酶、褐藻胶降解酶的工程化研究，并形成了100kg级液态酶和1kg级固体酶的生产能力；形成了克级规模的寡糖标准品制备能力，制备四个系列（褐藻、红藻、绿藻、甲壳素寡糖）49个寡糖标准品及其他相关产品，可用于功能性食品的原料及药物前体研究。中心在重点进行海洋药物的工程化研究的同时，积极进行新产品的研发，与山东朝能生物科技有限公司合作，开发出海洋草本饮料拟在两年内形成较大的海洋饮品产业化规模，打造我国海洋饮品品牌，以不断提升海洋生物产业的影响力。中心的标志性成果主要有：

2009 年度国家技术发明一等奖——“海洋特征寡糖的制备技术（糖库构建）与应用开发”；完成在临床研究的具有自主知识产权的海洋糖类创新药物的工程化研究；中心与中国科学院上海药物研究所、上海绿谷制药有限公司合作研发的治疗阿尔茨海默病的海洋药物 971，已经被国家食品药品监督管理总局批准上市。

6.1.2 国家手性制药工程技术研究中心

依托鲁南制药集团股份有限公司组建，位于山东省临沂市费县鲁南医药科技园，主要从事手性制药、中试放大技术的研发与推广。建有手性合成、手性拆分、手性制药过程和质量控制、手性制药信息交流 4 个研发平台，以及手性拆分中试和特种反应中试 2 个基地。拥有固定人员 520 人、流动人员 80 人的研发团队。“中心”先后承担国家“十一五”科技支撑计划、“重大新药创制”国家科技重大专项课题、中小企业创新基金项目、山东省自主创新成果转化重大专项等项目 11 项，获得国拨经费 4373 万元。完成新产品、新技术开发 17 项，实现技术转让收入 3450 万元。完成成果转化与推广项目 34 项，技术服务收入 3758 万元。获得国家发明专利 35 项、国家发明专利受理通知书 68 项。获得国家科技进步二等奖 3 项、山东省科学技术进步一等奖 3 项。“中心”积极参与国际市场竞争，与美国 Keystone（磐石药业）公司进行了密切合作，有多个技术成果成功转化并已进入国际市场，出口创汇超过 1 亿美元。

6.1.3 国家胶类中药工程技术研究中心

依托山东东阿阿胶股份有限公司组建，位于山东省聊城市东阿县。该中心共设技术研发部、转化推广部、培训交流部等 5 个部门以及 9 个科室，中心主要开展胶类中药共性工程化研究，包括原料处理共性问题的现代化清洁生产、节能减排工艺改造、基于药效指纹图谱的全过程质量自动控制共性工程技术推广、胶类中药专用设备研发及推广、胶类中药质量标准鉴别技术应用转化与推广、原料资源可持续发展技术推广、新产品新剂型开发与应用推广。该中心先后承担国家“十二五”“重大新药创制”国家科技重大专项 5 项，国家“十一五”科技支撑计划 1

项、国家国际科技合作计划项目1项、国家自然科学基金项目1项、国家863项目1项、国家"十五"重大专项3项、国家"九五"科技攻关计划2项、国家火炬计划项目4项、国家级重点新产品5项、省部级项目8项。通过这些项目的承担和组织实施，使公司形成了良好的项目承担能力和组织管理机制。在胶类产品开发方面，已研究开发胶类中药48个，其中10个胶类中药的小试研究已取得突破性进展，6个胶类中药已完成中试研究，32个已实现产业化。

6.1.4　国家辅助生殖与优生工程技术研究中心

依托山东大学组建，位于山东省济南市，主要开展人类辅助生殖与优生技术研发应用和推广，旨在提高我国的生殖健康水平和人口出生质量。该中心为我国较早开展辅助生殖技术临床及科研工作的大型医疗机构之一，是国内首批通过卫生部技术准入的13家医疗机构之一。经20余年发展，已成为国内颇具影响的生殖医学临床、科研和人才培养基地，是国务院首批博士、硕士点，博士后流动站。该学科为国家重点学科、生殖内分泌教育部重点实验室、山东省生殖医学重点实验室。中心拥有工程化技术与研发人员212人，其中中国科学院院士1人，长江学者1人，入选"泰山学者"攀登计划1人，国家杰出青年基金获得者1人，国家"百千万人才工程"一、二层次1人，享受国务院特贴6人，山东省有突出贡献的中青年专家1人，高级职称41人，博士学位39人。中心拥有四个研发平台：辅助生殖新技术研发平台、优生综合技术研发平台、生殖障碍性疾病遗传学筛查和基因诊断研发平台和人类生育力储备和生殖相关疾病资源库。同时拥有设备和水平国内一流的临床基地—山东大学附属生殖医院，建筑面积11000余平方米，年门诊量20多万人次，实施辅助生殖助孕1万余次，成功率55%左右，达国际先进水平。近年来承担了35项国家级的研究课题，其中包括国家重大科学研究计划、"973"计划、国家"863"计划、国家科技支撑计划、国家杰出青年基金、国家自然科学基金、美国AHA基金、卫生部公益性行业科研专项等，项目总经费7000余万元。发表科研论文500余篇，SCI收录130余篇，论文引用达2000余次。其中2011年在Nature Genetics发表论文1篇，影响因子36.38。获得国家级科技进步二等奖2

项、国家技术发明三等奖1项、省部级一等奖4项。获得专利7项，其中发明专利2项。出版《人类生殖与辅助生殖》《人类辅助生殖实验技术》《多囊卵巢综合征——基础与临床》等学术专著20余部。主要创新性成果有：发现了多囊卵巢综合征和卵巢早衰的遗传病因，研究达国际先进水平；国际上首次建立了PCOS超声微创治疗术、优化未成熟卵体外成熟/受精-胚胎移植术（IVM/F-ET），有效解决PCOS患者的生育问题；国际上首次建立了“人类宫腔配子移植术（GIUT）”，诞生首例GIUT婴儿；主持制定了中国第一个“PCOS的诊断标准”，启动生殖医学临床诊疗的规范化进程；建立国内规模最大的人类生殖资源库。

6.1.5 国家糖工程技术研究中心

依托山东大学和山东龙力生物工程股份有限公司组建，位于济南市，主要从事糖的工业规模制备和利用、分析与评价技术的研发与推广。建有糖结构分析技术平台、糖功能分析技术平台、开放式糖物质资源库平台和糖信息资源库平台。拥有一支以千人计划、长江学者、国家杰出青年为学术带头人，以及涵盖糖生物学、糖化学、核磁糖结构分析、生物大分子质谱研究、糖组学研究、药物筛选等研究领域的高水平人才队伍。拥有总值约6000万元的仪器设备，实验条件先进；建设了功能糖孵化器、发酵及分离中试、化学转化中试、微生物多糖发酵中试生产线以及生物炼制法生产纤维乙醇示范工程。自2007年以来，围绕糖工程关键技术的开发和技术集成，先后承担863计划、973计划、“十一五”科技支撑计划、国家重大科技专项“重大新药创制”、国家重大产业技术开发专项、国家自然科学基金等国家、省部级课题90余项，其中国家“973”计划2项，国家“863”计划4项，国家科技支撑计划1项，国家重大新药创制2项，国家自然科学基金36项，在*Nature Chemical Biology*，*Nature Reviews*，PNAS等国际著名期刊发表SCI论文79篇，申请国家专利150项，其中发明专利112项，授权专利73项，其中发明专利37项，建立了糖生物学工具酶筛选鉴定、糖及糖缀合物的化学酶法合成、微生物多糖发酵制备、天然多糖制备、高效分离纯化、糖结构分析及糖功能分析等一系列核心技术。

6.2 指导思想与优化目标

在马克思列宁主义、毛泽东思想、邓小平理论、“三个代表”重要思想、科学发展观、习近平新时代中国特色社会主义思想指导下，坚持科技自立自强，坚持医药发展服务人民健康，以全面支撑山东医药科技创新能力建设和完善山东省医药产业创新体系为总目标，围绕加快建设国家综合性新药研发技术大平台、国家创新药物孵化基地的科研条件，继续完善十三个单元技术平台的科研条件，优化布局科研条件资源的配置，构建“高效、开放、合作、共享、互利”的平台管理体制和运行机制，融入山东省生物医药产业链和创新链协同发展，为建设高水平的山东省医药科技创新体系和促进医药产业做大做强提供科技支撑。

6.3 科研条件优化的基本原则

国际先进，突出特色的原则。加快建设国际先进水平的医药科研平台，围绕生物药物、原料药、海洋药物等能够形成山东特色的技术平台优化配置科研仪器设备，达到能够参加国际合作、参与国际竞争的要求。同时，注重在引进超大型医药企业在山东设置研发机构方面，切实采取有力措施予以推动并尽快见到实效。

突出重点，配套完整的原则。突出科研物理空间建设，突出公共服务平台建设，突出能够形成山东特色的单元技术平台建设，优先配置山东省医药产业发展过程中关键的、急需的科研设备与基础设施资源、人力资源，增加投入强度，建成国家先进水平的、配套完整的科研条件基础设施。

服务产业，服务人才的原则。科研条件建设不仅包括科研基础设备“硬”条件建设，还包括科研管理与运行“软”条件建设，改革科研条件平台服务机制，围绕服务医药产业发展，按照科技人才需求和企业的需求完善技术平台，配置必需的科研仪器设备。通过系统集成各种科研条件等创新资源，优化现有医药科技创新的科研条件支撑体系，集成核心区的软硬条件资源，建立健全科学高效的运行机制和管理制度。

政府主导，齐抓共建的原则。国家科技行政部门、卫生行政部门和地方政府应当在山东省医药科技公共资源配置中发挥主导作用，要充分调动各个参建单位的积极性，发挥区域内高等院校、科研院所、医药企业等各参建单位的建设主体作用，充分利用创新联盟、创新创业共同体等产学研融合模式，整合包括工程技术研究中心、重点实验室、创新中心等在内的各种社会科研资源，协同发展，共同推动山东省重大新药创制平台中心区的科研条件建设实施。

6.4 建设目标

完成科研基础设施的规范化建设任务，合理实施科研仪器设备的选型与配置计划，满足单元技术平台的功能需求，构筑集聚医药创新资源要素的软硬结合的科研条件平台，通过“三大运行管理机制”和“七大平台重点工作任务”建设，综合集成核心区的软硬件资源，打造国内先进、国际先进水平的科研条件平台。

6.4.1 硬条件建设目标

规范建设国家综合性新药研发技术大平台中心区科研基础设施，建成服务全省的大型公共科研服务平台；

完成一批技术先进的科研仪器装备购置安装和功能完备的配套设施建设；

建成并投入运营固体制剂、注射剂、外用、胶囊四条中试生产线；

实施新药创制生产过程的工艺流程项目；

建设新药创制资源库（包括糖资源等生物资源库和化合物库）；

建设山东省新药创新中心、省级重点实验室，策划建设1个重大新药创制山东省实验室；

建立健全利用济南国家超算中心筛选新药的软件系统，引进相关科研人员，完善医药产业、科技文献资源数据库，建成山东省医药科技信息资源综合服务平台。

6.4.2　软环境建设目标

改革公共医药科研服务平台的管理体制和运行机制，使之更加符合医药创新的需要、更加符合医药科研人员的需要；

建立固定编制与流动编制相结合的高端人才与创新团队的岗位管理制度，建立健全引进人才、培养人才、流动人才的体制机制；

建立山东省新药创制知识产权管理系统；

建立医药科技成果评价体系；

建立医药科研条件的动态监测评估体系。

6.5　单元技术平台科研条件的优化提升

6.5.1　先导化合物发现与优化单元技术平台

以科技自立自强为理念，按照研究开发具有自主知识产权成果的要求，继续建设药用海洋生物、动物、植物、微生物等生物资源库，继续建设合成化合物库、天然化合物库、糖库等化合物库，发现一批候选药物和先导化合物。通过优势资源的优化配置、整合集成，完善活性化合物提取分离与结构测定技术体系、药物的合理设计与先导结构优化技术体系、活性天然产物生物转化技术体系和先导化合物规模化制备技术体系，建成科研条件优良先进、功能齐全完备，具有国际先进水平的先导化合物发现与优化单元技术平台。

6.5.2　新药筛选单元技术平台

在基于发现新功能基因及药物新靶标或根据酶、受体和离子通道等的不同特性，在分子水平、细胞水平和动物水平建立系列高效、快速、重现性好的药物筛选模型。在技术上，则以创建、自建或引进先进的药物筛选模型为基础，发展和完善以分子和细胞水平的药物筛选模型为初筛方法，以组织、器官和整体动物水平筛选模型为复筛的药物筛选体系，逐渐在恶性肿瘤的靶点发现、心脑血管疾病基因和蛋白靶点研究方面形成特色，最终建设成为条件配套完整、功能齐全、技术手段先进的药物筛选平台，逐渐成为国内一流、世界水平的新药筛选中心。建设成为国内一流、世界水平的筛选实验室，在分子水平、细胞水平和动物水平方面实现一条龙的筛选模式。

6.5.3　临床前药物代谢动力学单元技术平台

建成符合国际标准、国内领先的能够解决创新药物研究中药物代谢动力学研究与评价的先进技术、高灵敏性的生物大分子药物代谢分析等关键技术的模型和方法；制定与国际接轨的药物代谢动力学研究技术规范；建立适合中药特点的中药药代动力学的技术与方法。建成的新药临床前药代动力学单元技术平台具备每年能够完成 20 个以上新药临床前药物代谢动力学评价与研究的能力。开展全方位的临床前药物代谢动力学技术平台研究与建设工作，建立符合国际标准、具有国际先进水平的临床前药物代动力学研究技术平台。

6.5.4　药物分析与质量控制技术单元平台

建立准确、灵敏、精密、快速的药品测定方法，形成重复性好、自动化、最优化、智能化药物质量控制体系；建立由药物的鉴别、检查、含量测定、稳定性考察组成的技术体系；建立国际认可的质量标准、检定方法和标准品，全面提升我国药品质量及质量标准；建立基本与国际水平相一致的质量控制技术平台。通过实验室计量认证和国家实验室认可，与发达国家实行双边或多边互认。

6.5.5　新制剂与新释药单元技术平台

根据新药临床前指导原则，建立完善的、符合国际标准、功能齐全的新药药物制剂临床前研究体系。使释药单元技术平台具备为新药药物制剂研究、稳定性研究等新药临床前相关药学研究工作提供技术服务的条件和能力。针对我国新药开发的特点，研究建立中药新型长效、缓释给药系统如微丸的制备技术。建立药物制剂中试线或中试基地，加速新型药物制剂的产业化。提高山东省乃至我国的新制剂技术水平，研发具有较高技术水平和质量水平的创新药物制剂新产品，同时平台公共服务能力达到发达国家水平。

6.5.6　医药生产工艺单元技术平台

以实验室初始研究工艺为依据，通过数字技术进行工艺设计，研究适合工业自动化生产的新药生产工艺研究，主要围绕生物技术药物生产工艺研究、化学药物生产工艺研究、微生物药物工艺研究和天然药物生产工艺研究四个方面，为新药的工业自动化规模生产建立可行、高效的工艺过程。

6.5.7　中试产业化平台

按照国家GMP要求，建立规范的、具有国际先进水平的中试生产线，包括固体制剂生产线、液体制剂生产线、外用制剂生产线、软胶囊生产线和注射制剂生产线，为规模化生产提供可靠的工艺路线。

6.5.8　药物安全评价单元技术平台

完善药物安全性评价体系，建立国际认可的GLP安全评价与管理系统；构建不同品系的实验动物的基础背景数据库，解决我国缺乏完整的动物背景数据积累的现状。建立和完善包括非人灵长类在内的不同品系实验动物背景数据库。

6.5.9　数据集成与信息服务单元技术平台

整合提升承担单位的现有新药研发的信息化资源和数据挖掘、文本挖掘、知识发现及信息系统开发的能力，建设完善的数据集成与信息服务技术平台。将山东省建设成为新药研发文献、情报的集散地，成为支撑新药研发的文献资源共享平台、情报资源共享平台、决策支撑平台，为整个新药创制重大专项的实施搭建一个平台范围内部的信息交流平台，能够面向管、产、学、研提供一站式信息和服务。

6.5.10 药效学评价单元技术平台

按照创新药物研究开发的标准，建立包含药效、安全性评价、致病基因与药物发现新靶点、药物发现与快速筛选、药物制剂的综合性平台，建成后能够保障创新药物临床前的系统研究，重点领域达国际先进水平，总体指标达到国内领先水平。力争使单元技术平台能够满足系统规范地开展新药临床前药效评价的需求，努力建成与国际接轨的药效学评价技术体系。完成8~10个新药的药效学评价研究工作，引进成熟先进的相关实验模型和技术，研究建立新的疾病动物模型，完善和建立以心脑血管疾病、恶性肿瘤、代谢性疾病为主的疾病动物模型和药效评价方法；制定与国际接轨的管理规范和技术规范，完善药效学评价标准和实验操作规程。

6.5.11 中药创新药物研究单元技术平台

通过着重推进7个单元技术子平台建设（饮片炮制技术、提取分离纯化技术、分析测试技术、药效研究技术、制剂研究技术、有效方剂临床发现技术及中药临床评价技术），构建起与国际规范接轨的特色优势显著的综合性中药创新药物研发单元技术平台，打造一支整体学术水平和科技创新能力居国内领先水平的研究团队，推出具有自主知识产权的新药，充分满足我国医药科技创新发展需要，提升我国新药产业化水平。

6.5.12 医药企业孵化技术服务平台

将济南市、潍坊市、烟台市三个医药企业孵化平台建设成为国内著名的创新药物研发及转化中心、重要的创新药物制造基地和药品集散地，为济南市、潍坊市、烟台市、菏泽市、临沂市、淄博市等医药产业密集区的创新发展提供技术服务，减少重复建设和重复投资。

6.5.13 医药智能制造服务技术平台

完善生物信息平台，加快药物研究开发数字化应用，全面布局医药智能制造技术体系，为医药企事业在医药生产数字化、智能化提供技术服务和后台支撑。本平台以实验室初始研究工艺为依据，利用人工智能技术，通过工艺设计，研究适合工业自动化智能化生产的新药生产工艺，重点是生物技术药物智能化生产工艺研究、化学药物智能化生产工艺研究等。

6.6 科研条件建设的技术路线

6.6.1 平台科研条件建设的实施路线

根据科研条件建设预算，通过科研仪器设备的招投标等公开方式，与科研仪器设备供应商签订购置合同。进行部分科研设备的购置安装及配套设施的配置工作。根据合同继续接受供应商交付的科研仪器设备，同时进行新设备的购置工作。继续完善现有科研平台建设规划并依据修订的科研条件建设规划，通过招标等方式，进行科研场所装修改造升级，争取整个科研平台体系都投入使用。根据平台科研条件规划，建立科研仪器设备使用培训机制，使科研人员持培训证上岗操作，对大型精密科研仪器设备配备专业仪器设备维护管理人员，指导科技工作者使用。平台运营人员经过培训，平台正式投入使用。力争两年内所有科研条件平台建成并投入科研工作中去。各个单元技术平台的科研仪器、实验场所改造、平台运营制度与管理流程基本建立健全。根据国家综合性新药研发技术大平台和国家创新药物孵化基地建设发展的实际需要，依据建设过程和前沿技术发展，及时调整，合理购置科研仪器设备，进一步推进大平台的科研条件建设工作。

6.6.2 科研平台科研条件建设技术路线

集中资金优先完善先导化合物发现与优化、临床前药物代谢动力学、药物分析与质量控制、新药筛选、新制剂与新释药系统、医药企业孵化技术服务平台等单元技术平台。加强对医药智能制造服务技术平台、新药生产工艺研究单元技术平台、中试产业化单元技术平台等单元技术平台建设的资金、人力资源等的投入。其中中试产业化单元平台重点建设固体制剂、液体制剂、外用制剂和软胶囊中试生产线；新药生产工艺平台重点考虑合成药物工艺和天然药物提取工艺等的工艺研究。在集中完善的五个单元平台中，由于临床前药物代谢动力学单元技术平台，先导化合物筛选、新药筛选、药物分析和新制剂和新释药系统平台建设已经相对完善，因此重点建设医药智能制造与信息服务单元技术平台。

6.7 保障措施

6.7.1 加强组织协调，高标准推进科研条件建设

进一步理顺现有平台管理体制，切实提高各级行政领导机构主要负责人的重视程度，加强济南国家高新技术产业开发区管理委员会与山东省重大新药平台建设协调小组的协调与配合，完善政府联动机制，制定优惠政策，协调解决科研条件建设过程中出现的重大问题。强化各单元技术平台科研条件建设的组织协调和监督管理，全面完成规划制定的各项目标和任务。继续发挥专家咨询委员会的作用，同时聘请国内外顶尖相关专业人才，按照国家“重大新药创制”重大科技专项的要求，为各平台科研条件建设提供权威指导、诊断和论证，高标准推进科研条件建设。

加强各部门、地方之间的协调，及时沟通信息，积极推动平台参建单位的建设主体作用，积极调动各参建单位的工作积极性，把山东大

学、省药科院、省医科院、省中医药研究院等平台参建单位与中心区科研条件建设有机结合起来，坚持“存量”提升，“增量”聚集的原则，凸显糖类药物和海洋药物特色，发动全社会资源参与科研条件建设，共同促进科研条件发展，支撑山东省药物创新与服务。

6.7.2　加大投入和经费管理力度，保障建设配套资金落实

按照高标准推进科研条件建设的要求，积极促使各级政府财政部门酌情加大中心区科研条件建设的投入。支持各单元平台建设成员积极申请各级、各项科研经费和横向研究经费，同时各参建单位也要加大自身资金投入力度，设立专项资金，不断完善平台的科研条件。充分发挥政府资金的引导作用，吸引更多的社会资金参与加快平台建设，大力支持山东省科研院所、高等学校中基础较好、有较好发展前景的重要学科领域、重点实验室、分析测试中心等不断完善科研条件建设，进一步发挥其设备、人才资源优势，参与到中心区科研条件建设中来。

编制和发布相应专项资金的管理办法，使经费管理纳入科学规范的轨道，建立科学公正的项目招投标制度、科技评估制度和财务监管体系，切实保障科研条件建设配套资金落实与合理使用。

6.7.3　完善优惠政策和配套措施，切实提供政策落实保障

用足用好国家和山东省已经出台的鼓励创新人才引进、企业创新创业、科技服务机构发展等若干政策，积极申请山东省科技厅、发改委、经信委等各部门相关科技项目、基本建设项目、技术改造项目。针对平台相对集中，并继续在政府采购、科技成果转化、科技人才吸引、投融资、知识产权管理等方面出台鼓励平台发展和平台科研条件建设的优惠政策和配套措施，全面提升平台科研条件的利用水平，全力推动山东省医药产业创新与跨越发展。

针对各平台的特点，研究制订和完善符合社会主义市场经济体制、有利于科研条件发展的创新的政策法规保障体系，规范科研条件投入、建设、管理和使用等相关的行为，使科研条件的发展与投入、机构与队伍、科技人员地位与作用等得到合理的保护和支持。结合平台建设和运

行需要，参照国家相关规章，制订相应的技术服务标准和规范等。

6.7.4 不断完善平台管理体制，持续优化平台运行机制

进一步解放思想，坚持“开放、共享”的原则，以敢为人先的气魄不断创新平台科研条件的管理和运行机制，建设国内一流的医药科技支撑科研条件和公共服务平台。持续完善平台及科研条件管理，强化管理部门与业务指导部门的协调配合，共同加大对平台科研条件建设的支持力度，为平台发展提供良好的环境。

加强平台的制度化建设，明晰科研条件所有者、使用者和管理者之间的关系，明确各方的权利和义务，确定科研条件共享的原则、对象与范围、服务模式，做到科研条件运行与管理有章可循，制订年度总结报告制度，突出其日常管理的重要作用。完善各平台内工作人员岗位责任制与目标责任制评价考核相结合的人才动态聘用与管理机制。

促进各单元平台之间的相互交流，总结经验，及时发现并共同解决科研条件建设和运行过程中出现的新问题。把平台科研条件建设与项目实施有机地结合起来，建立完善成果转化激励机制，建立健全知识产权共享与保护机制，建立各单元平台之间、平台内研究项目之间、产学研用之间紧密的衔接和有效集成机制，完善实行首席专家负责制，充分发挥技术创新联盟的作用，充分发挥山东科研院校、龙头企业的技术、基础设施优势，最大限度地发挥平台科研条件的资源效益。

6.7.5 集聚高端专家人才，加快创新团队建设

坚持以人为本，促进项目、平台和人才的有机结合，为平台搭建高素质的创新人才队伍，培育创新团队。以平台拥有的科研条件为依托，以省内高校、研究机构和大型企业为主体，开展生命科学与技术人才培养基地、生物医药产业高级人才基地建设，加快培养具有国际视野和水平的高端医药创新人才和创新团队。

实行导向性支持，在有关科技计划中为平台创新团队开设一定比例的指南方向，条件成熟时实行项目委托管理制。将优秀团队的建设情况作为平台科研条件承担任务、考核评估、项目验收的主要依据之一，引

导平台注重优秀人才、创新团队的建设。积极申报国家“千人计划”、山东省“万人计划”和济南市“5150”计划，吸引和凝聚国内外高层次人才和创新团队，实现人才引进的国际化，促进人才流动的良性循环，使学科建设、科研条件、创新团队、杰出人才、创新项目等组成的创新支撑链成龙配套、良性互动，提高平台效率。

鼓励海外高层次留学人才在平台内创办生物医药企业。实行开放式的工作机制，制定平台科研条件使用的优惠政策，鼓励商业集团、重点大学、省属科研院所公开向海内外招聘高层次生物技术人才，鼓励国内外高水平医药创新人才团队来鲁创业、合作研究、入驻工作。认真落实“泰山学者—药学特聘专家”专项建设工程承诺的资金、团队建设、仪器装备等配套政策，优化泰山学者团队发展条件。

6.7.6 建立健全全方位的合作体系，深化合作开放程度

鼓励和支持各参建单位要打破部门观念、单位观念、地域观念，积极与还未参与平台建设的省内外著名科研机构和高等学校以及龙头企业加强在设备、人才、项目等方面的合作，因地制宜建立具体的合作开放制度，为社会创新提供优质服务。所有单元平台的设备，包括示范企业的设备都要列入共享目录，制定专门的管理办法，制定共享政策，充分利用现代信息技术手段，提高大型科研仪器设备的利用率，最大限度地发挥资源效益。

发展与完善科技成果转化网络，提高成果的信息化程度和显示度，构建成果网上技术交流和成果网上交易平台，形成社会化、网络化技术服务体系。充分利用国际基础数据、科技信息、科技设施等可共享资源，加强国内外合作研究，增进国际学术交流，探索合作的新形式，建成既对区域内也对区域外开放，既对国内也对国外开放，既对药学也对医学、生物学、化学等学科开放，既对研究机构也对产业开放的全方位开放体系，提高科研条件相关技术的学术和应用水平。

6.7.7 建立科学全面的考核机制，推动平台建设可持续发展

按照职责明确、评价科学、动态管理的原则，完善和健全平台科研

条件建设与运行绩效考核机制。逐步委托有资质的专业评估机构负责评估工作。坚持鼓励创新、鼓励学科交叉和人才培养、鼓励开放和资源共享的原则，针对不同类型的平台，从研究成果、制度创新、人才培养、共享服务、成果转化等方面建立科学、可行的评估体系。建立平时考核与定期评估相结合的评估机制，实行年度统计与定期评估的考核评估办法，逐步实现平台发展目标、经费投入与科研条件建设运行绩效挂钩，确保资金的高效使用。建立动态激励机制，对评估为优秀的平台予以表彰与重点资助。并分领域聘请有经验的、有信誉的国内外知名专家，建立高素质的评估专家队伍，逐步建成领域专家和管理专家相结合的职业评估机制。

参考文献

[6-1] 翟鲁宁，徐茂波，孙伟，赵友春等. 山东国家综合性新药研发技术大平台“十二五”科研条件建设规划 [M]. 中国科学技术文献出版社，2011 年 4 月.

第7章　培育引进医药科技人才的实践与路径研究

医药科技创新人才问题是各省份普遍存在的问题，比较来看，北京、上海、湖北、陕西、辽宁、江苏等省份由于高等学校、科研机构、创新型医药企业较多，聚集的人才也相对多，而作为医药生产大省的山东省，医院科技创新人才的数量与质量都不能满足建立健全医药创新体系的需求。山东省医药创新人才的主要问题是：人才数量少，高端人才更少，高等学校里山东大学药学院、中国海洋大学药学院还有全日制在职的药学院士、长江学者。他们面临被挖走的可能性，有的在省内互挖，有的被外省引进。例如，中国海洋大学药学院有一位专家，被中国科学院上海药物研究所挖走，在上海药物研究所研发出国家一类创新药物。再如，山东省药学科学院院长被山东大学糖工程国家工程技术研究中心挖走。人才流动在全国来看是激活人才的有效措施，具体到一个单位就可能是个问题。仅就山东省来说，看得见的还是高端人才离开山东的多。全额拨款公益型事业法人省级独立科研院所在山东省已经没有了，他们或者科教融合并入高等学校，或者转制为企业。自收自支的还有山东省药学科学院，隶属于山东省商业集团，一家非医药专业大型企业。发达国家还有独立科研机构，专家们一般看法，独立科研机构在推动医药科技创新和医药经济发展的作用具有不可替代性，对涵养高端医药科技人才的作用不可或缺。在医药企业集聚科技人才方面，齐鲁制药集团、荣昌制药公司、烟台绿叶制药公司、鲁南制药集团相对较好，但在国内领先的也仅有“重大新药创制”国家科技重大专项专家组成员、荣昌制药公司房建民博士等少数团队。还有很多医药企业没有研发机构或科研活动，例如2018年，山东省规模以上医药企业716家，从业人员23.9万人[7-1]，企业设有研发机构306个，研发机构科技人员16320

人，仅占医药企业从业人员数的6.83%。其中博士713人、硕士5683人[7-2]。按照高新技术企业认定标准，高新技术企业从事科研活动人员数量须占职工总数的10%以上。对比这个要求，山东医药企业需要的科技人员数量还处于任重道远阶段。

7.1 山东省壮大医药科技创新人才的实践

利用“泰山学者”这一人才品牌的影响力和辐射力，组织实施“泰山学者—药学特聘专家”专项建设工程，是认真贯彻落实全国和全省人才工作会议精神的实际步骤，也是山东省加快引进和培养高层次医药创新人才、推进包括国家新药研发大平台建设在内的医药创新体系建设的一项重要举措，意义重大而深远。当年，山东省科学技术厅社会发展处主动向省委组织部人才处汇报，建议利用科技三项缴费弥补省委组织部人才经费不足问题，很快达成共识并得到省委组织部领导、省科技厅领导的支持，同时得到了当时分管人才、分管科技省领导的支持，经山东省人才工作领导小组批准，组织实施了“泰山学者—药学特聘专家”专项建设工程，在国内外产生了较大影响，对山东省引进高端医药科技创新人员起到了很大的推动作用，强化了医药企业的人才意识。

7.1.1 实施“泰山学者—药学特聘专家”专项建设工程的重大意义

实施“泰山学者—药学特聘专家”专项建设工程，是加快建设医药科技强省建设的现实需要。医药行业是国际上公认的高技术产业，具有人才密集、研发投入高、利润率高等特点。山东省是医药大省，从2006~2009年，山东省医药工业销售收入保持了年均22.2%的增幅。2009年全省医药工业销售额达到1310.14亿元、利润128.07亿元、纳税185.87亿元，分别比上年增长26.43%、22.2%和24.13%，医药行业主要经济指标连续六年位居全国第一，医药产业已经成为山东省最具活力的产业，涌现出一批创新能力强、产业带动明显的骨干企业。但是，我们也要充分认识到山东省的医药产业还存在不少问题和不足：一是医药产业“大而不强”，企业多而散，规模偏小，综合竞争力不强。目前，山东省医药生产企业达到600 余家，但“旗舰式”千亿元、百亿元规模的大企业和国家级医药研发机构较少，承担国家医药科研任务的能力弱；二是原料药和传统化药产量大，缺乏具有自主知识产权的新药大药，国外制药企业仅凭借少数的“重磅炸弹”级药物——年销售额超过 10 亿美元的品牌药，就占据了我国医药市场的半壁江山；三是缺乏国家级领军人物，重大新药创制能力弱。目前，在“重大新药创制”国家科技重大专项总体专家组和“十一五、十二五”“重大新药创制”规划编制组中都没有山东省的专家。山东省列入“十二五”国家重大新药创制专项的项目中，传统化学药大品种药改造项目占了全国的 19%，而新药入围项目只占 4%。同时，山东省一些优秀医药科研成果和人才流向了其他省份，这些问题极大地制约和影响了山东省建设医药科技强省建设。实施泰山学者—药学特聘专家专项建设工程为我们引进医药领军人物，加快高层次人才的培养，加快推进医药科技强省建设提供了机遇。

实施“泰山学者—药学特聘专家”专项建设工程，是为培育新医药战略性新兴产业提供人才支撑的重要途径。大力引进海内外医药高层次人才，是加快医药产业转方式，调结构，推动科学发展，加快培育新医药为战略性新兴产业的战略举措。2009 年，山东省人民政府出台了《关于促进新医药加快发展的若干政策》，其中积极引进海内外高层次人才来鲁创新创业是重要的保障措施，确保新医药产业成为山东省新兴产业的一个重要增长点。有了政策支持和保障，下一步需要我们充分利用好“泰山学者”这个国内外有影响的品牌，更加积极主动地吸引国内外优秀医药科技人才，汇聚具有国际竞争力的优秀创新团队，激发调动各级党委、政府、医药科研单位和企业高度重视人才工作，加快形成具有显著特色、优势明显的研发方向，多开发出具有自主知识产权的创新药物，为实现山东省医药产业跨越发展提供强力的科技支撑。

实施“泰山学者—药学特聘专家”专项建设工程，是适应激烈人才竞争形势的必然选择。当今世界，人才是第一资源的思想在世界各国已形成广泛共识，加快人才发展也成为各国在激烈国际竞争中抢占发展主动权的重大战略选择。世界各国相继出台有效措施，加快人才的引进和培养步伐。从国际上看：奥巴马政府加紧实施《加强21世纪美国竞争力法》，计划3年内每年从海外吸收19.5万名科技人才；韩国实施WCU计划，锁定了来自海外284名顶尖学者，未来5年将为他们提供8300亿韩元的资助；德国投入巨资培养青年人才，在发生金融危机情况下还将政府奖学金数额从2008年的1.132亿欧元增加到1.323亿欧元。从国内看：各省份也都在采取非常措施，广揽各类人才。广东省面向海内外引进首批创新科研团队、领军人才，“人类病毒学研究团队”等12个团队和包括诺贝尔奖得主在内的15人入选首批创新科研团队和领军人才，12个团队将获得800万~1000万元的科研工作经费资助，15名领军人才将一次性给予每人500万元科研工作经费和100万元（税后）住房补贴。江苏省开始实施“江苏省高层次创新创业人才引进计划”，每年向海内外引进高层次创新创业人才或团队，一次性给予每人100万元的资金支持；对引进的创新团队给予3000万元的资金扶持。天津设立年度2亿元的领军人才专项资金，凡经过认定的生物医药创业领军人才，由专项资金给予200万元项目资助和100万元安家补贴，进而引进了一批高水平的研发团队，吸引和扶持了一批具有自主知识产权及国际竞争力的生物医药产品研发与产业化项目。北京制定了一系列引才、聚才措施，建立了10个海外高层次人才创新创业基地，营造了良好的人才环境。相比这些省份，我们在引才上有许多不利条件，若不抢抓机遇，会进一步拉开差距。在全省人才工作会议上，时任山东省委书记姜异康和时任省长姜大明同志作了重要讲话，对山东省人才工作进行了全面部署，要求全省各级要牢固树立人才资源是第一资源的思想，进一步提高对人才工作重要性的认识，切实履行党管人才职责，不断完善政策体系，拓宽人才培养渠道，强化平台载体建设，加强和改进人才服务工作，努力开创山东省人才工作新局面。山东省人才工作会议，吹响了加快推进山东省人才工作的冲锋号，拉开了山东省新时期加强人才建设的序幕。这次依托山东国家综合性新药研发技术大平台和国家创新药物孵化基地建设，实施“泰山学者—药学特聘专家”专项建设工程，是落实山东省人才工作会议精神的一个具体行动，必将加速引进医药高层次人才，进一步优化和改善山东省医药人才结构。因此，我们一定要增强机遇意识，进一步增强组织实施好这项工程的责任感、紧迫感和自觉性，以战略的眼光、创新的思维，更加积极主动地做好引进人才工作，抓紧引进急需紧缺的高层次人才，提升山东省医药行业自主创新能力。夯实“项目、基地、人才”三个环节，积极构筑国家新药科技成果转化体系。

7.1.2　以人才团队建设为根本，提升山东省医药科技创新水平

组织实施“泰山学者—药学特聘专家”专项建设工程，加强高端人才建设。为加强新药研发大平台和孵化基地人才团队建设，省委组织部、省科技厅联合启动的“泰山学者—药学特聘专家”专项建设工程，受到了国内外医药界的关注和赞赏，接待了部分外省、外国医药科研人员来山东省咨询申报事宜。2010 年 7 月 21 日省政府在济南召开了山东省“泰山学者—药学特聘专家”专项建设工程启动会。时任副省长李兆前同志在会上指出，“泰山学者—药学特聘专家”专项建设工程的组织实施，是认真贯彻落实全国和全省人才工作会议精神、加快引进和培养高层次医药创新人才的一项重要举措，是推进“国家新药研发大平台”建设的关键环节和重要保障。

根据“实施方案”，山东省科学技术厅配套印发了《山东省“泰山学者—药学特聘专家”专项建设工程实施细则（试行）》和《国家综合性新药研究开发技术大平台（山东）单元技术平台认定管理办法》，对引进医药科技人才发挥了重要作用。

7.1.3　以项目为纽带，加强基地和人才队伍建设

7.1.3.1　组织实施“山东省重大新药产值、利税双倍增长科技示范工程”，以项目为纽带促进新药研发基地和人才团队建设

为进一步贯彻落实山东省委、山东省人民政府确定的加快培育新医药产业的决定，争取承担更多国家新药创制任务，山东省科技厅会同山东省财政厅，在山东省自主创新成果转化重大专项中拿出 3000 多万元

专项资金，组织实施“山东省重大新药产值、利税双倍增科技示范工程”，在全省公开招标，共有12个企业中标，其中11个为“国家新药研发大平台产业化示范企业”。该工程是具体落实省领导关于集中财力支持新药大平台的具体举措，优先支持示范企业和“国家新药大平台”单元技术平台联合开展的新药研究和产业化开发项目，努力创新培育医药大品种，期望通过三五年的培育，依靠科技创新，实现10个以上医药大企业或大品种的产值、利税在2009年基础上实现产值、利税双倍增长。

7.1.3.2 积极争取“重大新药创制”国家科技重大专项支持，在国家新药研发大平台和国家创新药物孵化基地凝聚了一批医药科研成果和人才

各国家新药研发大平台和孵化基地共获得国家重大新药创制科技专项支持项目39项，争取到国拨经费3亿元。其中国家创新药物孵化基地1.1亿元，国家综合性新药研发技术大平台建设（一期）3890万元。12个单元技术平台和15个产业化示范企业承担37项国家专项新药研发和技术提升任务，获得国拨经费1.5亿元。一批科研人员用项目凝聚在新药研发大平台和孵化基地，其中进入国家千人计划的4人。

7.1.4 以基地建设为核心，筑巢引凤促转化

以山东国家创新药物孵化基地为突破口，构筑医药科技成果转化体系。山东省系统整合了济南国家高新技术产业开发区、潍坊国家高新技术产业开发区和烟台省级高新技术产业开发区医药科技园区的优势资源，按照“资源高度共享、管理科学规范、服务优质高效”的原则，构建了山东国家创新药物孵化基地，成为“重大新药创制”国家科技重大专项重点建设的7个国家创新药物孵化基地之一，国家重大新药创制科技重大专项组织专家立项评审居全国第二位。该项目总投资5.5亿元，其中国拨经费1.1亿元，建设周期3年。重点是开展10个国家基本药物大品种的技术改造，积极争取解决12个制约新药研发和产业化过程的“瓶颈”技术，研究开发30个候选新药、临床新药，产业化9个新药科研成果，建立10个新药研发技术平台，开展4个新药的国际

合作研究。三大孵化基地建设必将聚集一批高端人才，转化一批高水平项目，山东省“转方式、调结构”做出重要贡献。

山东国家创新药物孵化（济南）基地。将分三期工程建设：一期工程重点是提升现有的医药企业专业孵化器。二期工程将在出口加工区的东临建设大平台和孵化基地，已经完成了7亿元基本建设经费的筹集工作，专项用于大平台核心区和孵化基地建设，将建设具有一定规模和国内一流水准的生物医药企业中试加速器，2011年将部分建成并投入使用，2013年建成并通过国家验收。验收结果山东国家创新药物孵化基地位居全国第一位，总得分和加权得分均高于同期立项建设的包括上海国家创新药物孵化基地（张江生物医药产业园区）、江苏省国家创新药物孵化基地（泰州医药产业园）、辽宁省本溪国家创新药物孵化基地等其他6个创新药物孵化基地。三期工程的建设，济南国家高新技术产业开发区在两河片区规划1万亩土地建设生物医药科技产业园，通过高效率转化创新药物项目，逐步形成由目前的孵化企业提升为培育、壮大产业，使高新区成为全国最成功的创新药物成果转化基地和全国最主要的创新药物产业化聚集区。园区坚持按照“规划先导、基础先行、内外资并举、可持续发展”的要求，本着“外向型、高起点”和“持续、快速、安全、健康”的发展理念，充分发挥区位优势、设施齐备优势、物流便捷优势和贴近市场等的独特优势，通过完善基础设施配套、稳步推进产业链招商、全面提升管理服务水平。截至2020年底，园区已经形成了良性循环的软硬投资环境，具备建设大规模开发医药项目的坚实基础，吸引了外地医药企业前来投资发展，济南创新药物孵化基地和烟台创新药物孵化基地实现生物医药主营业收入达到千亿元规模。

7.2　继续抓住“人才、政策、落实”三大环节，为建立完善的医药科技创新体系做出贡献

山东国家综合性新药研发技术大平台和山东国家创新药物孵化基地建设得到了山东省委、省政府主要领导和济南市党政领导的关心和支

持，已经建立了“省市区三级政府联动”机制，省政府和济南市政府分别成立了“山东省重大新药创制平台建设协调小组”“济南市成立了建设山东省重大新药创制中心项目领导小组”，负责大平台的整体规划和宏观指导，协调解决建设过程中的关键重大问题。济南国家高新技术产业开发区专门设立全额拨款处级事业单位的“山东省重大新药创制平台服务中心”。目前，各项建设工作正在有条不紊地进行。但是，我们要有清醒的认识，与其他国家综合性新药研发技术大平台和国家创新药物孵化基地相比，山东省在高端人才团队建设、政策保障、配套资金落实等方面亟须加强。科技部、卫生部都强调，国家规划建设的医药大平台原来没有山东，山东如果不能进入全国前 10 名，将面临摘牌的危险。全国在建的 15 个大平台有 11 个是中央部委直属大学、科研单位，目前的科研力量均强于山东省。因此，我们在医药科技创新体系建设方面一定要有紧迫感、危机感。下一步应当重点抓好以下三个方面的工作：

第一，建议山东省委、山东省人民政府及其相关部门总结《山东省人民政府关于加快医药科技创新体系建设的意见》实施以来的经验教训，结合新形势，尽快出台面向 2035 年和 2050 年的医药创新体系建设规划和促进措施，以适应山东省委要求的八大战略和新旧动能转换工程，为发展山东省生物医药经济再谋划、再出发。

第二，将医药人才工程从综合性人才计划剥离出来，继续根据山东省发展需要，做好“泰山学者—药学特聘专家”专项建设工程工作，或者新设齐鲁医药科技专家人才工程，继续围绕高水平人才团队建设、高质量医药科技成果转化，组建高水平的医药创制团队，力争进入国内先进行列。

第三，建立持续推动医院科技人才工作专门化机制，要狠抓政策措施的落实工作，要持续做好人才跟踪服务工作。既要落实资金配套措施，也要加快国家综合性新药研发技术大平台和国家级、省级创新药物孵化基地的软硬件建设，为科研人员营造好可以舞台。各个共建单位要不等不靠，争取多方面支持和挖潜自身能力相结合，确保完成国家交给我们的建设任务。适应医药创制周期长、投入资金大的特点，建立以 10 年为周期的长效支持机制，不因领导人变迁，而弱化或终止医药人才尤其是高端医药人才的引进培养工作。

7.3　壮大医药科技人才的路径研究

7.3.1　山东省医药科技人才壮大路径

路径之一，建立健全专项人才计划，支持医药科技人才引进培养。医药大省对医院科技人才的需求量大质量高，必须有省级医药科技创新人才专项计划的引领。根据泰山学者—药学特聘专家的实施成效，山东省医药科技创新人才专项计划的实施效果一般会优于把医药科技人才放在综合性人才培养引进计划里，综合性人才计划往往受行业门类多需要平衡的影响，可能会出现弱化医药人才聚集的可能性，引起各级党委政府重视的效应不如专项计划。

路径之二，加强综合性大学药学人才培养，山东大学药学学科在全国第四轮学科评估中为A－，处于前5%～10%位置，应当扩招大学生、研究生，尤其是本硕博连读，加快建设国家药学人才培养基地。中国海洋大学药学院应当加强海洋药物人才培养。其他医科大学药学院也应当加快医药人才培育。

路径之三，强化提升省属高等学校药学科技创新人才培养能力。省属医学高等学校的药学院在加强教学工作的同时，更要强化医药科技创新，通过科研活动提升学院水平，培养的学生不应局限到药厂，更要在高等学校、科研机构具有就业竞争力。

路径之四，鼓励高等学校与企业进行产教融合，创办医药创新创业学院，大力培养产业技术人才。

7.3.2　外省经验要认真研究吸纳

典型的做法是构筑具有国际领先或国际先进水平的“国家队”的人才载体，包括引进“985”“211”高等学校、国家级科研机构和跨国医药企业等。“国家队”的科研平台对高端医药科技人才的吸引力更大，更容易聚集国际顶尖医药科技人才，医药大省必须在这方面下功夫，不单单省里下功夫，也要引导市地党委政府下功夫，鼓励高等学校、科研机构和医药企业在人才引进培育和使用上下功夫。

7.4 实施“泰山学者—药学特聘专家”专项建设工程，是山东省加强医药创新人才工作的创举

“泰山学者”已经成为山东省在国内外较有影响的人才品牌，对加快引进和培养高层次人才起到了重要支撑作用。为了加快山东省国家综合性新药研发技术大平台建设，经山东省人才领导小组批准，山东省委组织部和山东省科技厅联合组织实施“泰山学者—药学特聘专家”专项建设工程，很快就成为山东省利用“泰山学者”品牌，加快新药研发大平台建设的一项创举，对加强山东省医药人才队伍建设具有重要意义。

7.4.1 山东省人才工作领导小组印发了“泰山学者—药学特聘专家”专项建设工程实施方案

为加强新药研发大平台和孵化基地人才团队建设，山东省委组织部、山东省科技厅联合启动了“泰山学者—药学特聘专家”专项建设工程。2010 年 6 月，山东省人才工作领导小组印发了《关于印发〈“泰山学者—药学特聘专家”专项建设工程实施方案（试行）〉的通知》，将“药学特聘专家”工程纳入“泰山学者”建设工程中。自 2010 年起，用 3 ~ 5 年时间，在国家综合性新药研发技术大平台（山东省重大新药创制中心）、山东国家创新药物孵化基地和国家综合性新药研发技术大平台（山东）产业化示范企业中设立 20 ~ 30 个药学特聘专家岗位，组建 20 ~ 30 个以泰山学者为标志的医药高端人才团队。

7.4.2 山东省人民政府召开了“药学特聘专家”工程启动会

2010 年 7 月 21 日山东省政府召开了“药学特聘专家”工程启动会。李兆前副省长与会并讲话，他指出，“药学特聘专家”工程的组织

实施，是认真贯彻落实全国和全省人才工作会议精神、加快引进和培养高层次医药创新人才的一项重要举措，是推进“国家新药研发大平台”建设的关键环节和重要保障。根据“实施方案”，山东省科学技术厅配套印发了《山东省“泰山学者—药学特聘专家”专项建设工程实施细则（试行）》。

7.4.3　山东省委、山东省人民政府批准引进“泰山学者—药学特聘专家”，组建创新团队

根据《山东省人才工作领导小组〈“泰山学者—药学特聘专家”专项建设工程实施方案〉》的程序要求，2011年，山东省开始面向国外、省外选聘高层次医药专家，山东省医药企业、事业单位积极申报，第一批受理了候选人24人。6月，山东省委组织部、山东省科学技术厅联合邀请同行专家对“泰山学者—药学特聘专家”候选人进行了评审，经考察、公示等遴选工作，确定赵忠熙等10人为“泰山学者—药学特聘专家”，其中，国外引进5人，外省大院大所引进5人；2人入选国家“千人计划”；1人为国家杰青基金获得者。他们共获得省部级以上科技奖励18项（含国家自然科学二等奖1项），发表论文339篇，授权发明专利22项，设岗单位为10位“泰山学者—药学特聘专家”配备383人团队。山东省人民政府办公厅正式下文公布了“泰山学者—药学特聘专家”[7-3]。

山东省人民政府办公厅公布“泰山学者—药学特聘专家”岗位。为深入实施泰山学者建设工程，省委、省政府确定，新设17个“泰山学者—药学特聘专家”岗位，名单如下：山东大学（新药筛选单元技术平台）：新药筛选技术；山东大学（临床前药代动力学单元技术平台）：临床前药物代谢动力学技术；中国海洋大学（先导化合物发现和优化单元技术平台）：先导化合物发现和优化技术；山东省药学科学院（药物分析与质量控制单元技术平台）：药物分析与质量控制技术；山东省医学科学院（药效学评价单元技术平台）：药效学评价技术；潍坊高新区生物医药科技园管理办公室（国家创新药物潍坊孵化基地）：肿瘤免疫药物的研究与开发；山东绿叶制药股份有限公司：新制剂与新释药系统；山东鲁抗辰欣药业有限公司：注射剂新剂型研究与产业化；先

声麦得津生物制药有限公司：基因重组蛋白药物的研究与开发；迪沙药业集团有限公司：新型治疗糖尿病药物研究与开发；山东罗欣药业股份有限公司：冻干粉针剂研究；瑞阳制药有限公司：抗生素类药物的研究与开发；山东齐都药业有限公司：脑神经保护剂药物的研究与开发；威高集团有限公司：新型天然药物衍生物研究与开发；山东新华制药股份有限公司：化学药物合成研究；山东益康药业有限公司：药物优势晶型研究技术；寿光富康制药有限公司：肿瘤化疗药物的研究与开发。

同时，为做好第二批“泰山学者—药学特聘专家”的组织遴选工作，山东省科技厅于2011年10月14日下达了《关于做好“泰山学者—药学特聘专家”申报工作的通知》，在坚持人选的前提下继续面向省外、海外选聘，以45岁左右的中青年学者为主体，优先选聘入选国家“千人计划”和“国家杰出青年基金”“长江学者”等国家级高层次创新人才计划的科技领军人才。山东省人民政府办公厅关于公布第二批“泰山学者—药学特聘专家”名单的通知。为继续深入实施泰山学者建设工程，加快山东省国家综合性新药研发技术大平台和山东国家创新药物孵化基地建设，山东省委、山东省人民政府确定，王爱军等7人为“泰山学者—药学特聘专家”。名单如下：山东新华制药股份有限公司“化学药物合成研究”岗位“泰山学者—药学特聘专家”；鲁南制药集团股份有限公司“生物制药”岗位“泰山学者—药学特聘专家”；山东齐都药业有限公司“脑神经保护剂药物的研究与开发”岗位“泰山学者—药学特聘专家”；威高集团有限公司“新型天然药物衍生物研究与开发”岗位“泰山学者—药学特聘专家”；山东东阿阿胶股份有限公司“中药有效成分研究与开发”岗位“泰山学者—药学特聘专家”；山东省中医药研究院“中药评价关键技术研究”岗位“泰山学者—药学特聘专家”；山东大学药学院“新药筛选技术”泰山学者—药学特聘专家岗位。

山东省人民政府办公厅公布第三批“泰山学者—药学特聘专家”名单[7-4]，新设岗位面向各市人民政府，各县（市、区）人民政府，省政府各部门、各直属机构，各大企业，各高等院校。目的是继续深入实施泰山学者建设工程，加快山东国家综合性新药研发技术大平台和山东国家创新药物孵化基地建设，山东省委、山东省人民政府确定名单公布如下：威海迪沙药业集团有限公司“新型治疗糖尿病药物研究与开发”岗位“泰山学者—药学特聘专家”；山东大学“蛋白质药物的修饰”岗位“泰山学者—药学特聘专家”；山东省医学科学院药物研究所“药物化学”岗位“泰山学者—药学特聘专家”；潍坊高新区生物医药科技园发展有限公司“环肽类抗生素的研发”岗位“泰山学者—药学特聘专家”；山东沃华医药科技股份有限公司“心血管中药研发”岗位“泰山学者—药学特聘专家”。

7.5 泰山学者—药学特聘专家在促进医药产业发展中发挥重要作用

“泰山学者—药学特聘专家（简称药学专家）”专项人才工程自2011年启动至今，通过专项的实施，催生了一批在国内同领域具有领先水平的创新创业企业，为医药工业升级了一批新技术、新工艺，推出了一批新医药成果并成功转化，有力促进了区域产业结构调整。先后选聘的三批22位国内外药学领域专家和领军人才来山东省参加科研活动，其中7位来自海外，14位来自省外，70%为海外留学归国人员，4人入选国家“千人计划”，2人获得国家杰出青年科学基金支持，选聘的药学专家已经成为省内乃至国家医药创新的中坚力量，为山东省医药创新凝聚力了一批高端人才，带出了多只高水平创新团队。

7.5.1 泰山学者—药学特聘专家专项工程推动了医药产业创新发展

药学专家在创新驱动医药产业发展中，发挥了重要作用。“重大新药创制”国家科技重大专项验收组认为，山东省是全国最重视国家科技重大专项和新医药产业发展的省份，药学专家专项工程是省委、省政府高度重视医药创新的标志性工程。药学专家在三个方面提升了山东省医药创新能力：一是增强了国家创新药物孵化基地、国家新药大平台及产业化示范企业承担国家科研任务的能力。例如沃华医药公司、益康药业公司等过去自己没有研发能力，依靠出钱委托大学研究所优化生产工艺，现在通过聘请泰山学者—药学特聘专家，形成了自主研发能力，企业负责人感觉收获特别大。截至2013年底，22位药学专家与设岗单位联合承担国家重大科技项目 20 项，获得中央财政支持经费 13275 万元，山东省获得经费额由 2010 年的全国第七提升到第四位。二是提升了设岗单位的研发水平，带动了创新团队建设。每引进 1 位药学专家，设岗单位配套四五位以上本单位科研人员组成创新团队，拉动企业研发投入占销售收入的比重提升到 5% 以上，产生了一批重要成果：联合研发了一批具有前瞻性的关键技术、重大新药和仿制药，其中进入临床研究的国家一类新药 1 个、3.1 类药物新制剂 2 个。发表 SCI 论文 16 篇，授权专利 23 项，发明专利 16 项，获得省级以上科技奖 8 项，研发新产品 14 项、新技术新工艺 12 项，为企业新增主营业收入 82241 万元，为国家和地方财政上缴利税 24923 万元。三批泰山学者合计有 64% 的岗位设在医药企业，这些企业实现销售收入 277 亿元、利润 38.6 亿元、利税 27.8 亿元，既突出了以企业为创新主体，又让企业得到了实惠，受到企业好评。三是优化了新药创制平台。药学专家带动新建和优化了 5 个新药研发平台，其中绿叶制药公司冯东晓创建的转基因小鼠全人单抗研发平台达到国际先进水平，是我国继美日英荷之后成为全球第 5 个掌握该核心技术的国家，“重大新药创制”国家科技重大专项技术副总师陈志南院士已与该平台合作筛选新药。这个平台改变了我国以动物来源转基因药物筛选模式，以人来源的转基因药物，副作用更小，患者用药更安全。

7.5.2 泰山学者—药学特聘专家专项工程培育了医药产业新“苗种”

在药学专家专项工程和科技专项的联合推动下，2013 年山东省医药产业赶超江苏，实现主营业收入超过 3100 亿元，重回全国首位。三大“亮点”，为培育新医药产业奠定坚实的基础。（1）国际前沿技术实现突破，使山东省医药创新赶超国际先进水平。一是冯东晓团队建立了我国第一种具有实用价值的人来源的单克隆抗体药物研发技术体系，达到国际先进水平，为我国研发新型蛋白质药物奠定了基础；二是山东大学王爱军在美国发现干细胞是导致动脉硬化的主要原因，这一研究成果为未来的心脑血管疾病治疗和药物研发提供了全新的靶标，有可能会改革心血管疾病的治疗方法，该项成果获得了美国德勤奖。三是国家创新药物潍坊孵化基地曾钢博士发明的靶向性肿瘤疫苗制备技术，申请了发明专利，为我国研发肿瘤疫苗奠定了基础。肿瘤疫苗如果成功，将会引导癌症以治疗为主向防治为主的革命性转变。四是益康药业公司吕扬团队建成了集药物晶型制备、筛选、药效研究、质量标准制定为一体的综合性晶型药物研究平台，达到国际先进水平。五是省医科院药物研究所在种兆忠博士带领下，新药临床前药效学评价技术平台完善了动物实验模型和药效评价标准操作规程400多份，改变了山东省一度落后的局面。（2）重大新药创制实现突破，一批新药即将进入市场。例如，一是吕扬研发的治疗高血压的国家一类新药——新尼群地平原料及制剂，已进入三期临床，很快就能产业化，预计产品上市后，一期工程年新增产值3亿元，新增利税1.2亿元。新尼群地平可使高血压病人用药量减少3倍，大大提高了患者的用药安全性。二是山东先声麦得津公司王鹏团队研发了治疗肿瘤的长效国家一类新药重组人血管生成抑素（PEG－恩度），已完成了临床前研究。三是威高集团潘卫三团队已完成治疗心血管疾病的国家一类新药DZ－5（葛根黄豆苷元氧代醋酸钠）注射液的临床前研究。四是曾钢团队制备针对中国人群的肿瘤疫苗已经完成部分动物实验，成药性较好。五是辰欣药业公司齐宪荣团队已开发出治疗乳腺癌的连接了单抗药物的紫杉醇白蛋白纳米制剂。六是一批候选药物成药性很强。例如，新华制药公司邵荣光团队研究抗艾滋病药物，设计合成了30多个新化合物，已筛选出2个具有良好艾滋病毒－1整合酶抑制剂活性的化合物。齐都药业公司孙宏斌团队研究脑神经保护剂，设计合成出26个化合物并进行了构效关系研究。山东大学王凤山团队研发的用于癌症治疗的2个国家一类新药（Tat PTD－Es、胸腺素α1－胸腺喷丁融合肽），已获得样品。富康制药公司柳红团队获得了对实体瘤的抑制活性较好的化合物5个。未来3～5年，一批新药可以进入产业化阶段，预计新增产值50亿元以上，利税率在25%以上。（3）仿制药和大品种改造实现突破。药学专家凭借专业素养及对国内外市场的把握，对企业的产品线进行了重新规划和调整，开发了25个针对肿瘤、心脑血管病等十大疾病的国外专利到期药物。例如，聚乙二醇化重组人粒细胞集落刺激因子等抗肿瘤药物，氯吡格雷原料及片等心血管药物，二甲双胍格列吡嗪片等糖尿病治疗药物，达托霉素等耐药菌感染治疗药物，治疗胃病的埃索美拉唑镁原料及其肠溶制剂等国外专利到期大品种药物。

同时借助现代制药技术对中药大品种如丹红注射液、复方阿胶浆、心可舒片进行了创新性研究和升级改造，提升了产品的市场竞争力，增加了产品的市场销售额及利润率，丹红注射液和阿胶系列年销售收入近50亿元，成为国内第一大品种。

7.5.3 泰山学者—药学特聘专家专项工程建立了“项目、平台、人才、产业”一体化发展的新机制

（1）创新支持模式。通过建立“项目、平台、人才、产业”一体化发展的新模式，实现了以项目选人才、以人才组团队，以团队建平台，以平台促发展。使得选聘的药学专家符合山东省医药产业发展战略、符合企业自身发展需求。在科技部支持下，山东省科学技术厅与山东省委组织部联合聘请国内一流医药科研单位院所长、药物专家评审泰山学者和拟上项目，做到人才、项目均是国内一流。通过山东省科技发展计划给予每位药学专家50万元启动资金，设岗单位配套150万元以上研发经费。对药学专家在岗期间取得重要进展的，又通过山东省自主创新专项给予重点扶持。22位药学专家及其设岗单位共获得省科技发展计划经费1250万元、产业化经费14400万元，设岗单位配套科研经费2550万元。药学专家带着科研任务上岗，目标明确，增强了责任心，实现了在岗守则，做到了专家与设岗单位双满意。（2）实施合同化聘任。为保证专项工程的顺利实施，保障国家和药学专家的合法权益，设岗单位与药学专家签订工作合同，山东省科技厅与泰山学者—药学特聘专家签订项目任务书，明确责任、权利和义务，包括在岗工作时间、承担科研任务、人才团队建设、知识产权保护等。药学专家在岗期间，除完成合同规定的目标任务外，还要自觉接受山东省人才工作领导小组办公室、山东省科技厅的监督、考核及管理。（3）建立奖优惩劣的动态管理机制。山东省科学技术厅对药学专家实行绩效目标动态考核，每年考核一次。考核不合格一次，由设岗单位提出警告和整改措施，连续两年考核不合格的，取消其称号和待遇。对于药学专家在岗期间取得的成果坚持半年一调度，每年一总结，对特聘专家所取得的重大科研成果全程跟踪，给予连续支持，初步建立了长效支持机制。2012年，我们对首批入选的10位药学专家工作进展进行了评优，滚动支持李三鸣等5位工作

成效显著的药学专家各50万元科研经费，调动了他们的工作积极性。

7.5.4 围绕山东省委省政府战略目标推动专项工程再上新台阶

山东省应当围绕培育战略性新兴产业，尽快出台山东省医药产业创新人才发展规划，并尽快设立齐鲁药学领军人才专项计划。优化医药产业人才布局，强化高端人才为国家和省级创新药物孵化基地与综合性新药研发技术大平台建设服务，围绕化药制剂、生物药物、现代中药、生物医学材料、药用辅料、保健食品药品、制药机械与医疗器械等产业集群定向引进药学专家，搭建70个医药创新人才团队，更好地服务于产业发展。通过培育医药产业技术创新联盟广泛联系省内外、境内外医院科技人才。着力解决医药大省向强省转变的人才“短板”问题。根据新药研发10年以上的特点，建立各类省科技计划支持药学专家的长效机制。通过建立后补助、奖励等机制，增强企业医药人才的创新动力，加强科研活动和企业创新平台建设。通过顶层设计，凝练科研目标，选聘院士、千人计划等高层次药学专家，解决制约医药强省建设的重大新药创制、大品种药物培育、大企业引进和培育、新制剂新工艺等关键问题，为“转、调、创”做出更大贡献。鼓励药学专家携带科研成果来山东省转化，对离产业化越近的项目，支持力度越大，其中对携带进入临床研究和产业化药物的高端人才、企业家来山东省转化，由省自主创新专项给予1000万~2000万元的资助。推动医药研发人才与临床医学研发人才团结合作，协同发展。加快建设国家、省新药临床试验研究平台，以平台凝聚人才，以创新药物的应用研究提升医疗水平。加快建设省级临床、转化医学研究中心建设，将临床发现的问题及时转入科学研究，研发成果尽快到临床转化。通过协同创新，提升山东省医疗水平和9600万人的健康水平。

7.6 齐鲁药学领军人才计划组建思路

第一，要拟订齐鲁药学领军人才计划的目标任务。考虑到与泰山学者—药学特聘专家专项人才计划、泰山学者攀登计划等的衔接，同时要考虑到与医药创新体系建设的人才目标对应，目标一：面向海内外引进、培养一批药学领军人才，重点加强基础研究人才队伍建设，加强1类新药研发、药物新型制剂、抗体药物等领域的人才团队建设，创制一批市场前景广阔、具有自主知识产权的原创药物。目标二：瞄准培育一批销售收入过10亿~60亿元的药物大品种，打造一批具有一定国际竞争力的现代医药企业，形成全国重要的医药科技产业基地和创新人才聚集高地，为山东省由医药大省向医药强省跨越提供人才支撑的产业目标。关于齐鲁药学领军人才计划的人才数量目标，建议每个医药产业密集区引进10人，6个密集区合计60人。其他科技平台每个不低于2人，约40人。两者合计100人。

第二，计划实施的年限。建议对齐鲁药学领军人才计划实行动态管理，每个人才的管理期为5年，第四年考核，再确定是否进入下一个管理期。领军人才授予“齐鲁药学领军人才”称号，并依据人才特长和医药创新体系架构设置技术岗位。

第三，本计划适用范围：山东省行政区划内的归属于医药创新体系建设范围的生物医药生产、科研型企事业单位，重点支持国家和省级创新药物孵化基地、国家综合性新药研发技术大平台（山东省重大新药创制中心）及其示范企业、国家级、省级生物医药科技产业基地以及主承担国家科研任务的高等院校和科研院所均适用于本计划。

第四，管理体制。齐鲁药学领军人才计划由省人才工作领导小组统一领导，省委组织部综合协调。负责以下工作：

（1）协调制定配套政策措施，解决计划实施中的重大问题；

（2）协调宣传推介，营造计划实施的良好氛围；

（3）安排部署年度引进培养计划和工作目标任务；

（4）统筹遴选工作，牵头组织考察复评；

（5）统筹考核评估，牵头组织项目验收、监督检查和效益评估。

山东省科技厅、山东省财政厅共同负责齐鲁药学领军人才专项计划的组织实施。负责以下事项：

（1）征集人才需求，编制发布选聘目录；

（2）组织开展申报推荐；

（3）组织资格审查和初选，提出综合评审意见；

（4）组织中期评估，参与项目验收；

（5）负责资金使用监督；

（6）完成山东省人才工作领导小组交办的其他事项。

各市党委组织部负责综合协调本市齐鲁药学领军人才专项计划相关实施工作；各市科技局、财政局负责本市计划的具体实施和资金拨付、使用监管等工作。

用人单位是人才引进培养和使用的主体，负责领军人才团队引进培养、组织项目建设、落实相关配套政策、定期提交工作情况报告等工作。

第五，齐鲁领军人才选择的条件。齐鲁药学领军人才须具有良好的职业道德和科学求实、团结协作精神。具有较强的组织管理能力，对本学科领域具有创新性构想和战略性思维，具有指导、培养高水平研发团队赶超或保持国际先进水平的能力。国内和海外齐鲁药学领军人才还需分别具备以下条件：

（1）在近5年主持过国家重大科技计划项目或省级重大科研项目，发表出版过一定数量的高水平学术论文、论著，在关键技术方面取得重要突破，获得省部级二等奖以上的科技奖励或具有自主知识产权的在研新药并有望在山东省产业化。

（2）在海外取得博士或硕士学位，并在国外著名高校、科研院所担任相当于副教授以上专业技术职务，或在国际知名医药企业担任中高级职务，拥有本领域国际一流水平或填补国内空白的发明专利、创新品种等自主知识产权。

（3）专家所携带项目要符合山东省医药发展方向，具有较好的产业化潜力和市场前景，能够实现重大突破，获得发明专利、新药证书等自主知识产权，带来显著经济社会效益，可为山东省医药产业调结构起到示范带动效应。

（4）申报单位须是医药创新体系建设单位。拥有一个省级以上科技创新平台，包括工程研究中心、工程技术研究中心、企业技术中心、重点实验室、工程实验室等。投入药学领军人才项目的资金不得低于所申请的省级财政资助金额。申报单位为企业的，其研究与开发（R&D）经费占销售收入的比例不低于10%。

第六，遴选程序。山东省委组织部、山东省科学技术厅、山东省财政厅联合发布遴选通知，明确目标任务、申报重点、申报程序和工作要求等。每年组织批次申报，集中评审，对于急需的药学领军人才可以成熟一个、审批一个。申报主体为生物医药生产或研发型企业、国家和省级创新药物孵化基地、国家综合性新药研发技术大平台（山东省重大新药创制中心）、高等院校和科研院所。企业、基地、园区向所在市科技局提交申报书，市科技局商市财政局并经市委组织部同意后，向山东省科技厅申报；高校、科研院所、省属企业经行业主管部门审核同意后，向山东省科技厅申报。药学领军人才及申报单位应对申报材料的真实性负责，所在市和行业主管部门要严格审核申报材料。

第七，考虑到科技部要求破“五唯”，计划设计要考虑高质量论文、医药科研成果（尤其是接近或进入临床研究的成果）、技术发明专利、横向科研合作基础。一般应需提交以下材料：（1）申报书。主要包括：药学领军人才基本情况、主要工作经历、学术水平、新药研发经历、发明专利、知识产权情况、科研成果情况和项目计划书等。（2）有关证明材料。主要包括：药学领军人才证明材料，包括有效身份证明，学历学位证书，主持或参与过的项目任务书，与用人单位签订的工作合同，行业内专家学者推荐信等扫描件。用人单位证明材料包括单位法人证明，省级以上科技创新平台证明材料，知识产权情况，投入药学领军人才项目资金承诺书。企业还须提供营业执照，验资报告，公司章程，近2年审计报告，研究与开发经费等扫描件。成果证明材料包括新药证书或新药临床研究批件、专利证书，产品证明及相关权威部门检测报告，科技奖励证书，代表性论著证明材料等扫描件。项目的其他相关资料，主要包括项目立项批复文件及项目申请报告，项目可行性报告，用地证明，规划、环评、节能等审查意见，资金使用计划书，项目资金筹措证明等。

第八，资格审查。山东省科技厅对申报资料的真实性、项目可行性、药学领军人才技术水平、项目建设目标等进行形式要件审核，并对申报单位提报的资料进行鉴别。会同有关部门对齐鲁药学领军人才做背景调查。专家评审。山东省科技厅、山东省财政厅组织相关技术、投资、管理等领域专家组成专家评审组，采取资料审查、现场答辩等方式对药学领军人才进行评审，重点审查齐鲁药学领军人才的科研成果水平、项目可行性、市场前景、预期经济社会效益、引进单位保障能力等。综合评价。山东省科技厅和山东省财政厅根据评审情况，形成评审意见。对初步人选需要进行考察复评，山东省委组织部组织山东省科技厅、山东省财政厅等有关部门和相关领域专家对符合支持条件的齐鲁药学领军人才进行考察复评，进一步调查申报项目的真实性和可行性。拟聘人选按照规定进行若干工作日的公示，一般为5个工作日，建议由山东省委组织部组织在大众日报和网上公示。对公示无异议的，由山东省委组织部报山东省人才工作领导小组研究审定，发文公布并签订资助协议。

第九，中期评估。项目实施过半后，山东省科技厅会山东同省财政厅等单位对齐鲁药学领军人才及其设岗到位进行中期评估。评估方法步骤：（1）用人单位自查，形成自查报告；（2）经市科技局或省行业主管部门审核后，将自查报告报省科技厅；（3）山东省科技厅会同山东省财政厅及相关部门组织中介机构通过审查自查报告、实地考察等方式进行综合分析评估，形成中期评估报告。

评估内容包括项目申报书确定的阶段目标完成情况；药学领军人才工作开展科研、成果转化等情况；资金使用情况；对科学研究、技术开发的贡献；经济社会效益情况。

一般情况下，评估结果作为对人才奖惩依据，包括达到中期评估要求的用人单位，按计划拨付中期支持资金，针对项目实施过程中存在的问题，提出对策建议，指导用人单位更好地推进项目建设；未达到中期评估要求的用人单位，针对项目实施过程中存在的问题，提出限期整改要求，整改不合格的，取消“齐鲁药学领军人才”称号，停止支持。

第十，项目实施期满后，山东省委组织部会同山东省科技厅和山东省财政厅对人才计划项目进行验收。验收方法步骤包括用人单位提交验收相关材料；各市党委组织部会同市科技局、市财政局做好验收的前期准备工作，开展先期验收；省行业主管部门组织省属企业等用人单位做好项目验收前期准备工作；山东省委组织部会同山东省科技厅、山东省财政厅等单位进行项目验收，形成项目验收报告，报省人才工作领导小组。验收主要内容一般应当包括项目申报书确定的终期目标完成情况；药学领军人才团队工作开展情况；资金使用决算情况；取得的成效、经济社会效益情况。验收结果使用。验收合格的用人单位，按计划拨付剩余支持资金，针对项目实施过程中存在的问题，提出对策建议，指导用人单位加快发展；验收不合格的用人单位，延期一年再进行验收评估。

延期后仍然验收不合格的，取消“齐鲁药学领军人才”称号，终止对项目的支持。

第十一，资金管理。建议支持资金来源于省级财政泰山学者工程建设资金，同时，由山东省科技发展计划、山东省重点研发计划（重大专项、自然科学基金、软科学计划）专项资金等科技专项给予项目支持，让齐鲁药学领军人才带项目上岗。一般情况下包括省级财政给予每个全职药学特聘专家300万~500万元经费资助。经费资助按照山东省人民政府科技奖金对待，按规定免征个人所得税。对省山东医药产业发展有重大影响，带来巨大经济社会效益的药学特聘专家，采取特事特办、一事一议的方式，给予特别支持。各设岗单位要按照省人才工作领导小组拟定的标准，对齐鲁药学领军人才给予足额配套，对于配套不达标的，中期考核时一票否决。对于海外（省外）全职引进的齐鲁药学领军人才，据其所携带的项目成果技术水平、成熟程度以及产业化前景的不同，在省科技发展计划给予300万~500万元或1000万~5000万元不同力度的项目资金支持。齐鲁药学领军人才携带具有自主知识产权的、具有国际先进技术水平的、市场前景广阔的、取得国家1类新药证书的产业化项目，建议支持2000万~5000万元，特别重大项目可以给予1亿元支持，以显著提升山东省医药国际化水平、调整医药产品结构；齐鲁药学领军人才携带具有自主知识产权的市场前景广阔的、取得国家1类新药临床研究批件项目，3~5年内可实现生产的，通过省自主创新专项支持1000万~2000万元；对携带具有自主知识产权的、市场前景广阔的其他3类以上新药证书来山东省产业化的药学领军人才，或从跨国医药企业中全职引进的、熟悉医药研发规律、掌握一定核心技术的管理技术人才，通过省科技发展计划给予300万~500万元的项目支持。对于兼职引进或省内培养的齐鲁药学领军人才，根据其所携带的项目成果技术水平、成熟程度以及产业化前景的不同，在山东省科技发展计划给予50万~100万元的支持，项目符合山东省自主创新专项计划的，可优先给予支持。同时，在申报国家重点研发计划、基础研究计划、“重大新药创制”国家科技重大专项等科技计划项目时优先推荐，并在地方匹配等方面给予充分保障。按照最新规定，资金可以用于齐鲁药学领军人才专家津贴、团队薪酬、设备费、测试化验加工费、会议费、国际合作与交流费、知识产权事务费、劳务费等支出。齐鲁药学领军人才项目资金分项目启动期、中期评估两个阶段按6:4比例拨付。对资金的监管，包括各级科技局和财政局、省行业主管部门建立健全监管制度，加强资金监管，重点对资金使用等情况进行监督检查，确保资金使用安全。用人单位要严格执行相关资金管理规定，对省级财政资助经费要单独建账，专款专用，强化监管，确保资金用于齐鲁药学领军人才专项计划实施，提高经费使用效益。对于存在弄虚作假骗取财政资金、经费使用不当、无正当理由不按计划实施、违反相关法律法规等情况的单位和领军人才团队，进行通报批评，取消“齐鲁药学领军人才”称号，按规定追回经费，所在市1年内不得申报齐鲁药学领军人才专项计划。

参考文献

[7-1] 国家统计局社会科技和文化产业统计司．中国高新技术统计年鉴2019年．中国统计出版社，2020-3.1-2-9.

[7-2] 山东省统计局．山东省科技统计年鉴2019年．山东省统计局.41-44页.

[7-3] 山东省人民政府办公厅．山东省人民政府办公厅关于公布“泰山学者—药学特聘专家”岗位的通知．山东省人民政府官网，2010-12-31.

[7-4] 山东省人民政府办公厅．关于公布第三批“泰山学者—药学特聘专家”名单的通知．山东省人民政府官网，2012.

第8章　支撑医药创新发展的保障体系的构建

积极构建支撑医药创新体系建设和医药产业快速发展的保障体系是重视战略性新兴产业的地方党委政府应该下大力气做好的工作，这样做既可以创造良好的医药科技创新发展环境，又可以建立长效、可持续的管理体制和运行机制。中国共产党山东省委员会、山东省人民政府在“十一五”“十二五”时期高度重视，开了好头，争取了国家综合性新药研究开发技术大平台落户山东，极大地调动了高等学校、科研机构和医药企业从事医药科技创新活动的积极性，加快建设了一批科研机构，研发出一批新药。山东省委、山东省人民政府提出以综合性国家新药研发技术大平台建设为突破口，加快构建山东省现代医药科技创新体系建设的战略目标。围绕新大平台建设，构建了组织、政策、资金和人才四大保障体系，取得了突破，使得山东国家创新药物孵化基地验收全国第一、国家综合性新药研发技术大平台验收全国第十一。其中，国家综合性新药研发技术大平台实现了从无到有的历史性突破。

8.1　组织保障体系的构建

积极构筑各负其责、各司其职的组织保障体系。由于构建医药创新体系是一项系统工程，单靠一市一地一个高新技术产业开发区都难以完成，需要激活上下左右行政系统，建立联动机制。根据对江苏省、广东省、北京市等调研，可以总结出，通常意义的组织保障体系应当包括：一是省级党委、政府成立的协调领导小组，负责拟订推动全省医药政策和政策落实、医药发展趋势规划编制，统筹推进医药创新体系建设，着力解决医药科技创新体系建设发展中遇到的问题。二是创新体系建设涉及的副省级城市、省会城市、设区的市也要根据各自的实际情况，设立相应的领导机构，对上承接国家和省规划的建设任务，对下为医药企业、科研机构、高等学校搭桥铺路，优化医药创新发展环境，着力解决医药科技创新体系建设和产业发展中遇到的具体问题，例如工商管理、税务实务、发展空间服务等。对涉及跨行政管辖权的事项，还需要按照事权积极向上反映，主动对接相关市地。三是承担建设任务的国家高新技术产业开发区管理委员会、国家经济技术开发区管理委员会，需要成立专业化推进机构或办事机构，在土地规划、土地利用、开工建设、税费减免、工商管理等方面，建立“一站式”管理服务机制，降低企业和科技人员的医药创新创业成本。四是各项目承担单位，要建立工作专班，积极引进本企业急需的人才，搭建科技创新平台，解决科研人员后顾之忧等。例如，山东省在推动医药创新体系建设，尤其是国家综合性新药研发技术大平台建设初期，山东省人民政府和济南市人民政府先后成立了山东省国家综合性新药研发技术大平台建设协调小组、济南市市国家综合性新药研发技术大平台建设领导小组，潍坊高新区成立“新药成果转化基地领导小组”，济南高新区设立了“山东省重大新药创制平台服务中心”。大平台先后成立了理事会、专家委员会、山东省重大新药创制中心学术委员会。各单元技术平台依托单位分别成立了建设办公室，形成了政府、主管部门、参建单位齐抓共管的组织保障体系，为大平台建设奠定了坚实的基础。

8.2　政策保障体系的构建

为组织实施“重大新药创制”国家科技重大专项，由加快国家综合性新药研发技术大平台建设向建立健全医药科技创新体系扩展，山东省委、山东省人民政府连续出台了《山东省人民政府关于加快医药科技创新体系建设的意见》《山东省人民政府关于促进新医药产业加快发展的意见》《山东省人才工作领导小组关于印发“泰山学者—药学特聘专家”专项建设工程实施方案（试行）的通知》《山东省人民政府办公厅关于公布“泰山学者—药学特聘专家”岗位的通知》《山东省中药产业调整振兴指导意见》《山东省医药工业调整振兴意见》《山东省关于促进生物产业加快发展的指导意见》等加快医药科技创新与产业发展的政策性文件，为大平台和医药科技创新体系建设提供了政策保障。这些政策性文件，包括系列扶持政策，建立激励机制、财税优惠、土地政策、工商管理政策、优化服务机制等。这些文件从医药科技创新体系架构、新药产业密集区布局、医药工业结构调整、医药人才引进培养、生物医药产业发展、重大新药创制、中药现代化发展等进行了全面规划，对促进医药产业发展的政策进行了归集和规范，对医药科技投入进行了较大强度的支持，重点实践了项目基地人才一体化发展的运行机制，对山东省医药创新发展起到了极为重要的促进作用。文件出台的密集度是历史上少有的，彰显山东省委、山东省人民政府对医药这个战略性新兴产业的高度重视。

为落实上述政策，山东省委、山东省人民政府采取了重大推动措施。一是将山东国家综合性新药研发技术大平台建设任务列入省委书记在山东省党代会上的工作报告。二是将山东国家综合性新药研发技术大平台建设任务写入山东省人民政府工作报告。时任省长姜大明在2010年、2011年、2012年山东省人大会议上所作的《山东省政府工作报告》中，连续3年将“国家综合性新药研发技术大平台建设”列为山东省重点建设的科技创新平台。《2010年山东省人民政府工作报告》中提出：“抓好自主创新强化科技支撑。要建设一批科技创新平台。加快推进青岛海洋科学与技术国家实验室、山东信息通信研究院、省重大新药创制平台建设”。《2011年山东省人民政府工作报告》中提出：“增强自主创新能力。实质性推进青岛海洋科学与技术国家实验室、黄河三角洲可持续发展研究院、山东省国家新药研发平台和山东省超级计算中心等重大创新平台建设”。三是积极争取国家部委的支持，经过多次协商，山东国家综合性新药研发技术大平台建设列入山东省人民政府与中华人民共和国科学技术部的省部会商重点内容，为列入“重大新药创制”国家科技重大专项奠定了基础，扭转了医药大省没有国家综合性新药研发技术大平台的局面。四是山东国家综合性新药研发技术大平台建设市根据本市实际情况，依据国家和省有关政策，出台了当地的推进将山东国家综合性新药研发技术大平台建设的政策性文件。山东省有关省直部门依据省委省政府文件制定了实施细则和工作方案，进一步完善了政策保障体系。例如，烟台市相继发布了《关于促进医药健康产业创新发展建设国际生命科学创新示范区的实施意见》《烟台市药品和医疗器械创新产品奖励实施细则（试行）》《烟台市生物医药产业培育发展推进方案》《关于进一步支持我市生物医药产业创新发展的补充意见》等具体措施文件，还组织编制了《烟台市生物医药产业发展规划（2020～2025）》。

8.3　资金保障体系的构建

2010年底，“重大新药创制”国家科技重大专项支持山东国家综合性新药研发技术大平台财政资金1.5亿元，连同医药研发项目资金累计扶持大平台3.57亿元。大平台涉及的相关市政府或上级主管部门都给予了资金等政策扶持，同年，山东省科学技术厅为这个大平台建设启动了“医药产值利税双倍增”科技示范工程，支持项目经费4200万元。济南国家高新技术产业开发区投资12亿元建设大平台中心区，到2014年底统计，“重大新药创制”国家科技重大专项引领拉动山东省各级政府和企事业单位投融资金额达到100多亿元，有力地支撑了山东国家综合性新药研发技术大平台——山东省重大新药创制中心的开工建设与快速发展。

（1）启动“山东省重大医药产值、利税双倍增科技示范工程”。经过调研，2010年山东省科学技术厅会同山东省财政厅组织实施了“山东省重大新药产值、利税双倍增科技示范工程”。在山东省自主创新成果转化重大专项中拿出专项资金，通过公开招标，重点支持山东国家综合性新药研发技术大平台示范企业和山东国家综合性新药研发技术大平台单元技术平台联合开展的新药研究和产业化开发项目，努力创新培育医药大品种，以项目为纽带促进新药研发基地和人才团队建设。目标是通过三五年的培育，依靠科技创新，实现10个以上医药大企业或大品种的产值、利税在2009年基础上实现双倍增长。同年6月，通过招标有12个新药研发项目中标，投入资金3000多万元。

（2）2011年，山东省财政厅为山东国家新药大平台公共服务平台配套专项建设资金。为了支持山东国家综合性新药研发技术大平台建设，山东省科学技术厅社会发展处积极配合规划财务处，争取省财政为大平台匹配建设资金6000万元。为高效率使用省财政匹配经费，2011年4月山东省科学技术厅、山东省财政厅在济南组织召开了国家新药大平台2011年度省财政匹配经费论证会。会议听取了山东省重大新药创制平台服务中心、齐鲁医院、山东省省立医院、山东省中医院、山东省医学科学院等关于2011年度省财政匹配经费预算与使用重点情况的汇报。一致认为省财政配套资金应当集中用在济南高新区建设公共服务平台，这样做更加符合山东省实际情况，能够较好地解决山东省医药研发力量“散、小、弱”等问题。一是重点建设公共服务平台，进一步完善创新药物研发的技术链，突出了对全省乃至周边省市的公共服务能力和特色，为建设国内一流的山东国家综合性新药研发技术大平台奠定了坚实的基础。2011年6月25日，山东省科学技术厅又会同山东省财政厅组织专家对国家新药大平台省级配套资金项目进行了专题论证，并与项目承担单位签订了任务合同，及时下达了配套资金。二是为贯彻姜大明省长指示精神，扶持山东蓝金生物医药公司1000万元建设“抗癌缓释植入剂特色平台”，突出了大平台的技术特点，暂时留住了归国留学创业人员及其项目。三是为解决山东省没有国家新药临床评价研究（GCP）技术平台的问题，经过论证，山东省科学技术厅商山东省财政厅同意，拿出省财政资金1000万元扶持了四家临床医院建立省级新药临床评价研究（GCP）技术平台，其中，山东大学齐鲁医院心脑血管病新药临床评价研究（GCP）技术平台已列入“重大新药创制”国家科技重大专项建设计划，实现了零的突破。

8.4 人才保障体系的构建

在山东省委组织部的大力支持下，经过调研论证，山东省人才工作领导小组批准出台了《山东省人才工作领导小组关于印发“泰山学者—药学特聘专家”专项建设工程实施方案（试行）的通知》。2010年7月21日下午，山东省人民政府召开“泰山学者—药学特聘专家”建设启动会。会议由山东省委组织部、山东省科学技术厅联合举办，在济南召开山东省“泰山学者—药学特聘专家”专项建设工程启动会。该工程计划自2010年起，在国家综合性新药研发技术大平台（山东省重大新药创制中心）、山东国家创新药物孵化基地和国家综合性新药研发技术大平台（山东）产业化示范企业中设立20~30个药学特聘专家岗位。面向海内外公开招聘20~30名学术造诣深、发展潜力大、具有领导本学科赶超世界先进水平的药学特聘专家，建成20~30个以药学特聘专家为核心、以80~180名学术骨干为中坚的高水平学术团队，带动新药技术链和产业链的完善，不断推出具有自主知识产权的重大新药，提升新药产业化水平。这是全国第一个省级党委专项为国家综合性新药研发技术大平台建设设置的品牌人才建设计划。为了改变山东省医药研发人才布局不合理，缺少“国家队”专家的局面，山东省委组织部、山东省科学技术厅决定2011年、2012年两年度的“泰山学者—药学特聘专家”全部从省外、国外引进。引进人才的标准，在符合“泰山学者”条件的前提下，原则上要高于山东省现有医药专家的平均水平。2011年，山东省委、山东省人民政府批准，首批设立了17个“泰山学者—药学特聘专家”岗位，经过专家评审首批聘任赵忠熙、王鹏等10位药学专家为“泰山学者—药学特聘专家”。2012年，山东省委、山东省人民政府批准引进了7名泰山学者—药学特聘专家。2013年，山东省委、山东省人民政府批准引进了5名泰山学者—药学特聘专家。

山东省科学技术厅想方设法对泰山学者—药学特聘专家给予政策扶持，例如，通过山东省科技攻关计划给予立项支持，对于按时完成任务的可连续给予支持。各类科技计划对每位药学特聘专家支持数额不低于50万元。对获得国家一类新药证书，实现产业化并取得巨大经济效益的项目，优先授予省级科技奖励，经批准在山东省自主创新成果转化重大专项中，给予1000万元的补助经费。设岗单位每年要投入不低于30万元的科研经费，为药学特聘专家及其团队成员承担更高层次科研任务、产出标志性成果创造条件。药学特聘专家及学术团队聘期内享受岗位津贴。药学特聘专家岗位津贴标准为每人每年10万元，学术团队岗位津贴标准为每年10万元，由设岗单位承担。

启动“泰山学者—药学特聘专家”专项建设工程，是贯彻落实全省人才工作会议的具体体现和重要举措，是人才工作的一项重要创新。后期发展成为全国第一个由省市用地方知名人才品牌为国家“重大新药创制”科技重大专项打造人才团队，为山东省打造一流医药创新团队打下坚实的基础。山东省人民政府办公厅首批公布的17个“泰山学者—药学特聘专家”设岗单位名单，其设岗单位情况如下：

山东大学（新药筛选单元技术平台）：新药筛选技术

山东大学（临床前药代动力学单元技术平台）：临床前药物代谢动力学技术

中国海洋大学（先导化合物发现和优化单元技术平台）：先导化合物发现和优化技术

山东省药学科学院（药物分析与质量控制单元技术平台）：药物分析与质量控制技术

山东省医学科学院（药效学评价单元技术平台）：药效学评价技术

潍坊高新区生物医药科技园管理办公室（国家创新药物潍坊孵化基地）：肿瘤免疫药物的研究与开发

山东绿叶制药股份有限公司：新制剂与新释药系统岗位

山东鲁抗辰欣药业有限公司：注射剂新剂型研究与产业化岗位

先声麦得津生物制药有限公司：基因重组蛋白药物的研究与开发岗位

迪沙药业集团有限公司：新型治疗糖尿病药物研究与开发岗位

山东罗欣药业股份有限公司：冻干粉针剂研究岗位

瑞阳制药有限公司：抗生素类药物的研究与开发岗位

山东齐都药业有限公司：脑神经保护剂药物的研究与开发岗位

威高集团有限公司：新型天然药物衍生物研究与开发岗位

山东新华制药股份有限公司：化学药物合成研究岗位

山东益康药业有限公司：药物优势晶型研究技术岗位

寿光富康制药有限公司：肿瘤化疗药物的研究与开发岗位

迪沙药业集团有限公司：新型治疗糖尿病药物研发技术岗位

山东大学：蛋白质药物修饰技术岗位

山东省药学科学院药物研究所：药物生产工艺优化与质量控制技术岗位

潍坊高新生物园发展有限公司：环肽类抗生素研发岗位

山东沃华医药科技股份有限公司：心血管中药研发岗位

第9章　医药科技政策优化路线研究

山东省委、山东省人民政府在推动医药创新发展方面，已经建立了比较完善的政策体系，包括医药创新体系建设、中医药现代化发展、医药工业、医药科技人才、税收优惠、一站式服务等。但是，通过对政策执行和企业感受调研，优先促进政策需要进一步完善，有的政策对企业转向科技创新的促进作用力度还不够大，部分企业感觉没有吸引力。所以，认真研究医药科技政策很有必要，研究的重点应该是总结经验，研究实效，围绕推进高等学校、科研单位、医药企业科教产融合，加快出大药、出新药、出好药的研究步伐，加快培育超大型医药生产企业的步伐，加快提升医药科技创新能力等。

9.1　《山东省人民政府关于加快医药科技创新体系建设的意见》等政策的实施成效

《山东省人民政府关于加快医药科技创新体系建设的意见》等医药科技政策对山东医药科技创新发展和医药创新体系建设起到了巨大的推动作用，标志性建筑物、医药科技投入与产出明显增加，医药经济持续快速发展。

（1）山东国家综合性新药研发技术大平台建设成绩突出。一是资金投入是山东省医药创新发展史上规模最大的，例如，各级政府和企事业单位对山东国家综合性新药研发技术大平台共投入科研经费和建设经费54.7亿元。其中，争取“重大新药创制”国家科技重大专项支持的国家财政拨款4.23亿元；山东国家综合性新药研发技术大平台建设单位获得一批重要科研成果，例如，获得国家批准的新药证书46件，包括3.1类以上的新药证书21个、临床研究批件73个、3.1类以上的临床研究批件20个；再如，在国内外核心期刊发表学术论文1532篇，其中SCI、EI收录论文达338篇，出版学术专著23部；共申请专利470项，其中授权国际发明专利2项，授权国内发明专利129项。

（2）山东国家创新药物孵化基地建设成效显著，位居全国七个国家创新药物孵化基地第一名。山东国家创新药物孵化基地项目总建设经费5.5亿元，争取国家财政拨款近1亿元，38家项目承担单位共承担了77个子课题，包括重点新药创制、药物大品种技术改造升级、医药生产关键技术攻关、科研平台建设、国际化合作等课题。项目全部完成，已获得国家技术发明专利授权70项，制定国家药品技术标准22项，获得省部级以上科技奖励32项。在国家发展改革委员会、科技部、财政部等“重大新药创制”国家科技重大专项组织的验收打分和加权积分，均位居全国第一位。

（3）承担国家重大科技项目数量达到历史上最多，省财政匹配资金到位率最高。仅就2011年的统计，山东省科学技术厅组织有关单位认真学习《“重大新药创制”科技重大专项“十二五”计划2012年新增课题申报指南》，积极组织申报课题，协调业内知名专家进行申报指导，获得“重大新药创制”科技重大专项项目22项，争取国拨经费总计7356.61万元（不含国家综合性新药研发技术大平台和国家创新药物孵化基地建设经费）。山东省科学技术厅积极协调山东省财政厅，为国家项目争取省财政匹配资金6000万元以上。

（4）“重大新药创制”国家科技重大专项评估组高度评价山东省委、山东省人民政府对加强医药创新体系建设的重视和扶持力度。一是国家科技重大专项监督评估组对山东省委、省政府3年出台8个加快医药创新与产业发展的政策性文件给予了高度评价，认为重视程度居各省之首。二是顺利获得国家滚动支持。2011年6月18日，山东省科学技术厅翟鲁宁厅长率国家新药研发大平台项目共建单位有关负责人等一行参加了在北京举行的课题总结答辩评估，专家组对山东医药产业的雄厚产业基础和科技需求给予充分肯定。

（5）政策文件推动了引进医药研发高端人才，共引进千人计划、长江学者、泰山学者、泰山学者—药学特聘专家30多人。推动了本土医药研发人才成长，例如，山东大学药学院当年编写国家综合性新药研发技术大平台的4位主要科研人员、教授，在经历过申报国家重大科技项目申报的训练后逐渐成熟，先后都主承担了1000万元以上资金支持的国家重大科技计划项目。再如，一批医药企业加大了对药物研究院建设，加大了对医药研发的资金投入，在新药技术创新联盟专家指导下，有些没有科研活动的医药企业从此学会了科学研究，由过去的委托科研发展到现在的自主科研。例如，山东省人民政府批准首批选聘的10位“泰山学者—药学特聘专家”中，有2人入选国家“千人计划”，1人为国家杰青基金获得者。他们共获得省部级以上科技奖励18项，包括1项国家自然科学二等奖，发表论文339篇，授权发明专利22项。“泰山学者—药学特聘专家”专项建设工程在海内外引起了反响。一是调动了大平台共建单位选拔人才的积极性。山东大学在网站上提出了优惠条件，为大平台选聘“泰山学者—药学特聘专家”；二是许多产业化示范企业董事长亲自到大院大所去挖人才。如齐都药业的董事长亲自到中国药科大学和清华大学去洽谈；三是省外、海外药学领域专家积极应聘。如在美国加州大学的王爱军博士曾两次回国等待第二批答辩，如果被选聘为“泰山学者—药学特聘专家”，就放弃国外副教授的岗位来山东大学做全职“泰山学者—药学特聘专家”；四是媒体广泛传播，科技日报、大众日报、科技部网站等媒体都做了报道；五是国家重大专项办公室在来山东督查国家综合性新药研发技术大平台建设进展时，对山东省启动“泰山学者—药学特聘专家”的举措高度赞扬。

9.2 拟定促进医药创新体系建设政策应当考虑的指导思想和基本原则

（1）指导思想。坚持以马克思列宁主义、毛泽东思想、邓小平理论、“三个代表”重要思想、科学发展观和习近平新时代中国特色社会主义思想为指导，以科技自立自强、科技自主创新为主线，以降低医药科技创新产业成本和出大药、出新药、出好药为目标，拟定契合山东实际的促进政策，优化医药创新发环境，重点医药企业，凝聚医药科技人才，大力发展医药经济，为发展战略性新兴产业，将山东省建设成为医药科技强省做出贡献。

（2）基本原则。拟定加快医药创新体系建设的促进政策，应当坚持遵循以下原则：一是有利于医药创新体系健康发展的原则；二是有利于对医药创新体系建设长期持续支持的体制机制；三是有利于医药科研人员发挥作用的原则，建立奖勤罚懒的机制，加大对做出贡献的人员的激励；四是有利于以医药创新体系建设促进医药产业协同发展原则；五是有利于医药企业和医药科研人员、企业家创新创业的原则，为培育2000家中小微医药生产企业积蓄力量；六是有利于与省外、境外进行科研合作的原则，有利于引进医药大企业甚至是超大型企业的原则；七是有利于科技自立自强自主创新的原则。坚持继承和创新相结合，坚持用高新技术改造传统医药工业，坚持医药工业生产与流通数字化、智能化发展；八是有利于医药产业聚集发展原则，科学规划医药产业密集区，鼓励建设创新药物孵化基地。

9.3 继续加强医药创新体系及其促进政策的研究

在山东省人民政府《关于加快医药科技创新体系建设的意见》（以下简称《意见》）执行情况调研的基础上，进一步完善该《意见》。一是优化完善推进国家综合性新药研发技术大平台和国家创新药物孵化基地建设发展的规划。将济南国家综合性新药研发技术大平台中心区打造成环渤海区域的医药研发中心区。13个单元技术平台全部建成投入使用，成为新药创制公共服务平台；二是科学规划建设济南市、潍坊市、烟台市、菏泽市、临沂市、淄博市等医药产业密集区，创建研发基地，构建医药产业链与创新链密切结合的医药产业集群。三是继续做大做强“国家综合性新药研发技术大平台产业化示范企业”，通过项目基地人才一体化的引导机制，促进医药企业承接15个综合性国家新药研发技术大平台的创新医药项目来山东进行产业化；四是优化推动医药制造业发展的优惠政策，包括但不限于不断加大对建设医药科技创新体系的财政投入政策，促进对医药企业投融资的政策，税收优惠政策，土地优惠政策，研究开发投入加计扣除政策，科研捐款优惠政策，克服性质壁垒的政策，降低企业、科技人员创新创业成本的政策、购买国外先进科研仪器设备免税政策等；五是继续完善对医药创新体系建设的领导体制，在发挥多层级管理积极作用的基础上，更多利用市场机制推动医药创新体系建设成为各级党委政府、企事业单位的自己行动。

9.4　继续加强医药科技人才政策的调查研究

借鉴山东省人才工作领导小组《关于印发〈山东省“泰山学者—药学特聘专家”专项建设工程实施细则（试行）〉的通知》实施以来的经验教训，强烈建议设立医药科技创新人才专项，并制定更加有力的优惠政策。包括人才待遇政策、人才科研经费政策、人才生活环境优化政策、人才科研产出评估与奖惩政策、子女教育优惠政策等。建议围绕人才引进与使用设立山东省重点研发计划项目，尤其是在重点项目政策方面，对在国家综合性新药研发技术大平台及其产业化示范企业、国家创新药物孵化基地及其单元技术平台上引进的人才进行加分评审，确保高端人才优先获得支持，并按照新药研究阶段分段予以支持，支持强度能够满足完成科研任务。

9.5　继续加强促进中医药现代化发展的政策研究

山东省的中药现代化基地省建设方面走在全国各省市前列，中药科学研究基础较好，中药材种植基地建设、中医药教育、中药产业发展等都具备相当的基础，尤其是承担科学技术部中药现代化基地省建设项目，取得了好成绩。一是高水平规划中医药现代化基地省建设规划，继续培育中药现代化科技产业示范园、中药科技企业孵化器、国家工程研究中心和中药流通市场，建成国家中药现代化科技产业（山东）基地、中药科技成果转化体系和北方最大的中成药、中药材、中药饮片的集散地，实现中药产业增加值和效益的增长速度高于全国平均水平的发展目标。继续优化现代中药研究开发体系，整合高等院校、科研机构、中药企业、投融资结构等多方面的资源，通过创新机制，构筑中药现代化的技术支撑体系，推出一批符合《中药临床前实验研究规范》的科研机构；建成若干个符合《中药临床研究规范》的中药新药临床试验研究基地、符合《中药临床前实验研究规范》的新药安全评价中心和省级中药科技信息文献中心。建立中药防治呼吸道传染疾病的药物治疗规程和药物有效性快速发现技术。建立中成药生产体系和符合《中药材种植规范》的中药材种植基地。加强中药质量控制方法研究，继续建立健全中药质量控制的技术标准体系；二是加强对纳入山东省医药科技创新体系建设的中药科技创新平台和单元技术平台建设，提高对中药材规范化种植、中药饮片炮制、中药新药开发、中药工程技术、复方中药筛选、药效评价、安全性评价、配方颗粒制备规范化工艺、中药生产技术、工艺和质量控制等方面的创新能力；三是在培育山东省中药名牌产品和品牌中药企业，形成若干个各具特色、产值规模100亿元以上的中药企业集团方面持续发力，中药现代化示范企业稳定增长；四是优化促进中医药产业发展的优惠政策和措施，包括但不限于对省市级中医药现代化科技示范企业给予高新技术企业的优惠政策，按照省属科研院所待遇享受引进科研仪器和生产设备减免关税、进口环节增值税等政策。中成药进入医疗保险用药、基本用药等目录。对中医药发明专利的奖励政策等。五是在山东省人民政府医药科技创新平台建设协调小组的框架下，加挂山东省中医药现代化工作协调小组牌子，统筹领导中医药现代化发展和特殊政策落实，努力突出山东医药创新体系的中医药特点。

参考文献

[9-1] 山东省科技厅．山东省人民政府出台《关于加快医药科技创新体系建设的意见》．科技部门户网站，www.most.gov.cn. 2011年1月12日．

[9-2] 山东省人才工作领导小组．“泰山学者—药学特聘专家”建设工程实施方案．

第10章　山东省医药创新体系建设成效与经验

本章重点阐述医药创新体系构建前后医药科技创新和医药产业发展情况，取得的成就，以及主要经验。文中引用数据来源于相关统计年鉴和媒体报道，少数数据统计口径不同，例如有的用主营业收入、医药制造业总产值，也有的用生物医药。后者的范围可能包括生物技术产品，但仍然可以分析医药经济发展趋势，印证建设成效，因此引入作为实证说明。凡作比较的数据，一般引用相同统计口径文献，特作说明。

10.1　加强顶层设计，构筑了科学合理引领未来的山东省医药科技创新体系

以2010年山东省全面启动医药创新体系建设为界，此前山东省医药创新工作，类似于“散养”状态，大学、科研院所、医药企业科技人员根据自己的设想自发申请项目，国家财政和省财政支持科研经费较低，课题申报成功率较低。例如，2006年，山东省省级财政支出用于医药科研的科技三项经费每年仅400万元。2010年之后，山东省进入医药经济发展与创新体系建设步入快车道，山东省科学技术厅组织驻鲁高等学校、科研院所、医药企业，联合外省企事业单位申报国家重大科技项目，实施省级重大科技计划，国家和省两级财政支持科技经费每年超过亿元。作者当年带领一个团队，对2010年之前山东省医药产业发展经验进行总结，通过调查研究找准了制约山东省医药产业发展的短板，按照问题导向原则提出了对今后一个时期建设医药强省的规划，由山东省科学技术厅提报山东省人民政府，经过省直相关部门会签同意，

山东省人民政府出台了《关于加快医药创新体系建设的意见》[10-1]。意见按照“多点布局、集成优势、结盟发展、辐射带动”的发展思路，以基地建设项目为引擎，以济南、青岛、潍坊、烟台、淄博、菏泽为基地，搭建了山东省医药创新基地和山东省医药创新体系的整体架构，包括医药创制体系、医药成果转化孵化体系和新药产业密集区等。山东省医药创新体系建设思路明确，发展路径和采取的措施可行，引导了医药经济创新发展。

山东省医药经济发展增速在全国各省市一直属于较快的，始终保持在全国第一名，也有过第二名。山东省医药制造业主营业收入由2010年的1564亿元，提高到2018年的2678亿元，增加71.2%。截至2019年，山东省医药制造业总产值达到4524.7亿元，占全国比重的13.2%；医药制造业规模以上企业数量达到761家，占全国的10.2%[10-2]；齐鲁制药集团、鲁南制药集团等13家企业进入全国药企百强，数量全国第一。上市生物医药及相关企业54家，位居全国第6名[10-3]。据《大众日报》报道，2020年山东省规模以上医药工业企业616家，实现营业收入2783亿元，同比增长10.2%；实现利润总额469.2亿元，同比增长34.2%；完成出口交货值268.5亿元，同比增长36.2%[10-4]。

六个基地建设市的医药工业产值由2012年的1100亿元、占全省的近一半，增加到2018年的1511亿元[10-5]—[10-9]，比2012年的医药工业产值增加37.4%，超过了山东省医药工业产值的半壁江山（占全省56.4%）。在济南市、青岛市、淄博市、烟台市、济宁市、临沂市、菏泽市建成七大医药产业集群。在济南市、淄博市、威海市、烟台市、青岛市、济南市、泰安市等建设成七大医疗器械产业群。打造了包括原料药、化学药物、生物药物、海洋药物、中药、高端置介入材料、医疗装备、医药辅料、医药包装材料、制药装备等覆盖全产业链的医药产业体系[10-4]。综上所述，可以看出医药创新体系建设对医药经济发展起到了重要推进作用。

10.2 国家综合性新药研发技术大平台超额完成建设任务

根据国家综合性新药研发技术大平台建设规划和与国家签订的目标

任务，大平台建设分三期进行：一期建设（2009年）是在现有的基础上进行完善和提升，已经基本完成。同时启动大平台中心区建设；二期建设（2010~2015年）重点是建设大平台中心区，启动条件具备的基地建设计划，加快发展“大平台产业化示范企业”。三期建设（2016~2020年）是完善医药科技创新体系建设。

一期建设主要目标是确保完成国家大平台建设任务，共建单位合计投入4000万元自筹经费，单元技术平台建设取得成效。山东大学牵头的新药筛选单元平台、药物安全性评价单元平台、药代动力学单元平台建设方案目前正继续加强基础条件建设，利用国家“千人计划”政策分别从美国和英国引进了三位医药研发高端人才，药物安全性评价单元技术平台已通过了国家GLP认证。中国海洋大学牵头的先导化合物发现和优化单元平台实验室，总面积达7800平方米，化合物库容量达2000个，发现先导化合物4个，3个一类创新药物正在进行临床研究，发表学术论文440篇，其中SCI、EI收录论文达248篇，获授权国家发明专利26项。山东省药学科学研究牵头的新制剂与新释药系统单元技术平台针对仪器设备、基础设施等方面加大投入，目前该平台仪器设备总价值2600万元，建立了“难溶药物的增溶技术”“微量药物制剂制备技术”“即形凝胶技术”“双层贴片技术”“口服缓控释技术”等具有自主知识产权的技术体系，已经实现注射剂、冻干粉针等多种剂型的数百种新产品的开发，进行了20余种缓控释、靶向制剂的研究和开发。获得新药证书7个，获得新药临床批件且在临床研究中共27项，已经完成临床研究申报生产的品种共10项以上，其中4项取得自主知识产权。正在进行研究的候选药物8项，其中7项取得自主知识产权。山东省医学科学院牵头的药效学单元技术平台建立了较为完整的人类重大疾病动物模型和药效学评价技术体系，建立了以心脑血管和抗肿瘤药物为主要研究方向的药效学评价方法及评价系统，开展了多种药物临床前的药效评价工作，承担新药研究开发的药效学评价横向联合项目300多项，其中合作项目中已获新药证书60多个。山东中医药大学和山东省中医药研究院牵头的“中药创新平台”，按照已制定的建设方案，加强了基础设施建设，开展了新药研究工作。

2012年，“重大新药创制”国家科技重大专项组织专家验收，山东省在全国15个综合性新药研发技术大平台中位居第11名，与第10名的中国中药研究院相差 0.01 分。经过山东省相关医药科技人员及其项目承担单位共同努力，国家综合性新药研发技术大平台建设项目终于取得了一定进步。

10.3 统一认识，构建了推动医药创新体系建设的组织保障体系

山东省委、山东省人民政府高度重视战略性新医药产业发展，坚决支持通过建设医药科技创新体系做强做大医药产业。省直相关部门和相关市地统一思想，一致认为借“重大新药创制”国家科技重大专项的东风，建设山东省医药创新体系，是培育山东省战略性新医药产业的历史性机遇机遇。

山东省科学技术厅组织力量，加强国内外调查研究，认真分析山东医药科技创新与产业发展实际，顶层设计，精心策划，高水平规划，高效组织实施，凝聚全省力量，着力构建了组织保障体系。山东省委、山东省人民政府主要领导和分管领导都先后做出批示、指示，由李兆前、王随莲两位副省长调度国家综合性新药研发技术大平台的申建工作。在 2010 年、2011 年、2013 年山东省人民代表大会上，连续三年将国家综合性新药研发技术大平台建设列入省政府重点建设的科技创新平台，写入了《山东省人民政府工作报告》。山东省人民政府为此专门成立了“山东省重大新药平台建设协调小组”，山东省科学技术厅、山东省财政厅、山东省发展改革委员会、山东省工业与信息化厅等 14 个省直相关部门和相关市都支持这平台建设。济南市政府成立了济南市重大新药创制平台建设领导小组。济南高新区设立了“山东省重大新药创制平台服务中心”。青岛、淄博、潍坊、威海、临沂、菏泽等市人民政府也分别成立了相应的领导机构和建设机构。国家综合性新药研发技术大平台建设骨干单位——山东大学、中国海洋大学、山东省医学科学院、山东省药学科学院和山东中医药大学联合，先后成立了理事会、专家委员会。规划的各单元技术平台参加建设单位成立了建设工作办公室。很快就形成了政府、主管部门、参建单位齐抓共管的组织保障体系，为大平台建设奠定了基础。

10.4　措施得力，构筑了推动医药科技创新体系建设的政策保障体系

山东省人民政府、山东省人才工作领导小组等连续出台了8个推动医药创新和产业发展的政策性文件，着力构建了一个有效的、具有可操作性的促进医药产业创新发展的政策保障体系。山东省委、山东省人民政府为了组织实施“重大新药创制”国家科技重大专项和培育新医药产业，从2009年开始年，连续出台《山东省中药产业调整振兴指导意见》《山东省医药工业调整振兴指导意见》《山东省人民政府关于加快医药创新体系建设的意见》《“泰山学者—药学特聘专家”专项建设工程实施方案（试行）》等8个政策性文件。其中，《山东省人民政府关于加快医药科技创新体系建设的意见》，提出以建设大平台和国家山东创新药物孵化基地（简称基地）为突破口，举全省之力，以“整合、提升、拓展”为主线，以“一个中心区、六类研发孵化基地、三十个创新团队、二十个示范企业和三个新药产业密集区”为重点，构筑山东省重大新药创制体系和重大新药成果转化体系。规划到2020年，逐步建成运行机制科学、技术链与产业化链密切衔接、区域相对集中、服务能力完善、具有国内先进水平并能够支撑医药产业快速发展的医药科技创新体系，形成鲁中、半岛、鲁南新药产业密集区。在济南高新区建设29万平方米以上的大平台中心区，包括新药创制公共服务平台、中试车间、生物医药重点实验室和生物医药企业孵化器。这个区建成国家验收时达到60万平方米，集研究开发、成果转化、企业孵化一身，成为山东省重大新药研究开发中心区；建设生物药与化药创新基地、海洋新药创新基地、中药创新基地、实验动物基地、新药临床研究基地和新药成果转化基地；依托齐鲁制药、绿叶制药、鲁抗辰欣、东胶集团、荣昌制药、山东先声麦得津制药、瑞阳制药等50个医药大企业，培育与单元技术平台密切结合的“大平台产业化示范企业”，积极参加15个国家大平台新药科技成果的转化。在此基础上，拉动建设鲁中、鲁南、半岛3个新药产业密集区，形成较为完整的新药创新体系架构，建设成山东省医药科技创新体系。

10.5 强补短板，催生出以“泰山学者—药学特聘专家”专项建设工程为主体的医药创新人才保障体系

为解决山东省医药高端人才缺乏问题，山东省委组织部、山东省科学技术厅报经山东省委、山东省人民政府同意，山东省人才工作领导小组印发了《“泰山学者—药学特聘专家”专项建设工程实施方案（试行)》，利用“泰山学者”人才品牌，为大平台、示范企业和基地增设30个“泰山学者—药学特聘专家”人才岗位，引进和培育30名左右的高端人才，组建30个医药研发团队。到2013年，山东省人民政府办公厅总计批准设立22个“泰山学者—药学特聘专家”岗位，引进了省外境外“泰山学者—药学特聘专家”19位，本省培养3位。他们同时承担山东省科技攻关计划项目，带着科研任务上岗，研究开发出一批医药生产新技术、新型药品辅料、国家一类新药、医药大品种，为山东省医药经济发展奠定了良好的基础。

10.6 项目引领，引导带动全省资金投入百亿元发展新医药产业群

山东省科学技术厅与山东省财政厅、山东省卫生与计划生育委员会、山东省教育厅等单位积极配合，在相关市地的大力支持下，为山东省争取“重大新药创制”国家科技重大专项“十一五”专项支持经费3.57亿元，带动全省政府、事业单位和企业投入了156亿元[10-10]，用于培育新医药战略性产业，重点用于国家综合性新药研发技术大平台中心区建设和4个医药创新基地建设。一是总投资12亿元，规划建筑面积29万平方米的国家综合性新药研发技术大平台济南中心区和国家创新药物（济南）孵化基地，时任山东省省长、济南市委书记、分管副省长等省市领导参加了奠基仪式，建成后的国家综合性新药研发技术大平台的聚集度和公共服务能力都得到显著增强。二是总投资60亿元的

国家创新药物（烟台）孵化基地——山东国际生物科技园已经建成运行，全国人民代表大会副委员长桑国卫院士等领导参加了当年的奠基。园区建设初期就有25家境内外的医药科研机构入驻，发展到2020年，烟台生物医药企业总收入达到1006亿元。建有省级以上生物医药科技创新平台71个，其中国家重点实验室1个，国家企业技术中心1个[10-11]。生物医药园区内大学、科研机构和医药企业承担“重大新药创制”国家科技重大专项、国家“863”计划、国家科技支撑计划等重大专项20余项，申请国内发明专利400余件，新增了90多个医药科技成果，6家医药企业入围中国医药行业百强榜，2家企业获评“2020年度山东省瞪羚企业”。荣昌生物股份有限公司在香港成功上市，成为山东省市值最大的上市制药公司。绿叶制药股份有限公司在新加坡上市，成为创新型医药高新技术企业。三是投资5亿元的国家创新药物（潍坊）孵化基地投入运营，时任省长、分管副省长等省领导多次考察调研，协调解决建设过程中遇到的问题。四是菏泽省级创新药物孵化基地2011年完成投资65.3亿多元，聚集36家医药生产企业[10-13]。五是专项引导20家大平台产业化示范企业研发投入16.63亿元。

10.7 做大做强，拉动山东省医药产业高速发展

以“重大新药创制”国家科技重大专项为纽带，经过山东省科学技术厅精心组织，在省直部门和相关市地大力支持下，山东省实现了科技产融合创新，支撑医药产值连续保持高速增长。在2010年，全省规模以上医药企业（当时年产值500万元为规模企业）达到761家，完成销售收入1691亿元，同比增长26.56%；实现利税251亿元，同比增长32.4%；实现利润171.1亿元，同比增长31.17%。医药企业的销售收入、利润和利税等3项主要经济指标均居全国首位，连续多年全国第一，成为山东经济发展最有活力的行业之一。医药行业营业利税率为24.95%，明显高于工业行业的平均水平17.64%，高于轻工、化工、机械、冶金、纺织、电子信息产品制造、建材等支柱行业。到2018年，山东省规模以上医药企业（年产值2000万元）716家，主营收入达到

2678亿元，比2010年增加近1000亿元，利润384亿元，比2010年翻了一番。其中，2018年烟台基地规模上医药制造业企业120家，生物医药产业实现总收入833.18亿，同比增长13.3%。全国医药工业百强企业（绿叶投资集团）1家[10-9]。到2020年，烟台基地生物医药企业总收入就达到1006亿元，有6家企业入围中国医药行业百强榜[10-11]。荣昌生物制药（烟台）股份有限公司强化医药科技自立自强，自主研发的获得国家药监局附条件批准抗体偶联（ADC）新药“注射用纬迪西妥单抗”，为胃癌精准靶向治疗开辟了全新路径，为第一个中国医药企业自主创新的结晶。再如，国家创新药物（济南）孵化基地在10年前，有生物医药科技企业123家，销售收入73亿元。10年后的2020年，济南依托国家创新药物孵化基地打造出“济南药谷”和生命科学城，孵化、引进2000多家生物医药企业，销售收入超过1000亿元，聚集成医药企业群。生物医药企业共有12个一类创新药物进入Ⅰ、Ⅱ期临床试验，有13个一类新药正在积极申报临床试验。[10-9]。齐鲁制药集团有限公司、华熙生物科技股份有限公司、福瑞达制药有限公司、银丰生物工程有限公司、济南轩竹医药公司等一批医药企业壮大成长。

培育了一批高成长性企业。山东省依托“重大新药创制”科技重大专项重点培育的20家大平台产业化示范企业呈现快速增长之势。通过新药创制、药物大品种改造、医药生产关键技术突破、医药产品质量控制技术提升等科技计划项目培育等措施，解热镇痛类、抗感染类、心脑血管类、糖尿病类、抗肿瘤类等原料药及制剂产品走向规模化，成为我国乃至全球重要生产基地。齐鲁制药集团有限公司、瑞阳制药股份有限公司、鲁南制药集团有限公司、新华医药股份有限公司、罗欣药业集团有限公司等16家企业进入医药工业主营业务收入全国前100位；菏泽步长制药股份有限公司、东阿阿胶股份有限公司等13家企业进入医药工业利润总额前100位。例如，齐鲁制药集团有限公司2010年销售收入愈50亿元，利润13.3亿元，在中国医院用药销售排行中列第4位（内资企业列第1位）；12个品种国内市场占有率排前三，其中用于治疗血管性或外伤性中枢神经系统损伤的单唾液酸四己糖神经节苷脂（GM1）年销售额达到10亿元，居全国第一位。瑞阳制药股份有限公司是全国最大的头孢类原料药生产基地之一，拥有全国最大的单车间粉针和冻干粉针生产线，2010年实现销售收入45.6亿元，利税6.4亿元。

到2020年山东省有全国医药利润百强企业8家，他们是第5名山东东阿阿胶集团股份有限公司（83874万元）、第11名新华鲁抗药业集团有限公司（51607万元）、第31名山东鲁抗医药集团有限公司（18028万元）、第40名山东潍坊海王医药有限公司（12454万元）、第62名鲁南制药股份有限公司（8701万元）、第77名山东威高集团有限公司（7000万元）、第80名齐鲁制药有限公司（6948万元）、第85名山东凤凰制药股份有限公司（6310万元）[10-14]。

10.8　强化科技，推动医药企业全力提升科技创新能力

一是新药创新步伐不断加快。据统计，自2008年实施“重大新药创制科技”国家科技重大专项计划以来，在山东省科学技术厅强有力的组织下，在山东省财政厅、山东省卫生与计划生育委员会等省直部门通力合作下，山东省高等学校、科研机构和医药企业等共获得国家支持项目39项（含第三批），国拨经费2.6亿元。二是成效显著。通过积极承担“重大新药创制”国家科技重大专项等科研任务，山东生物医药的自主创新能力显著提高，在培育医药新的增长点上实现了新跨越。前三年就获得国家批准新药证书226件，临床研究批件483个。其中，一类新药证书9个、一类新药临床研究批件12个，还有7个一类新药临床研究申请获得国家受理，有10个一类新药将要完成临床前研究，还有20个以上的一类新药处于临床前研究阶段。截至2020年底，山东省生物医药高等学校、科研院所、医药企业等获得了14873件国内发明专利，授权数量位居全国排名第六，与医药创新企业百强排序一致。进入药物临床试验的项目达到1008个，位居中国全国排名第五位。国家食品药品监督管理总局受理的国家一类新药、国家二类新药的数量为2480件，获得药品生产批件的药品为9745件。有94个仿制药品通过了国家食品药品监督管理总局认可的一致性评价，上市的二、三类医疗器械数量达到4942件[10-12]。比“重大新药创制”国家科技重大专项实施前都有显著增加。三是取得了一系列新药研发重大科技成果。例如，获得山东省最高科学技术奖的医药专家超过1/3，包括管华诗院士、谢立

信院士、张运院士、凌沛学院士、史伟云、陈子江院士、赵家军和赵志全等八名医药专家。共有15项重大新药科技成果获得国家科技奖励二等奖以上，20项重大新药科技成果获得山东省科技进步一等奖奖励。其中，2009年度管华诗院士领衔完成的“海洋特征寡糖的制备技术（糖库构建）与应用开发”项目获得国家技术发明一等奖，该成果在海洋特征寡糖关键制备技术与方法及海洋药物开发方面，取得了众多重要突破，是海洋药物研究领域的标志性成果。四是创新型医药科技企业稳步增加。齐鲁制药集团有限公司、鲁南制药集团有限公司、绿叶制药集团有限公司、瑞阳制药股份有限公司、东阿阿胶股份有限公司、荣昌生物工程有限公司、辰欣药业有限公司等骨干企业在“十一五”期间均承担了“重大新药创制”国家科技重大专项的项目任务，开发出了一批具有自主知识产权的新药，例如，2010年，山东省共申请1类新药临床研究13个。其中鲁南制药公司共承担了专项课题10项，全年共获得3个新药生产文号，取得临床批件8个，正在开展或已经完成临床试验的品种24个，完成申报生产的品种8个，完成临床申请的品种15个。齐鲁制药有限公司承担专项课题4项，共申请发明专利44项，获得专利授权17项，获新药证书11项，临床批件8项。绿叶制药股份有限公司累计承担专项课题11个（含子课题），已上市的注射用紫杉醇酯质体－力扑素® 累计销售收入20亿元，是国内销售额最大的酯质体产品，在靶向酯质体药物制剂的研究和产业化开发方面处于国内领先水平。共申请专利30项，授权发明专利47项，其中含国际发明专利1项。2011年3月荣昌生物有限公司1类新药“注射用重组B淋巴细胞刺激因子受体—抗体融合蛋白”获得I期临床研究批件，获得专项滚动支持，到2020年，该药物被国家食品药品监督管理总局批准有条件上市。依据E药经理人在“2019中国医药企业家科学家投资家大会”上公布了“中国医药创新企业100强”榜单[10-14][10-16]，山东省有5家医药企业荣登“创新100强”榜单，位居全国第六。他们是绿叶制药集团有限公司（第8名，烟台）、齐鲁制药集团有限公司（第14名，济南）、鲁南制药集团有限公司（第21名，临沂）、荣昌制药有限公司（第24名，烟台）、绿叶制药集团有限公司（第43名，烟台）、罗欣药业公司（第67名，临沂），还有在山东省设立子公司的石药控股集团有限公司（烟台）、科兴控股生物技术有限公司（济南章丘）、先声药业集团（先声麦得津公司，烟台）、科伦药业集团（滨州）。从这些创新企业在各省市的分布分析，中国医药创新企业100强前五名是上海市有22家、江苏省有17家、北京市有12家、浙江省有9家、广东省有8家。排在第六名的山东（5家本土+4家引进），反映出其创新能力在稳步提升。但是与紧随其后的湖北省（4家）、河北省（4家）、四川省（4家）和天津市（4家）的实际差距并不大。

医药生物技术有显著进展。山东省的医药研究和产业，在国内具有一定的影响，尤其是生化药物居国内前列。基因工程药物、蛋白质工程药物、生化诊断试剂及技术、现代医疗技术等取得了显著成绩。山东省已经掌握了心血管介入性治疗—经导管动脉壁转基因疗法。已经开发成功的基因工程药物：细胞集落刺激因子（CSF）、干扰素α-2b等、人促红细胞生成素（EPO）、基因重组人表皮生长因子（EGF）、纤溶酶原激活剂（tPA）、多肽药物亮丙瑞林、钙素、蛋白质工程药物白细胞介素-2、-6（IL-2、-6）等。TK细胞逆病毒载体和反义HBV等治疗乙肝、肿瘤的基因工程药物已进入后期研究阶段。

中医药学的现代化研究取得了全面进展。以现代科学技术尤其是分子生物学理论及其技术指导中医学基础理论研究：阴阳实质、藏象实质、经络实质、证的实质等，已经立足于检测环核苷酸cAMP、cGMP和cAMP/cGMP变化的分子水平之上。研究中药对肝基因表达的影响，如研究了8种单味药和5种复方制剂，把中药学研究引入分子水平。已经成功地从植物提取了抗癌放疗增敏新药马蔺子素，并成为山东省的独家产品。以中药有效成分为先导经结构改造的抗心律失常药86017已经成功。在中药冬虫夏草的深层培养技术成功的基础上，进一步研究应用虫草酸、虫草素和虫草多糖等有效成分。高等真菌中不乏名贵珍稀中药材，山东的灵芝、虫草等有的已经应用，大多亟待开发。

山东省生化药物居国内领先水平的项目数量虽然不多，但总体水平仍居前列。中国药典收载生化药物30余个品种，山东实际能生产10种；卫生部颁布标准的生化药物9种，山东能生产5种；卫生部分别批准的生化药物7种，山东生产4种；全国地方标准原收载的生化药物100种以上，其中较好的品种山东都能生产。山东省在国内领先水平的生化药物有：肝素钠、玻璃酸钠、鱼油多不饱和脂肪酸、深层发酵冬虫夏草以及辅酶A等。

10.9 聚集发展，推动了区域医药经济组团发展

借“重大新药创制”国家科技重大专项的东风，带动了山东省医药产业呈聚集式发展。济南市、潍坊市、烟台市、菏泽市和青岛市等市地党委、政府不断优化对医药科技产业的规划布局，并通过财政资金等政策吸引其他资金，投巨资搭建了医药创新的公共研发平台。同时，通过招商局、医药科技园区等开展大力开展招商引资活动，有力地促进了本地的医药产业实现聚集发展，形成了区域医药科技创新的山东亮点。

济南国家高新技术产业开发区打造“中国药谷”。位于济南高新区的济南孵化基地通过内生孵化高成长性企业和外延招商引进国内外知名医药大企业，培育和打造生物医药产业的企业创新集群。目前基地拥有生物医药企业 126 家、1.3 万平方米的高层次人才新药研发基地、2.2 万平方米的高层次人才新药孵化基地等。引进了国家级平台转化项目 100 项，引进孵化企业 200 家，完成科技成果转化 1000 项。“十三五”末，济南医药园区医药企业主营业收入超过 1000 亿元。

潍坊国家高新技术产业开发区设立的生物医药科技园正在迅速崛起。潍坊高新区利用区域优势，由潍坊市政府出资 5 亿元建设的生物医药创新平台，购置了一批世界一流的大型生物医药研发设备，作为潍坊市内高技术企业的共享资源，大大提高了生物医药领域的研发水平和自主创新能力。园区已经聚集医药企业 110 多家；引进创新创业人才 200 多人，包括以郑中立、曹杰等泰山学者为代表的归国留学博士 50 多人；正在研发的国家三类以上新药 30 多个，20 多个新品种已经进入临床；承担国家重大新药创制专项 11 个。

山东国际生物科技园建成国内一流的生物科技创新基地。山东国际生物科技园位于烟台高新区核心地带，规划占地 1046 亩，包含科技研发区、生活配套区和滨海度假区三大区域。该园区创新思维，积极探索，率先在国内实施了“政府主导、企业化运作、高度市场化运营”的运营模式，目前已有国内外的 25 家研发机构入驻。到 2020 年，引进 100 家国内外知名企业研发中心、100 家国内外知名科研院所研发中心

(实验室)、300 家生物技术公司，开发 10 个国际知名品牌产品、100 个拥有自主知识产权的上市产品、200 项国际领先的科技成果、5000 项以上国内国际专利，吸引 10 位国际生物科技领域知名科学家、20 位国内生物科技领域一流科学家、200 位国际国内生物科技领域学术带头人。烟台市还研究编制了《生物医药“链长制”工作机制实施方案》《关于推动生物医药产业园区特色化发展的实施方案》等一系列政策措施，紧抓烟台自主研发创新药品上市契机，以打造国际生命科学创新示范城市为目标，以构建产业垂直生态体系为主线，实行“一链长、一园区、一链办、一基金、一联盟、一平台”生物医药产业链长制工作机制。围绕创新药物等八大细分领域，加强产业链建链、延链、补链、强链，加速建设生命科学创新引领核心区、高端药械集聚发展区、生命健康融合发展示范区、高端原料药绿色承载区，力争到 2025 年，全市生物医药产业主营业务收入突破 5000 亿元，产业整体实力和创新能力大幅跃升[10-9]。

菏泽省级创新药物孵化基地按照建设成为“医药谷”的目标持续发力。累计入住医药生产企业 36 家，拥有全国百强制药企业 2 家，产品涵盖中药、西药、原料药、制药设备等十大门类、千余品种，形成了集研发、生产、销售、物流等于一体的完整产业链条。拥有山东步长制药集团有限公司、华信制药有限公司、健民制药有限公司、睿鹰先锋制药有限公司、润泽制药有限公司、方明制药有限公司、立海润制药有限公司等一批骨干企业，其中，步长制药有限公司和睿鹰制药有限公司跃居全国制药企业百强。2010 年，实现产值 90 亿元，占区域总产值的 78.2%，成为当地支柱产业菏泽市将医药产业作为支柱产业进行培育。2016 年，高新区内医药及关联产品生产经营企业总数超过 60 家，主营业务收入达到 600 亿元[10-13]。

10.10　协作创新，组建了技术链与产业链一体化的“山东省新药产业技术创新战略联盟”

组建技术创新联盟，构建产学研合作新机制。以山东省重大新药创制平台服务中心为牵头单位，以国家新药大平台为基地，以山东大学、中国海洋大学等科研单位为技术依托，吸收齐鲁制药集团有限公司、鲁南制药集团有限公司、绿叶制药有限公司等20家制药企业参加，组建了山东省新药产业技术创新战略联盟。山东省科技厅批准这些企业为国家综合性新药研发技术大平台产业化示范企业，发展成为大平台建设主体。目前，编制了联盟技术合作路线图，围绕医药产业技术创新的关键问题，组织联盟单位开展联合科技攻关，促进提升平台的服务水平和平台成果的转化能力，加快平台成果的转化和产业化进程。同时，做好承接其他14家大平台新药成果转化的对接工作。

10.11 创新链接，践行了“项目、基地、人才”一体化机制

山东省科学技术厅创新人才、项目和基地建设的链接机制：一是通过泰山学者—药学特聘专家引进培养高端医药科技创新人才到医院创新基地和医院科技企业从事科研工作。二是对泰山学者—药学特聘专家申报山东省重大科技项目，设立增加人才分值的评分机制，使泰山学者—药学特聘专家都能够牵头承担1000万元以上的医药重大科技项目，有效地解决了研发资金和成果转化资金短缺问题。三是山东省医药重大科技项目重点落脚在国家创新药物孵化基地、省级创新药物孵化基地，推高了基地的创新活动。这个机制在当时有效地解决了项目、基地、人才分属于不同处室管理，互不关联，形不成联动的问题。使资金、人才向医药创新基地聚集的设想得以实现。项目持续对“十一五”、“十二五”、“十三五”重大新药创制国家科技重大专项项目进行总结，组织“十四五”国家和省新药研发建议项目，争取更多的高校、科研单位和企业参与到国家重大专项中。组织山东省自主创新行动计划，医药项目通过大平台统一申报、统一整合、形成技术链与产业链相衔接的产学研新药创制体系，重点支持具有自主知识产权的新药研发。坚持“边规划、边建设、边科研、边招聘”的原则，继续推动医药类泰山学者岗位和专家等人才招聘工作，坚持“以顶尖人才为主、以团队引进为主”的原则，充分利用国家、省出台的人才引进政策，聚集一批具

有国家层次竞争力的高端医药人才团队，争取承担更多的“重大新药创制”国家科技重大专项项目。通过项目锤炼人才、培养人才、聚集人才。

10.12　强筋壮骨，培育医药大企业和大品种成效显著

山东省医药生产企业通过技术创新、结构调整和提升管理水平等途径，成长较快。2009 年，全省销售收入过亿元的企业达到 86 家，过 10 亿元的 12 家。其中 10 余家企业销售收入进入全国百强。科技重大专项重点培育的骨干医药企业发展较快。例如，大平台产业化示范企业：齐鲁制药集团的销售收入突破 50 亿元，在中国医院用药销售排行中列第 4 位（内资企业列第 1 位）；瑞阳制药有限公司销售收入达 34.7 亿元，拥有全国最大的单车间粉针和冻干粉针生产线，是全国最大的头孢类原料药生产基地之一；新华制药股份有限公司实现销售收入 23.25 亿元，出口创汇 1.34 亿美元，是亚洲最大的解热镇痛类药物生产与出口基地。富康制药集团有限公司 2009 年实现销售收入 20 亿元，实现利税 2.5 亿元。涌现出一批产值过亿元、过 10 亿元的医药大品种。例如，菏泽步长制药有限公司的丹红注射液（销售额为 17 亿元）、寿光富康制药公司的甲氧苄啶（TMP，13 亿元）、东阿阿胶股份有限公司阿胶系列产品（12 亿元）、山东鲁维制药有限公司的维生素 C（9 亿元）、鲁南制药集团有限公司的单硝酸异山梨酯系列制剂（6.7 亿元），迪沙药业集团有限公司的格列吡嗪片（5 亿元），齐鲁制药集团有限公司的神经节苷脂钠盐（6 亿元）。据不完全统计，山东省产值 3000 万元以上的国家基本药物和国内市场占有率第一的大品种 64 个，其中吡哌酸、阿司匹林、布洛芬、甲氧苄啶、磺胺甲恶唑、对乙酰氨基酚等 16 个品种国内市场占有率第一，1 个国际第一。

10.13　医药产业快速发展，自主创新能力显著提升

医药产品销售收入连续 14 年全国排名第一。例如，从 2006 ~

2009年山东省医药工业销售收入保持了年均22.2%的增幅，医药行业占全省GDP的比重由2006年的3.2%升至3.88%，对全省经济增长的贡献度稳步提升。2009年，全省医药工业销售额达到1310.14亿元、利润128.07亿元、缴税185.87亿元，分别比上年增长26.43%、22.2%和24.13%。其中销售收入连续6年保持国内领先，税收和利润额提前一年超额完成“十一五”规划指标。到2017年山东省医药工业销售额连续14年保持全国第一，2021年山东省医药企业进入全国利润百强企业8家[10-14]。初步形成了鲁中、鲁南、半岛三个医药产业密集区。

10.14 助力转化，医药企业孵化器聚集科技资源

一批医药企业和成果正聚集在企业孵化基地孵化。济南高新区医药科技园是山东省第一家国家级科技企业孵化器，也是国家生物工程与新医药产业基地。现有在孵医药企业120余家，从业人员2万余人，目前已形成技术研发、产品生产、专业服务、教育培训等医药产业服务价值链条。潍坊高新区生物医药科技产业园设立了“院士工作站”“博士后科研工作站”，2010年被科技部认定为国家高新技术创业服务中心，是“国家级生物医药专业孵化器”，目前入园孵化企业已经达到54家，孵化基地中建有规模以上创新药物企业研发中心15个，园区企业与全国47所高校建立了长期稳定的合作开发关系。烟台国际生物科技园区由烟台市高新区与绿叶制药集团共同建设，辖有山东绿叶制药有限公司、烟台荣昌制药有限公司、烟台同和医药科技有限公司等15家创新药物研发、生产企业。同年3月，我们根据大平台建设规划，整合济南、烟台、潍坊医药产业园，组团申报国家“重大新药创制专项第三批项目——创新药物孵化基地建设”课题，顺利通过答辩，开辟了山东省医药产业园区建设发展成为新药孵化摇篮的战略进程。

10.15　中国特色，推动中医药现代化跃上新台阶是山东省医药创新体系完整的标志

一是加强示范和引导，培育中药企业成为创新主体。根据《省级中药现代化科技示范企业、中药现代化科技示范园（基地）和中药现代化创业中心的认定管理暂行规定》，“十一五”期间山东省科学技术厅与山东省财政厅联合认定了省级中药现代化科技示范企业 33 家，科技产业示范县（基地）13 家，科技企业孵化器 1 家。并对认定的示范企业和示范县（基地）在中药现代化专项中给予了重点支持，“十一五”期间累计支持 94 个项目，省拨专项经费 3500 万元。二是积极应对金融危机，适时出台促进鼓励政策。2009 年，山东省政府办公厅转发了山东省科学技术厅牵头起草的《山东省中药产业调整振兴指导意见》，以基地建设为载体，壮大中药龙头企业和培育中药大品种，加快中药产业的升级，有力促进中药产业的健康可持续发展。三是推动合作和交流。绿叶制药有限公司、圣旺药业股份有限公司等企业在境外上市。积极组织全省中医药企业、研究单位参加广州传统医药国际科技大会暨博览会和四川中医药现代化国际科技大会。促进了山东省中医药企事业在学术、科技、产业、贸易等领域的国内外合作和交流。四是“国家中药现代化科技产业（山东）基地”顺利通过国家验收，自承担国家基地建设任务以来，中药产业产值增长了 7 倍，受到科技部的表彰。《科技日报》做了整版报道，《大众日报》、各医药网站都转载，在国内引起较大反响。

10.16　山东省医药创新体系建设经验

山东省医药产业发展取得的显著成效，证明建立健全医药科技创新体系是推动医药经济发展的有效手段，科学规划医药产业密集区更有利于做强医药创新链和产业群。山东省推动医药创新体系建设和区域医药

经济发展的主要经验如下：

（1）各级党委政府联合推动是提升医药创新能力推动医药产业发展的关键。山东省委、山东省人民政府高度重视医药产业发展，2003年山东省人民政府就出台了《关于加快中药现代化发展的意见》，并设立了年度经费为1000万元的中药现代化科技专项计划，加快了国家级中药现代化基地省建设，建立了省级中药现代化科技产业园区3家、示范基地（县）9家、示范企业23家、企业孵化器1家。2005年，山东省人民政府印发的《山东省中长期科学和技术发展规划纲要（2006—2020年)》提出了加强“生物技术与创新药物”领域的自主创新。山东省科学技术厅在2006年度“自主创新重大专项”中生物医药领域的省财政投入达3550万元。2008年，山东省人民政府出台《山东省生物产业发展规划》，又突出了发展创新药物。2009年，山东省人民政府办公厅出台了《山东省中药产业调整振兴指导意见》《山东省医药工业调整振兴指导意见》，2010年山东省人民政府出台了《关于加快医药创新体系建设的意见》《山东省人民政府办公厅关于成立山东省重大新药平台建设协调小组的通知》《关于印发“泰山学者—药学特聘专家”专项建设工程实施方案（试行）的通知》《山东省人民政府办公厅关于公布“泰山学者—药学特聘专家”岗位的通知》《山东省科技厅关于认定“药物安全评价单元技术平台”等8个单元技术平台为“山东省国家综合性新药研发技术大平台单元技术平台”的通知》《山东省科学技术厅关于贯彻落实〈山东省人民政府关于加快医药科技创新体系建设的意见〉的通知》。2020年，《中共山东省委　山东省人民政府印发〈关于促进中医药传承创新发展的若干措施〉的通知》，山东省药监局等10部门出台了《关于促进山东省中药产业高质量发展的若干措施》[10-15]，是贯彻落实《国家药监局关于促进中药传承创新发展的实施意见》的具体文件。各市党委政府同时出台了配套的政策文件。形成了完整的推动医药创新发展的政策措施，这是强有力的组织保证、政策保证。这些政策措施，调动了全省医药科技创新的积极性。包括医药研究机构190个，从业人员近5000人，其中中级职称以上的技术人员占40%。建立了山东大学药学院、微生物技术国家重点实验室、中国海洋大学医药研究院、山东中医药大学、山东省医学科学院药物研究所、山东省药学科学院、山东省中医药研究院、山东省天然药物研究中心等现代医药科研教育机构。药物临床研究机构 10 家，有 3 家药物研究单位通过国家 GLP 认证，有海洋药物、糖工程和手性药物 3 家国家工程技术研究中心。在海洋药物、微生物药物、化学原料药等方面形成特色，上报新药占全国的 1/9，近 5 年来共获得新药批准证书 900 多个，其中一类新药 23 个，在新药研发领域连续五年排名居全国首位。

（2）引进人才、培养人才、用好人才成为构建医药创新体系的主体指导思想。在这方面山东省采取的主要措施有：一是通过搭建各类国家级创新平台引进和培养人才。如国家海洋药物工程技术研究中心配置了专职及兼职人员 36 人，其中院士 1 人，高级职称 8 人，中级职称 6 人，是一支结构合理、业务水平较高的技术和管理队伍；2006 年山东大学联合龙力生物工程公司组建的国家糖工程技术研究中心，目前已成立了由院士、长江学者和多名博导、硕导组成的创新团队。二是通过“泰山学者”建设工程引进和培养一批高层次人才，“泰山学者”建设工程是山东省委、山东省政府实施人才强省战略，加快建设创新型省份的一项重要举措。三是通过深化山东省科技计划管理改革，促进青年科技人才承担山东省科技项目。从 2004 年起，山东省科技计划实行网上申报、网上受理、网上评审，不限时间、数量和单位，所有具有条件的法人（自然人）具有均等的申报机会，只要符合申报条件，都可通过网络全年自主申报。不唯资历，不唯年龄，一些有才华的年轻医药人才都有机会承担省级科技计划。四是重奖有突出贡献的医药科技人才，如 2007 年度山东省科学技术最高奖分别授予了山东省眼科研究所所长谢立信院士和山东省生物药物研究院院长凌沛学研究员。此后，又授予陈子江、赵家军、赵志全、史伟云、管华诗等医药专家；五是促进山东企业通过建立各种形式的产学研联盟，多种措施“引才借智”，加快企业技术升级。如绿叶制药集团有限公司与烟台大学共建药学院，直接进行技术攻关和人才培训，创出了合作创新的“绿叶模式”，使企业效益大幅增长。如山东瑞阳制药有限公司 2007 年投资 1000 万元，与山东大学联合成立了“山大—瑞阳药物研究院”，主要以开发创新药物为主，这一平台的建设，极大地提高了山东瑞阳制药有限公司的研发能力，基本形成了开发一代、储备一代、应用一代的产品滚动开发模式。

（3）创新管理体制和运行机制是加快建设医药创新体系的关键。创新管理体制是加快建设山东国家综合性新药研发技术大平台的关键。

建设医药研究开发公共服务平台是政府职责，济南市人民政府审时度势，批准将山东省重大新药创制中心办成济南市事业法人单位，既便于和省财政账户有个接口，又可作为公共服务平台，在进口仪器设备等方面享受优惠政策。在设计制定事业法人单位章程时，分三个层次进行管理，一是事业法人单位，承担政策落地职责，协调医药科研设备共享共用，做好为综合性新药研发技术大平台共建单位乃至医药创新体系关联单位服务的工作；二是由平台服务管理中心具体负责仪器设备运转维护，为科研人员提供服务，可以降低运营成本，节约医药研发仪器设备投资成本；三是创新药物孵化基地的管理体制可以结合各地实际情况进行探索，可以办成政府管理的行政性质的，也可以办成事业性质的，还可以探索企业性质的，进行企业化管理。可以通过上市来解决中试孵化的资金运转问题。

山东国家综合性新药研发技术大平台的建设期和运行期要分开，要有不同的机制。这两个阶段的工作内容和性质是不同的，建设前期需要以政府投入为主，济南市高新区进行了必要的投入，有关高校、研究单位和企业要参与，涉及的其他市政府也都加强了资金投入。到正常运行期时，政府要逐步退出，逐步过渡到以平台的自身盈利和企业的参与投入为主。政府投入的重点为基本建设和仪器设备等科研条件，将来的投资重点是新药研发、人才团队等。建立健全大平台组织管理机构，形成了齐抓共管的大平台建设机制。根据大平台建设整体规划，山东省建立健全分级管理的责任管理制度，建立了由省市政府推动、省科技厅牵头、各有关部门协调合作、各共建单位密切共同努力建设大平台的新格局。推动成立山东省政府“国家综合性新药研究开发技术大平台——山东省重大新药创制中心建设领导小组”。由分管科技的副省长任组长，山东省科技厅、财政厅、卫生厅为副组长单位，山东省委组织部、发改委、经信委、教育厅、人事厅、国土资源厅、人口计生委、省国税局、地税局、食品药品监督管理总局、济南市人民政府等有关单位为成员单位的省政府大平台建设领导小组。负责大平台的整体规划和宏观指导，协调解决建设过程中的关键重大问题和研究制定促进政策措施等。领导小组办公室设在山东省科技厅。推动组建山东重大新药创制中心，中心由山东大学、中国海洋大学、山东省药学科学院、山东省医学科学院、山东中医药大学、山东省中药研究院、相关大企业等参股单位组成。省领导原则同意将山东省重大新药创制中心办成公益性省级事业法人单位，目前有关注册正在运行中。推动成立山东重大新药创制中心理事会和专家委员会。理事会是最高决策机构，负责大平台的建设发展规划、投资规划、项目申请、员工与学术委员会等专家的聘任及其他重大事项的决策。并成立了学术委员会和伦理道德委员会，负责大平台建设与发展、创新药物的研发、伦理道德等重大学术事宜的论证。成立了山东省重大新药创制平台服务中心。依托济南高新区管委会成立了公益性"省重大新药创制平台服务中心"，为全额事业单位。中心将为建设"新药大平台中心区"提供必要的物理空间，完善各项服务体系，提供新药研发—中试—产业化的全过程服务，负责医药科技成果转化平台的建设，积极促进生物医药产业向济南高新区的聚集，实现跨越发展。各单元技术平台均成立了"平台办公室"。专人负责各单元平台间的衔接、制度建设与保障、日常科研过程管理和对外技术合作等。同时成立专家委员会，负责对单元技术平台的建设规划、项目论证和具体建设工作等。

（4）加强对企业科技创新的引领，推动重点医药企业快速发展。山东省医药企业非常重视科技创新平台建设和新产品的研究开发。医药企业建有国家认定企业技术中心与国家工程技术研究中心10家、企业博士后流动站10余家、国家工程实验室2家、国家重点实验室3家。其中，山东省承建的医药国家工程技术研究中心占全国医药工程技术研究中心的1/3（见表10-1）。国家级科技创新平台不仅提升了企业自主创新能力，也聚集了一批高水平的研发团队；新药产业化、规模化已成为拉动山东省医药企业快速成长的重要因素。2007年，全省有15个原料药、中药品种产量全国第一。有7家医药企业实现利税、利润进入全国50强，有17家化学医药工业企业进入全国医药工业100强，10家化学原料生产企业进入全国原料药生产企业50强，4家中药生产企业进入全国中药生产企业50强；重点企业快速发展，例如齐鲁制药有限公司，年销售收入近30亿元、利税7.16亿元；山东新华医药集团股份有限公司和山东鲁抗医药集团有限公司均是国有控股的上市股份制公司，是山东省医药龙头企业。山东博士伦福瑞达制药有限公司是我国最大的生产眼用制剂的专业企业，是山东省人均利润率最高的制药企业。

表 10－1　　医药领域国家工程技术研究中心名单（共 12 家）

序号	中心名称	依托单位
1	国家传染病诊断试剂与疫苗工程技术研究中心	厦门大学
2	国家海洋药物工程技术研究中心	中国海洋大学、青岛华海制药厂
3	国家免疫生物制品工程技术研究中心	第三军医大学
4	国家纳米药物工程技术研究中心	华中科技大学
5	国家手性制药工程技术研究中心	鲁南制药集团股份有限公司
6	国家天然药物工程技术研究中心	中国科学院，四川省科学技术厅
7	国家新药开发工程技术研究中心	中国医学科学院药物研究所
8	国家中成药工程技术研究中心	辽宁华源本溪三药有限公司
9	国家中药现代化工程技术研究中心	丽珠医药集团股份有限公司，广州中医药大学
10	国家胶类中药工程技术研究中心	山东东阿阿胶股份有限公司
11	国家中药制药工程技术研究中心	上海中药制药技术有限公司
12	国家糖工程技术研究中心	山东大学

资料来源：引自中华人民共和国科技部官网。

（5）推动医药产业聚集发展是实现经济效益高于其他支柱产业的法宝。2008 年山东省共有医药生产企业 407 家，相对集中在鲁中、鲁南、半岛三个区域，主导产品为化学原料药、化学制剂药品、中成药、生物制品、中药饮片、辅料等。其中生产化学原料及制剂为主的企业 174 家、以生物制品为主的企业 9 家、以生产中成药为主的企业 100 家、中药饮片企业 38 家、辅料及医用氧气生产企业 86 家。过亿元企业 86 家，其中过 5 亿元企业 25 家，过 10 亿元企业 9 家。自 2000 年以来，医药产业销售收入年平均增长幅度达 30% 以上。2006 年、2007 年分别完成工业销售收入 718 亿元、985 亿元（约占全省工业销售收入的 2%），同比增长 30. 1%、36. 51%。工业销售收入、利税、利润三项指标均列全国第一位。医药工业增长速度、效益提高幅度是全省八大支柱产业中最高的。医药产值占全省工业总产值的比重由 2008 年的 2% 提高到 2020 年的 5%，成为山东省经济发展的支柱产业。

（6）借力“重大新药创制”国家科技重大专项是推动医药创新体

系建设发展机遇。“国家综合性新药研发技术大平台”显著增强了山东省医药科技源头创新能力。国家重大新药创制专项是《国家中长期科学和技术发展规划纲要（2006—2020年）》确定的16个科技重大专项之一。其中建设国家综合性新药研发技术大平台是专项的重点内容，主要目标是依托环渤海、长三角、珠三角等区域技术、产业优势，组建若干国家新药技术创新核心平台，目标是参与国际竞争。山东省由于缺乏高端医药创新人才团队、重大新药创制能力低等问题，制药产业可持续发展一度受到严重制约。在这种形势下，山东省委、省政府牢牢把握国家综合性新药研发技术大平台建设的重大机遇，采取切实措施，抓紧规划和部署山东省重大新药创制中心建设工作，并积极争取国家综合性新药研发技术大平台落户山东省。时任省委书记、省长多次专程到国家有关部委协调；山东省科技厅牵头整合了山东大学、中国海洋大学、省药科院、省医科院、山东中医药大学、省中医药研究院等山东省医药领域优势科技资源，加快构建山东省重大新药创制中心，不断创新工作思路，完善管理体制，积极建设以“1区（以济南国家高新区29万平方米以上的大平台为中心区）、6基地（生物药与化药创新基地、海洋新药创新基地、中药创新基地、实验动物基地、新药临床研究基地和新药成果转化基地）、20家国家新药研发大平台产业化示范企业（齐鲁制药、绿叶制药、鲁抗辰欣、荣昌制药、山东先声麦得津制药等重点医药企业）”为主要内容的现代新药研究与成果转化体系。经过积极努力，2009年5月，山东省重大新药创制平台建设成功通过了国家“重大新药创制”科技重大专项总体专家组答辩，最终成功争取“国家综合性新药研发技术大平台”落户山东。该项目总投资6亿元，其中申请国拨经费2亿元。据了解，全国15个“国家新药研发大平台”中有11个建在中国医学科学院、中科院等国家级科研机构或教育部直属高校，只有山东、广东、辽宁、天津四省（市）的国家综合性新药研发技术大平台由省级政府牵头组建。山东大学也成为全国5个建有“国家新药研发大平台”的综合性大学之一。通过国家综合性新药研发技术大平台的建设，为山东省医药工业转方式、调结构，培育壮大新医药产业、建设医药强省提供了有力的科技支撑。全国人大常委会副委员长、“重大新药创制”国家科技重大专项技术总师桑国卫院士在检查指导山东省国家综合性新药研发技术大平台建设时，对山东医药科技发展取得的成绩给予了高度评价。

（7）发挥国家中药现代化科技产业基地作用，提升中药产业创新能力。山东省委、山东省人民政府高度重视中药现代化工作，先后颁布实施了《关于加快中药现代化发展的意见》和《关于振兴中药产业的实施方案》，建立协同促进机制，全力推进中药产业集群式发展，中药产业现代化、国际化步伐明显加快。山东省自组织实施国家中药现代化科技产业基地省建设项目以来，争取国拨经费7000多万元。2009年，山东省中药材及中成药加工企业发展到159家，销售收入达到242.9亿元，销售收入较2001年增长10多倍。全省建有海洋药物等3个中药相关国家工程技术研究中心、东阿阿胶等3个国家级企业技术中心、12个省级工程技术研究中心、12个省级企业技术中心、6个省部级重点实验室。科技部组织的以“重大新药创制”重大科技专项技术副总师张伯礼院士为组长的专家组，2014年对国家中药现代化科技产业（山东）基地建设进行考察验收，山东省顺利通过验收并获专家组好评。在2015年11月广州国际中医药博览会上，山东省获得科技部“中药现代化科技产业山东基地”授牌，进入国内先进行列。

（8）想方设法筹资融资加强医药科技投入是重大科技成果脱颖而出的基础。2006～2009年山东省财政累计投入医药科研经费7578万元。同时积极争取“重大新药创制”国家科技重大专项支持项目37项，国拨经费1.4亿元。2010年在自主创新成果转化专项中启动了“山东省重大药物产值利税双倍增长科技示范工程”，12个产业化示范企业获得了3700万元资助。2019年山东省归集科技三项经费120亿元，到2021年达到132亿元，其中重大医药科技创新项目是支持的重点。各类科技计划的实施，推动大平台各共建单位取得了一批新药成果，共获得一类新药证书9个、一类新药临床研究批件12个、17个一类新药完成临床前研究。对医药科技的持续投入，产出了丰硕成果，例如，15项重大新药科技成果获得国家科技奖励二等奖以上，20项重大新药科技成果获得省一等科技类奖励。管华诗院士领衔完成的“海洋特征寡糖的制备技术（糖库构建）与应用开发”项目获得国家技术发明一等奖，实现历史性突破。

（9）组织实施“泰山学者—药学特聘专家”专项建设工程是建立健全医药创新体系包括国家综合性新药研发技术大平台的关键环节和重要保障。这个专项对于唤醒各级各有关部门和广大科研单位、医药企业高度重视医院科技人才工作立下汗马功劳。这项工程的实施，推动各级党委政府切实把科技人才引进培养作为工作的重点，也调动了科技人员的积极性，外省、外国年轻科研人员纷纷应聘，是一个扎实的人才创新平台，为山东国家综合性新药研发技术大平台集聚了一定数量的具有世界科研前沿水平的高级专家和高层次科技领军人才。值得关注的是如下几点：一是加强领导和制定有力的人才政策。在山东省人才领导小组的正确领导下，山东省各大国家综合性新药研发技术平台共建单位都按照《关于印发"泰山学者—药学特聘专家"专项建设工程实施方案（试行）的通知》和山东省科技厅《关于印发"泰山学者—药学特聘专家"专项建设工程实施细则（试行）的通知》《关于印发国家新药研发大平台单元技术平台认定管理办法》等文件，结合本单位实际和省规定的扶持政策，为"泰山学者—药学特聘专家"营造良好的发展环境，积极争取成为设置"泰山学者—药学特聘专家"岗位的单位。大平台共建单位的上级主管部门，包括相关市委组织部、市科技局和高新区管委会，普遍采取了有力措施，制定加快引进和培育"泰山学者—药学特聘专家"的促进政策，积极帮助大平台共建单位解决实际问题，积极做好组织申请工作。二是在广开引才渠道，高标准、高效率引进高端人才上下功夫。山东省科技厅在认真做好国家综合性新药研发技术大平台单元技术平台的认定工作的基础上，优先在具备条件的单元技术平台和大平台产业化示范企业中择优设置"泰山学者—药学特聘专家"岗位。对单元技术平台建设进展不显著的，暂缓设立"泰山学者—药学特聘专家"岗位，反向促进了单元技术平台建设。各医药创新体系建设单位根据自身需要和科研优势，申请设置"泰山学者—药学特聘专家"岗位，并通过电视台、报纸、网站等媒体面向海内外公开招聘"泰山学者—药学特聘专家"人选，充分利用海外华人组织、山东同乡会中介机构等平台物色学科领军人物，优先聘请进入中央"千人计划"和省"万人计划"的高端医药科技人才作为"泰山学者—药学特聘专家"。做到宁缺毋滥，每个申请单位至少要推荐一名引进的高端医药研发人才。三是优化服务，充分发挥"泰山学者—药学特聘专家"的重要作用。充分信任，放手使用。引进来是第一步，使用好是关键，用得好才能留得住。越是高层次人才，越是看重事业的发展、人格的尊重、环境的宽松。因此我们要予以充分尊重、理解和信任，努力营造一种宽松、宽容、宽厚、和谐的用才环境。在使用中放在重要岗位上，让他们有机会领衔或参与重大科研项目，努力争取他们全职留下来工作和创业。要认真兑现规定的优惠政策，为他们提供创新创业、施展才华的平台。要优化服务，通过感情投入和人文关怀来感召人才。要想人才之所想、急人才之所急，采取特殊的方式，为他们提供主动、热情、周到和个性化的服务。让他们安心干事，真正做到落地生根、开花结果，为山东省医药创新做出贡献。四是加强监督检查，实行动态管理的新机制。山东省委组织部人才处负责对“泰山学者—药学特聘专家”进行总体把关，山东省科技厅负责组织评审和监督检查，发现问题及时督促解决，对不能妥善解决问题的单位，要实行“黄牌警告”机制，直至按照程序撤销“泰山学者—药学特聘专家”岗位。各有关单位按照规定做好总结汇报工作，及时总结经验，宣传先进典型，不断完善“泰山学者—药学特聘专家”的管理体制和运行机制。“泰山学者—药学特聘专家”专项人才工程在当时开创了一种适应山东省人才引进培养新模式，被其他省直部门借鉴，例如，山东省发展改革委员会与山东省委组织部联合出台“泰山学者—蓝色人才特聘专家”专项人才计划。再如，山东省科学技术厅农村科技处与山东省委组织部联合出台了“泰山学者—种业特聘专家”专项人才计划等。现在，“泰山学者—药学特聘专家”专项人才工程已经并入了泰山学者综合计划，尽管还有医药人才获得荣誉，但是上述效应也就不那么明显了。

（10）地方党委政府的积极性和重视程度对医药创新体系建设至关重要。山东省人民政府原则同意拿出 2 亿元资金解决国家要求的匹配问题，用于新药研发科研条件建设。济南市委、市人民政府以及济南国家高新技术产业开发区管委会等领导都高度重视大平台建设，在济南高新区完成了中心区设计方案的专题论证和基建详规的专家论证后，国家综合性新药研发技术大平台——山东省重大新药创制平台中心区规划占地 6.43 公顷，建筑面积 29 万平方米，包括 70000 平方米科研综合楼，6000 平方米的中试车间，80000 平方米的商务配套和专家公寓等，由于医药创新项目较多，建成后的新药大平台中心区建筑面积扩大到 60 万平方米，目标是成为山东省新药临床前研究、工艺研究、中试研究与新药科技成果孵化和开发的最集中的公共服务平台，具有辐射环渤海区域的能力。为了建设这个项目，济南高新区利用市场机制和土地置换，筹集了11亿元基础设施建设资金，用于大平台中心区新药研发公共服务平台建设。平台共建单位落实自筹经费4000万元，投入的建设资金达到13.4亿元。潍坊市委市政府决定拿出5000万元国有企业置换资金，在潍坊国家高新区管委会建设了新药研发公共服务平台。大平台落户山东以及省科技厅主动服务的精神，受到了全省医药界、企业界的高度赞扬，特别是医药大企业，纷纷表示要加入大平台建设中。

（11）积极推动医药科研国际化合作，是新药创制追赶发达国家医药科技创新的必须行为。例如，中国海洋大学管华诗院士与美国兴诺华公司签订8100万美元的合作协议，联合开发拟在海外上市的新药。2009年7月，苏格兰国际发展局代表卢先生考察了山东省重大新药创制中心，详细了解了山东省新药创制及产业化情况。9月山东省科学技术厅与苏格兰国际发展局共同举办了“山东省—苏格兰生命科学合作论坛”。双方互相介绍了生命科技与医药领域的研究和产业发展情况，为下一步实质性合作奠定基础。山东省科学技术厅厅长会见了英国牛津大学教授，并签署了在潍坊新药成果转化基地创办新药研发机构的协议。山东大学与诺华苏州制药科技有限公司签署了合作协议，将在化合物库的共享、先导化合物的评价、候选药物的开发加强合作。另有来自美国、爱尔兰、日本等的医药企业人士来访、考察和咨询，并和国家综合性新药研发技术大平台建设单位达成合作意向，这些都助推医药创新体系健康发展。

参考文献

［10－1］山东省科学技术厅．山东以科技重大专项为杠杆撬动，山东医药科技创新发展．硅谷．2013，6（23），11－13. https：//resource.emagecompany. com/china_one/yiyao100qiang. html.

［10－2］国家统计局社会科技和文化产业统计司编．《中国高技术产业统计年鉴2011－2019》．中国统计出版社，2011年，2019年．

［10－3］火石创造．山东生物医药产业位居全国前列！未来将打造万亿级医药产业群．https：//www. cn－healthcare. com/articlewm/20210407/content－1207666. html.

［10－4］付玉婷．山东医药工业规模占全国十分之一．大众日报，2021－07－21，三版．

[10－5] 济南市统计局，国家统计局济南调查队．济南市统计年鉴．中国统计出版社，2011、2012、2013、2014、2015、2016、2018、2019.

[10－6] 淄博市统计局，国家统计局淄博调查队．淄博市统计年鉴．中国统计出版社，2011、2012、2013、2014、2015、2016、2018、2019.

[10－7] 菏泽市统计局，国家统计局菏泽调查队．菏泽市统计年鉴．中国统计出版社，2011、2012、2013、2014、2015、2016、2018、2019.

[10－8] 潍坊市统计局，国家统计局潍坊调查队．潍坊市统计年鉴．中国统计出版社，2011、2012、2013、2014、2015、2016、2018、2019.

[10－9] 2020 年烟台生物医药企业总收入达 1006 亿元，6 家企业入围医药行业百强榜．烟台市生物医药产业发展现状分析．https：//zhuanlan. zhihu. com/p/345319285.

[10－10] 山东省科学技术厅．“重大新药创制”专项助推山东医药产业领跑全国．科技部门户网站，www. most. gov. cn，2011 年 11 月 17 日．

[10－11] 孙洪安．烟台，打造生物医药产业新高地．大众日报，2021－07－23，十版．

[10－12] 东方财富网．济南生物医药产业高歌猛进．2020. https：//baijiahao. baidu. com/s？id＝1633486310578635712.

[10－13] 菏泽高新技术产业开发区介绍．新能源网（china－nengyuan. com），2020－05－06.

[10－14] 中国医药企业 100 强利润总额排行榜名单．https：//resource. emagecompany. com/china_one/yiyao100qiang. html，2021－07－17.

[10－15] 省药监局等 10 部门出台了《关于促进山东省中药产业高质量发展的若干措施》，2021－03－17.

[10－16] 优质财经领域创作者．“中国医药创新企业 100 强”榜单公布．同花顺财经，https：//baijiahao. baidu. com/s？id＝1647073888475855703&wfr，2019－10－11.

第11章　山东省国家综合性新药研发技术大平台

11.1　以国家综合性新药研发技术大平台为支柱，构筑山东省新药创新体系，为建设医药科技强省夯实基础

山东国家综合性新药研发技术大平台建设作为山东省人民政府与国家科技部第二次省部会商内容之一，成为山东省委、山东省人民政府高度重视的一项科技工作。李兆前副省长、翟鲁宁厅长和孙伟副厅长率有关人员到省内外调研，学习兄弟省市建设经验。山东省科学技术厅社会发展处组织专家编制了《国家综合性新药研发技术大平台——山东省重大新药创制中心建设方案》。确立了以国家综合性新药研发技术大平台为支柱，构筑山东新药创新体系的建设思路：以济南高新区为重点，建成技术链与产业化链相衔接的、“一区六基地二十个示范企业”为主要内容的、区域相对集中、服务能力完善、具有国内先进水平的现代新药创制与成果转化体系。

一区：在济南高新区建设29万平方米以上的大平台中心区，包括新药创制公共服务平台、中试车间、生物医药重点实验室和生物医药企业孵化器；

六基地：建设生物药与化药创新基地（依托山东大学、省药科院）、海洋新药创新基地（依托中国海洋大学）、中药创新基地（依托山东中医药大学与省中医药研究院）、实验动物基地（依托省医科院、山东大学）、新药临床研究基地（依托省中医院中医临床研究基地、省

立医院、省肿瘤医院、齐鲁医院）和新药成果转化基地（依托济南、潍坊、烟台高新区）；

二十个产业化示范企业：依托齐鲁制药集团有限公司、绿叶制药有限公司、鲁抗辰欣有限公司、东胶集团股份有限公司、荣昌制药有限公司、山东先声麦得津制药有限公司、瑞阳制药有限公司等医药大企业，建设20个左右与单元技术平台密切结合的“大平台产业化示范企业”，积极参加15个国家大平台新药科技成果的转化，成为大平台产学研结合的重要力量。在此基础上，拉动建设鲁中、鲁南、半岛3个新药产业密集区，形成较为完整的新药创新体系。

11.2 国家综合性新药研发技术大平台的建设目标

本课题以防治恶性肿瘤、神经退行性疾病、心脑血管疾病、糖尿病等四大类重大疾病的新药创制为导向，一期工程历经两年的重点建设，通过优势资源的优化配置、整合集成与自主创新，建成条件配套完整、功能齐全完备、技术手段先进、衔接紧密连贯的贯穿创新药物发现过程的各阶段单元技术平台，包括先导化合物发现与优化单元技术平台、药物筛选单元技术平台、临床前药物代谢动力学单元技术平台、药物安全性评价单元技术平台、新制剂与新释药系统单元技术平台、药效学评价单元技术平台、药物分析与质量控制单元技术平台和中药创新药物研究平台等，构建起与国际规范接轨的、特色优势显著的综合性创新药物研发大平台。

建设期内，拟取得10个具有自主知识产权创新药物的临床研究批件，有1个新药获准上市，并形成在先导化合物发现、候选药物、临床前研究、临床研究等新药研发各个阶段均有在研品种的良好态势。带动山东省、环渤海地区及其腹地的新药自主创新能力，形成我国显著的海洋药物、糖类药物新药创制的特色，成为我国重大新药创制的主要贡献者之一和国家药物创新体系的重要节点，成为促进我国医药产业实现跨越式发展、建设医药强国的主要推动力量之一。

二期建设工程，结合济南国家高新技术产业开发区已有生物医药基地，新建了3个推动科技成果转化的单元技术平台，包括医药生产工艺研究单元技术平台、中试产业化平台和医药企业孵化平台和一个服务平台（数据集成与信息服务单元技术平台），从而形成了从新药临床前研究到工艺研究、中试与孵化的完整新药创制技术服务体系。

11.3　国家综合性新药研发技术大平台的主要发展指标

11.3.1　主要技术指标

平台建设：建立和完善功能配套、相互衔接的药效、药代、安全性评价、药物分析及质量控制、新制剂研究等5个临床前药物研究开发体系。完成实验室与场地的规范化建设，完成仪器设备的选型与购置，达到各单元性技术平台功能的需要；建立健全各单元技术平台的SOP，实现与国际标准接轨，达到与发达国家双边或多边互认；提高新药集成创新能力。

新药开发：完成15个先导化合物的早期药效、药代评价；完成10个候选药物的临床前药代、安全性评价研究；拟取得10个具有自主知识产权创新药物的临床研究批件；1个新药完成三期临床研究获得生产批件并获准上市；建成与国际规范标准接轨的4个单元技术平台，实现与发达国家双边或多边互认。最终形成在先导化合物发现、候选药物、临床前研究、临床研究等新药研发各个阶段均有在研品种的良好态势。

专利、论文及获奖：围绕山东省重大新药创制平台建设、创新药物开发研究，申请发明专利40项以上，其中获得授权15项以上；发表SCI收录论文100篇以上，其中影响因子2.0以上的达30篇以上；获得省部级以上的科技奖励2项。

11.3.2　国家综合性新药研发技术大平台的主要经济指标

通过重大新药创制平台的建设，获得1个具有自主知识产权的新药获准上市，投产一年内实现销售收入过亿元的目标，取得较大的社会和经济效益。

11.3.3 队伍建设与人才培养

培养国家杰出青年基金获得者 3 人，引进“长江学者奖励计划”特聘教授、山东省“泰山学者”特聘教授 3 人，研究队伍成为省部级优秀创新团队；培养博士 80 名、硕士 160 名；博士生、研究生培养能力分别达到 50 人/年、110 人/年。

11.4 国家综合性新药研发技术大平台建设思路

在国家批准山东省建设“国家综合性新药研究开发技术大平台”——山东省重大新药创制中心以后，山东省人民政府为了建设好该平台，建立完善了各项规章制度，并颁布各种文件促进平台发展；通过“山东省重大新药产业技术创新战略示范联盟”，更好地实现了为山东省新药创制服务。该平台已成为山东省新药临床前研究、工艺研究、中试研究与新药科技成果孵化和开发的最集中的公共服务平台，具有辐射环渤海区域的能力。通过国家相关人才计划、山东省“泰山学者—药学特聘专家岗位”、山东省“万人计划”以及山东大学“齐鲁青年学者”计划，大平台吸引和汇集了一批优秀领军人才和药物研发创新团队，提高了新药研制、集成创新能力。

为了切实发挥平台在新药创制和支撑山东省医药产业发展方面的作用，山东省人民政府对“大平台”的建设思路进行了调整，由单纯的一个新药创制平台建设扩展到整合山东省优势新药创制资源的新药创制体系建设，构建一个从新药发现、筛选、评价、新制剂临床前研究到中试研究、工艺研究等产业化开发的重大新药创制科技支撑体系。具体建设思路是：以济南高新区为中心，建成技术链与产业化链相衔接的“一区、六基地、二十个示范企业、三十个高端研发团队、三个新药产业密集区”为主要内容的、区域相对集中、服务能力完善、具有国内先进水平的现代新药研究与成果转化体系。

一区：在济南高新区建设29万平方米以上的大平台中心区，包括新药创制公共服务平台、中试车间、生物医药重点实验室和生物医药企业孵化器。

六基地：建设生物药与化药创新基地（依托山东大学、省药科院）、海洋新药创新基地（依托中国海洋大学）、中药创新基地（依托山东中医药大学与省中医药研究院）、实验动物基地（依托山东省医学科学院、山东大学）、新药临床研究基地（依托国家中医临床研究基地、山东省立医院、山东省省肿瘤医院、山东大学齐鲁医院）和新药成果转化基地（依托济南、潍坊、烟台高新区医药园区）。

二十个产业化示范企业：依托齐鲁制药、绿叶制药、鲁南制药、新华制药、步长制药、鲁抗辰欣、东胶集团、荣昌制药、山东先声麦得津制药、瑞阳制药等医药大企业，建设20个左右与单元技术平台密切结合的“大平台产业化示范企业”，积极参加15个国家大平台新药科技成果的转化，成为大平台产学研结合的重要力量。

三十个高端研发团队：利用“泰山学者”人才品牌，为山东省国家新药研发大平台增设30个“泰山学者—药学特聘专家”人才岗位，组建30个医药研发团队，引进和培育30名左右的高端人才。

三个新药产业密集区：在此基础上，拉动建设鲁中、鲁南、半岛3个新药产业密集区。

经过2年的建设，山东省重大新药创制科技支撑体系已基本形成，并列入“山东省十二五发展规划”继续进行重点建设。截至2010年底，大平台已投入总经费2.31亿元，其中中央财政投入3890万元，地方财政4040万元，单位自筹1.51亿元。完成GLP实验室和药物发现单元平台2800平方米的实验室整体改造；新制剂与新释药系统平台新增科研面积1000平方米；购置了2000余万元的大型先进仪器；建立完善了各单元技术体系和标准，部分平台实现国际接轨；与Tripos公司联合建立计算机药物设计实验室。平台二期工程2010年正式启动，平台拟投资7.8亿元在济南高新区新建新药大平台中心区29万平方米，其中：12万平方米用于建立科研综合楼；7万平方米用于建立中试和工艺研究平台；10万平方米用于成果孵化基地。

按计划完成了任务书的建设任务和考核目标。全面完成8个单元技术平台（先导化合物发现与优化平台、药物筛选平台、药效学评价平台、临床前药代动力学平台、新制剂与新释药系统平台、药物分析与质量控制平台和药物安全性评价平台、中药创新药物研究平台）硬件条件的完善强化建设，基本完成了条件配套完整、功能齐全完备、技术手段先进、衔接紧密连贯的贯穿创新药物发现和产业化过程的平台建设目标。课题目标、任务总体完成情况如表 11 - 1 所示。

表 11 - 1　　课题目标、任务总体完成情况

任务	考核指标	完成情况
平台建设	完成平台的基础设施、硬件条件的配套建设；4 个单元技术平台的标准规范与国际接轨，与先进国家实现国际互认	按计划完成：基本完成了基础设施、硬件条件的建设，建立了系统的技术标准规范，特别对药物筛选平台、药效学评价平台、临床前药代平台和药物安全性评价四个单元平台的建设提出了平台建设与国际接轨的要求，为这四个平台获得国际认证提供了保障。平台建设中，新建立 SOP 400 余项，其中安全平台系统完成了一项国际安全性评价项目，并建立了符合 OECD 要求的英文 SOP，为开展国际合作奠定了基础
新药研究开发	多个新药完成三期临床获得生产批件，获准上市	超额完成：获得国家新药证书 46 件，其中，3.1 类以上的新药证书 21 个
		目前正在进行临床研究的 1.1 类新药 10 个
	10 个新药临床研究批件	超额完成：临床研究批件 73 个；其中 3.1 类以上的临床研究批件 18 个，1.5 类临床研究批件 2 个（阿托伐他汀钙阿昔莫司 2009L02029，复方阿昔莫司缓释片 2009L09970）
	10 个候选药物的临床前研究与评价	超额完成：8 个候选药物（1 类新药）已经完成临床前研究，SFDA 已经受理待批临床研究；27 个候选药物（1 类新药）正在临床前的研究与评价中
	15 个具有自主知识产权的先导化合物或中药组合药物	超额完成：89 个具有自主知识产权的先导化合物或中药组合药物
专利、论文及获奖	申请发明专利 40 项以上，其中获得授权 15 项以上	超额完成：新药研发大平台共申请专利 470 项，授权发明专利 131 项，其中授权国际发明专利 2 项，计算机软件著作权 4 项
	发表 SCI 收录论文 100 篇以上，其中影响因子 2.0 以上的达 30 篇以上	超额完成：在国内外核心期刊发表学术论文 1532 篇，其中 SCI、EI 收录论文达 338 篇，其中影响因子 2.0 以上的达 130 篇；出版学术专著 23 部
	获得省部级以上的科技奖励 2 项	超额完成：获得省部级以上科技奖励 23 项；其中国家技术发明一等奖 1 项，国家科技进步二等奖 3 项；山东省科学技术进步一等奖 6 个

续表

任务	考核指标	完成情况
主要经济指标	1个具有自主知识产权的新药获准上市，投产一年内实现销售收入过亿元	基本完成：近20个3.1类新药上市，总销售额突破1亿元
队伍建设与人才培养	两年内，培养国家杰出青年基金获得者3人，引进“长江学者奖励计划”特聘教授、山东省“泰山学者”特聘教授3人，研究队伍成为省部级优秀创新团队；培养博士80名、硕士160名；博士生、研究生培养能力分别达到50人/年、110人/年	超额完成： “千人计划”6人（山东大学3人，企业3人）； 引进“长江学者奖励计划”特聘教授3人； 培养和引进国家杰出青年基金获得者3人； “泰山学者”特聘教授4人； “齐鲁青年学者”3人； “山东万人计划”14人； 培养博士120名、硕士260名； 博士生、研究生培养能力分别达到60人/年、130人/年

11.5　各单元技术平台建设进展

11.5.1　先导化合物发现与优化单元技术平台

先导化合物发现与优化单元技术平台建立了药用生物资源库和化合物库；完善了微量活性天然产物快速提取分离与结构测定技术体系、先导化合物规模化制备技术体系和自动化高通量天然产物分离与活性天然产物的生物转化系统。已完成抗肿瘤活性HDN－1、tricitrinol B、MDS－11P、Ophiobolin S，抗心脑血管疾病活性FLF－8等8个先导化合物的早期药效、药代评价，目前有多个尚在研究过程中。候选治疗Ⅱ型糖尿病新药HS203目前已完成了主要的药学研究工作，药代和长毒研究，正在进行申请临床研究的资料整理工作；抗肿瘤候选新药灰绿霉素A、MDS－10已完成主要药效学、药代研究。抗动脉粥样硬化新药几丁糖酯正在进行Ⅲ期临床研究，抗脑缺血新药D－聚甘酯正在进行Ⅱ期临床研究。其中“海洋特征寡糖的制备技术（糖库构建）与应用开发”项目获得2009年度国家技术发明一等奖；该奖项进一步巩固了本单元平台在国内海洋糖类药物研发领域的地位和水平。平台将围绕建设海洋药用生物资源库建设，海洋先导化合物的发现，海洋先导化合物合理设计与结构优化，海洋先导化合物的高效活性筛选，海洋先导化合物规模化制备5个单元技术平台。以防治恶性肿瘤、心脑血管疾病、神经退行性疾病、糖尿病四大类重大疾病的新药创制为导向，经过重点建设，构建与国际规范接轨的海洋创新药物研究开发平台。成为山东省重大新药创制的主要贡献者之一，成为促进山东省医药产业实现跨越式发展、建设医药强省的主要推动力量之一。

11.5.2 药物安全性评价单元技术平台

药物安全性评价单元技术平台国内高校首家通过国家GLP认证的平台，已建立通过国家认证的药物安全评价技术和规范项目，主要包括：单次给药毒性研究（啮齿类和非啮齿类）、多次给药毒性研究（啮齿类和非啮齿类）、遗传毒性（Ames、微核、染色体畸变、小鼠淋巴瘤试验）、生殖毒性（Ⅰ段、Ⅱ段、Ⅲ段）、局部毒性（血管、肌肉、皮肤和眼刺激、溶血性试验等）、免疫原性（主动和被动皮肤过敏试验等）、安全性药理（神经、心血管和呼吸功能等），正在申请认证的项目：致癌试验，毒代动力学试验。已通过国家认证的药物安全评价技术和规范7项，正申请2项；建立和完善了动物致敏的关键技术6项；完成了69个药品系统的临床前安全性研究和300余个其他药品的毒性评价；系统评价项目中一类新药达21个，占已评价项目的30.4%；已评价的一类新药中6个已获临床批件。完成了1项国际安全性评价项目（加拿大SANI－MARC公司溴氯海因的安全性评价工作，按美国国家环境保护局（EPA）的标准进行），并建立了符合OECD要求的英文SOP。2010年药物评价规模已超过1000万元。平台将建立完整的药物安全评价技术和规范；建立和完善动物致敏的关键技术；建立不同品系动物的背景数据；加强平台与国外企业的合作，从而带动单元技术平台的发展和国际化；建立了良好的企业化运行机制；为综合性大平台提供系统的药物安全性评价。通过AAALAC认证，实现GLP国际认可；引进遥测技术，实现生理数据的实时监测和可视进程控制；建立和完善不同品系动物的背景数据资料，实现全国资源共享；建立特异性强、灵敏度高的分析方法和毒代动力学模型的研究。

11.5.3　临床前药物代谢动力学单元技术平台

临床前药物代谢动力学单元技术平台是全国少数能进行代谢产物结构确证及含量测定的平台之一，在糖蛋白上糖链分析技术和糖药物体内分析技术领域达到国际先进。在细胞内药物追踪技术、肝微粒体药物代谢技术、Caco－2 细胞药物吸收检测技术、在体肠循环药物吸收检测技术领域内形成了特色技术体系。已完成药代动力学和生物等效性试验等服务项目 100 余项，承担国家级课题 11 项（“重大新药创制”科技重大专项孵化基地项目，国家自然基金等），获得授权发明专利 11 项，发表 SCI 收录论文近 20 篇，建立 SOP 242 篇。平台将建设符合国际标准的临床前药物代谢动力学技术平台、解决药代动力学研究与评价中的关键技术难题、为药物代谢基础研究提供高质量的专业技术服务，主要包括：建立了高通量分析测试技术；建立了体外代谢、吸收、摄取筛选模型；建立了体内药物代谢动力学研究方法；生物技术药物和药物新制剂的药代动力学研究。建立规范、可靠的药物代谢动力学评价模型，为先导化合物优化寻找具有良好体内药动学特征的候选药物提供支撑参与国际合作，获得国际认证。

11.5.4　新药筛选单元技术平台

完成 GLP 标准实验室 2000 平方米的建设；建立了动物、细胞、分子水平的多层次筛选体系；形成了以转基因动物模型为主的整体水平筛选和以特色细胞为主的细胞水平筛选的技术特色，并在抗肿瘤药、抗真菌药、心脑血管和神经系统药物筛选领域形成优势。筛选超过 10 万个化合物，从中筛选出活性化合物近 300 个，筛选出抗肿瘤、抗心血管疾病、抗神经退行性病变、糖尿病等先导化合物 20 余个，进入临床前研究的候选药物 10 余个，如在研的重大新药创制专项——注射用羽苔素，SL01，L－16 等；获得专利 22 项；发表 SCI 收录论文 30 余篇。规划将强化基础研究，包括恶性肿瘤、心脑血管疾病、神经退行性疾病、糖尿病等重大疾病靶点研究，以基因技术、基因敲除等技术，开展靶蛋白、靶基因、靶酶等研究，发现新功能基因及靶点，形成知识产权；在基于发现新功能基因及靶点或根据酶、受体和离子通道等基础上，建立生物大分子水平、细胞水平和动物水平系列高效、快速、重现性好的药物筛选模型。在动物水平筛选方面形成特色：重点建立以抗癌药物、肝脏疾病药物和心脑血管疾病药物筛选模型和方法。为全省及国内外相关机构提供筛选服务，成为国内一流、世界水平的药物信息和技术中心。

11.5.5 新制剂与新释药系统单元技术平台

新制剂与新释药系统单元技术平台重视平台硬件条件建设，针对仪器设备、基础设施等方面加大投入，为新技术研究和高水平课题的开展提供配套服务，为建设功能完善、标准规范、技术先进的国内外一流平台奠定了基础。为适应新释药技术研究工作需要，进行了相关仪器设备的购置及升级改造、基础设施建设和修缮等硬件条件建设；同时进一步完善了技术体系、标准规范建设，提高了制药技术和水平。在仪器设备升级配套的基础上，黏膜释药系统和口服缓控释系统均突破了多个技术关键，开发了多个技术水平高、市场应用广的新产品，创造了多项自主知识产权。2008 ~2010 年获得新药证书一个（复方新斯的明牛磺酸滴眼液），临床批件 4 个（米格列奈钙、米格列奈钙片 5mg、米格列奈钙片 10mg、氯乙酰左卡尼汀片），完成了 6 个候选药物的剂型、安全性评价、分析与质量控制研究；申请发明专利 3 项，授权 5 项；均已经超过既定任务，圆满完成考核指标。规划将在新型药物制剂研究方面，目前在研课题 70 余项，涉及普通释药系统、缓控释系统、纳米和靶向释药系统以及功能性高分子材料研究，包括缓控释片、缓释微丸、即形凝胶、口腔贴片、植入剂、脂质体等多种新剂型。多数具有自主知识产权。深入进行国内外先进水平、具有独立自主知识产权的眼部释药系统技术和新产品的研究。以交联玻璃酸钠为载体开发眼科植入剂，填补国内空白；克服国外专利限制，开发了眼用即形凝胶，产品性能优于国外同类专利产品，为国内首创，并获专利授权。

11.5.6 药效学评价单元技术平台

实验室经过改建、扩建，逐步建成了能满足常规生化指标检测、血液学检测的临床检验室；能满足基因、蛋白和细胞水平检测的分子生物学实验室、细胞室；建立起了完善的病理技术室病理诊断室以及100平方米普通动物实验室和90平方米SPF级动物实验室。此外，按照美国、日本等国际GLP标准建设的，能够与国内外药品研发部门进行药品研发合作，总建筑面积5200平方米的GLP实验室现已建成，于2011年初启用。新增仪器设备200余万元。软件建设方面，完善了动物实验模型建立和药效评价标准操作规程400多份；在近2年的时间里，承担国家及省级项目8项，科研经费400余万元；获得国家发明专利8项；新药临床批件2项；发表SCI收录文章10余篇；与清华大学、山东绿叶制药有限公司、烟台荣昌制药有限公司、山东新华制药股份有限公司、齐鲁制药有限公司、鲁南制药股份有限公司等省内外有关大专院校、制药企事业单位联合开发新药，承担药效学评价横向联合项目50余项，经费300余万元。在近2年的时间里，进一步完善和建立防治心脑血管疾病、恶性肿瘤及代谢性疾病为主的相关新药临床前药效学评价的方法和模型，并完成了10个新药或化合物的药效评价工作。规划通过3~5年的建设周期，力争使单元技术平台能够满足系统规范地开展新药临床前药效评价的需求，努力建成与国际接轨的药效学评价技术体系。具体目标和研究内容：（1）完成5~7个新药的药效学评价研究工作，按照课题合同书要求，完成建设目标；（2）引进成熟先进的相关实验模型和技术，研究建立新的疾病动物模型，完善和建立心脑血管疾病、恶性肿瘤、代谢性疾病为主的疾病动物模型和药效评价方法；（3）制定与国际接轨的管理规范和技术规范，完善药效学评价标准和实验操作规程，在心脑血管病、肿瘤及代谢类疾病防治药物药效学评价领域形成自己的特色和优势。

11.5.7 药物分析与质量控制单元技术平台

本平台为山东省重大新药创制中心的其他单元技术平台提供药物分析与质量控制技术服务，促进和推动了其他单元技术平台的建设，为国家重大新药创制提供技术支撑。本单元技术平台以丰富的资源和技术优势，为山东省乃至全国的医药企业的新药研发提供药品检验、分析和质量控制等服务，全面提升了药品质量控制能力。与全国两百余家知名医药生产企业建立了长期合作关系，签署了战略合作联盟协议。本平台还与美国博士伦公司达成国际相互认证，提供药物分析与质量控制研究服务。平台完成了6个候选药物的药物分析与质量控制研究，先后建立了多项先进的药物分析新技术和新方法，包括玻璃酸钠及其相关产品的质量分析与评价方法、中药口腔缓控释贴片质量分析与评价技术、乳制品中三聚氰胺定量检测技术等。先后完成了二十余项原料药、制剂等新药产品的质量分析与评价，并制定了相关的质量标准。制备了2个含量测定对照品、2个手性异构体、3个光学异构体、5个降解产物标准品等，并进行了标定。3年期间，平台发表国内核心期刊论文22篇，8项发明专利获得授权。规划围绕多糖类药物、海洋药物、天然药物、生物技术药物、化学药物及其制剂的研究开发和产业化，进一步加强药物分析与质量控制公共服务平台、新型药物制剂中试放大公共服务平台、药物安全性评价公共服务平台、药品注册与临床试验咨询公共服务平台、数据集成与信息服务公共服务平台建设，进行技术和设施的完善，涵盖共性技术服务、公共实验服务、中试放大服务、专业信息服务等多方面的公共服务体系，围绕企业的共性需求提供专业服务。目标是研发具有良好市场前景的创新型药物，平台公共服务能力达发达国家水平。

11.5.8 中药创新药物单元技术平台

由两家单位共建山东中医药大学及山东省中医药研究院，围绕该单元技术平台的建设任务和目标，山东中医药大学、山东省中医药研究院筹建了新的综合科研楼、新的实验室，添置先进的仪器与设备，引进及培养了优秀的人才队伍，建设了2个数据（样品）库（文献方剂数据库、中药成分（组分）样品库）、7个单元技术子平台（有效方剂临床发现、饮片炮制、提取分离纯化、质量控制与评价、中药药理发现与评价研究、中药新制剂研究、中药临床评价技术），平台条件配套完整、功能齐全完备、技术手段先进、贯穿中药创新药物发现和产业化过程。目前该平台承担国家科技支撑计划3项、“国家重大新药创制”科技重大专项创新药物研发项目4项、山东创新药物孵化基地项目4项。规划以防治恶性肿瘤、糖尿病等重大疾病的新药创制为导向，经过两年的重点建设，通过优势资源的优化配置、整合集成与自主创新，建成条件配套完整、功能齐全完备、技术手段先进、衔接紧密连贯的贯穿中药创新药物发现过程的 7 个单元技术子平台（饮片炮制技术、提取分离纯化技术、分析测试技术、药效研究技术、制剂研究技术、有效方剂临床发现技术及中药临床评价技术），构建起与国际规范接轨的特色优势显著的综合性中药创新药物研发单元技术平台，带动山东省中药新药自主创新能力，促进山东省医药产业实现跨越式发展。

11.5.9　新药临床评价技术平台

由山东大学齐鲁医院牵头，属于国家综合性新药研发技术大平台重要组成部分。平台建设的主要内容是：探索开展 0 期临床研究、药物警戒学研究、基因诊断、临床试验替代性指标（标志物）的评价体系研究等，实现研究数据、结果和成果与国际的双边或多边互认；建立国际公认的人体生物学伦理规范，以满足创新药物临床试验伦理审查的需求；进一步完善心脏远程监护中心的建设，为药物Ⅰ、Ⅱ、Ⅲ、Ⅳ期以及药物上市后再评价的有效性及安全性研究提供保障；进一步完善基因组学、心血管疾病蛋白质组学重点实验室的建设，积极探索开展创新药物临床评价新技术、评价标准、临床试验替代性终点指标（包括生物标志物）的研究；建立符合国际规范的心血管疾病防治新药研发数据管理及统计分析平台。目前，平台已根据国家有关规定，重新修订 I 期临床试验的 SOP，新增加 SOP 24 个。I 期临床试验室安装并投入使用省内第一台药物代谢酶、转运体、受体基因检测系统，已完成 180 例患者和受试者的 CYP2C19、ALDH2 基因检测及 EGFR/K－ras 体细胞突变检测。先后完成 3.1 类心血管药物复方氨氯地平片（苯磺酸氨氯地平 5mg/氯沙坦钾 50mg）的药代动力学研究、6 类新药氯沙坦钾氢氯噻嗪片、瑞舒伐他汀片人体生物等效性研究、已上市新药硝苯地平缓释片的质量一致性评价研究。已启动或正在协商的其他新药研究包括江苏恒瑞 I 类新药海曲泊帕乙醇胺的 0 期、I 期临床试验及代谢机制的研究、山西康宝 1 类生化类新药胎盘肝细胞生长素耐受性和药代动力学研究、6 类新药双氢青蒿素氯喹片、硝酸甘油气雾剂、异硝酸山梨醇酯气雾剂的生物等效性研究，承接了 3 类抗高血压新药雷诺嗪缓释片的Ⅲ期临床研究。“心血管疾病防治新药临床评价研究技术平台建设”已启动，形成冠心病基础和临床研究网络，获得一批自主知识产权的易感基因，完成冠状动脉粥样硬化的全基因组基因关联分析，并阐明其信号传导通路；进一步揭示冠状动脉粥样硬化的分子机制，初步达到冠心病的早期预测、早期预防、早期诊断和早期治疗；研制可用于冠状动脉粥样硬化分子分型和危险度评估的生物芯片和诊断试剂盒，个体化药物治疗基因型诊断芯片等，提出并推广中国人群冠状动脉粥样硬化个体化治疗方案。

11.5.10 山东省实验动物与动物实验公共服务平台

平台建设历时5年，目前已经建成集实验动物生产繁育体系、动物实验规范化服务体系、实验动物科学管理体系、实验动物信息（网络）体系、实验动物监督检测服务体系于一体的平台体系。目前已在医科院东部新区建成一个较大规模的山东省实验动物生产繁育基地和动物实验服务基地。项目总投资3000万元，其中山东省财政专项资金1000万元。

山东省实验动物生产繁育基地。繁育基地建筑面积1250平方米，净化面积800平方米，主要进行SPF级大、小鼠的生产繁育，设计育种间两间，饲养间八间，大鼠饲养间一间。具体划分为、消毒室、饲养间、育种间等。设计年生产小鼠60万只。大鼠2万只（或生产小鼠40万只，大鼠8万只）。年供大、小鼠50万~60万只。目前该基地已经投入运行。

规范化动物实验基地（动物实验开放服务中心）。基地建筑面积5200平方米。主要提供大动物如犬、猴，小动物如大、小鼠等的动物实验服务，通过为社会提供规范化动物实验服务满足山东省各行业对动物实验的需求。基地可同时进行5~7个供试品全套的安全性评价试验。目前基地建设已进入调试运行阶段。

实验动物科学管理体系。山东省实验动物中心承担全省实验动物与动物实验管理的具体业务工作，包括日常业务管理、监督、检测和人员培训等。

山东省实验动物信息网络体系。建设了山东省实验动物信息网，该网站的建立为山东省实验动物科技工作者提供了一个实验动物与动物实验的交流平台，建立了联系纽带。

实验动物监督检测体系。由山东省实验动物中心、青岛市实验动物中心、山东省分析测试中心组成。每年可进行对40多个群的动物进行质量监测方面，对100多个饲养环境数量进行监测。

平台建设以来，共出版专著1部，发表国内外有影响的论文24篇，获得发明专利10项，取得新药证书5个，并组织起草了《山东省实验动物与动物实验公共服务平台管理办法（草案）》。通过动物实验基地提供规范化的动物实验服务，可年获直接经济效益1000万元以上，拉动生命科学、生物医药产业创造间接经济效益100亿～200亿元。更重要的是，通过该基地的建成，可基本满足山东省对标准实验动物的需求和动物实验服务市场的需求，产生巨大的社会效益。

11.6　国家“重大新药创制”科技专项检查评估组来鲁检查工作

2010年4月17～19日，全国人大常委会副委员长、“重大新药创制”国家科技重大专项技术总师、中国工程院院士桑国卫同志率国家科技部、卫生部、解放军总后卫生部等专项实施办公室负责同志组成国家“重大新药创制”国家科技重大专项课题检查评估组来山东省检查指导重大新药创制平台和创新药物孵化基地建设情况。桑国卫副委员长对山东省新药研发与产业化创制给予了较高评价。他说，在“重大新药创制”1～3批项目中，山东争取到了3亿元国家财政经费，在全国是属于较多的省，组织得比较好。充分体现了山东省委、省政府对新药创制工作的高度重视，配套力度较大，政策措施到位，山东省科技厅领导非常负责；在专项的支持和引领下，创新型企业、科研院所发展势头非常好，潜力非常大；山东的医药行业有很好的产业基础和发展前景，很有希望做大做强，继续领跑我国医药产业。最后桑副委员长提出六点要求：一是地方政府要配合国家重大新药创制专项管理办公室把项目的建设过程管理好，并积极参与专项“十二五”规划的制定；二是承建单位要认真负责，加快进展，确保按期完成预定的研究开发和产业化目标；三是在建设中要突出山东的特色和优势，加强能力建设，完善创新体系，争取把中心做成国际一流；四是在建设中要加强产学研的结合，充分发挥山东重大新药创新战略联盟的作用，立足山东，放眼全国；五是要密切关注国际新药研发趋势；六是要考虑药物的再发现，“老药新用”，同时加强药物大品种的改造，为保障百姓用药安全、深化我国医疗体制改革做出贡献。中国生物技术中心主任王宏广主任肯定山东省新药创制工作较好，同时提出三个建议：一是希望把山东新药创制中心建成一个大“舞台”，使之成为创新药物的摇篮，技术改进的源泉，企业发展的支撑，人才培养的福地，成果转化的桥梁。二是希望把大药做得更大，引导大专家进大企业，解决大问题，占领大市场。三是希望把新药做得更精，既要有水平，又要占市场。评估组的其他几位领导和专家对山东省重大新药创制情况也给予了充分肯定。

11.7 国家综合性新药研发技术大平台中心区建设进展

“山东省重大新药创制中心”被列入国家重点建设项目后，建立完善了各项规章制度，并颁布各种文件促进平台发展；通过“山东省重大新药产业技术创新战略示范联盟”，更好地为山东省新药创制服务。该平台成为山东省新药临床前研究、工艺研究、中试研究与新药科技成果孵化和开发的最集中的公共服务平台，具有辐射环渤海区域的能力。

通过国家“千人计划”、山东省“泰山学者—药学特聘专家岗位”（大平台专门设立）、山东省“万人计划”以及山东大学“齐鲁青年学者”计划，大平台吸引和汇集了一批优秀领军人才和药物研发创新团队，提高新药研制、集成创新能力。

平台投资5亿元建设29万平方米的大平台中心区；完成GLP实验室和药物发现单元平台2800平方米的实验室整体改造；新制剂与新释药系统平台新增科研面积1000平方米；购置了2000余万元的大型先进仪器；建立完善了各单元技术体系和标准，部分平台实现国际接轨；与Tripos公司联合建立计算机药物设计实验室。

目前平台承担单位累计完成15个先导化合物的早期药效、药代评价；完成10个系统接近人类疾病发病机理的动物模型，并承担药效学评价横向联合项目50余项，累计完成10个药物的药效学评价；完成了10余项新药的制剂研究和20余项原料药、制剂等新药产品的质量分析与评价，并制定了相关的质量标准；获得3个新药证书；4个新药临床研究批件；4个新药正在进行Ⅲ期临床研究，2个新药正在进行Ⅱ期临床研究，2个候选药物正在进行申请临床研究的新药证书资料整理工作；构建完善了2个数据（样品）库（文献方剂数据库、中药成分（组分）样品库）。平台联盟单位获得新药证书14个，临床批件7项，正在临床研究中的10项。总体完成了任务书的考核目标，部分指标超额完成预定计划。

11.8 山东省国家综合新药研发技术大平台“十二五”科研条件建设规划（2011～2015）

为加快大平台建设，为全省医药科技创新体系建设提供技术支撑，降低医药科研单位和企业新药研发与产业化成本，瞄准国内一流目标，山东省科学技术厅组织大平台共建单位联合相关专家编制了《山东国家综合性新药研发技术大平台“十二五”科研条件建设规划》[11-1]，并通过专家评审论证，经省科技厅批准，正式发布实施。《山东国家综合性新药研发技术大平台“十二五”科研条件建设规划》的主要内容包括“十一五”建设成效、指导思想与基本原则、“十二五”建设任务与目标和推动措施四部分，总体目标是瞄准建设国际先进，国内一流水平的国家综合性新药研发技术大平台的目标，建立适宜重大新药创制和成果转化的科研仪器装备共享管理体制和运行机制，减少仪器设备的重复购置，进一步提高使用效率，加速医药科技创新。专家认为，《山东国家综合性新药研发技术大平台“十二五”科研条件建设规划》坚持高标准、高聚集度、高利用率，坚持整体规划、协作配套、突出特色，可以为建设医药科技强省、培育新医药战略性新兴产业提供科技支撑。

参考文献

[11-1] 翟鲁宁，王家利，孙伟，赵友春等.《山东国家综合性新药研发技术大平台“十二五”科研条件建设规划》（简称《规划》）[M]. 中国科学技术文献出版社，2012.

第12章　国家中药现代化科技产业（山东）基地

国家中药现代化科技产业基地建设工程是中华人民共和国科学技术部于2001年组织实施的一项科技创新工程，旨在探索的中药研究开发与产业化探索与现代科学结合的路子。2001年国家科技部批准在山东建设中药现代化科技产业基地，此为一期建设工程，为加快山东省中药科技产业提供了十分难得的发展机遇。2014年，山东省又获科学技术部批准进入国家中药现代化基地省建设二期工程。多年来，山东省严格按照科学技术部的要求，充分借鉴兄弟省份的成功做法，扎实推进山东省中药现代化科技产业基地建设，着力构建具有齐鲁特色的中药现代化科技产业发展体系，有力推进了山东省医药产业的发展和传统医药水平的提升，取得了显著的经济、社会和生态效益，为实现“山东基地”的可持续发展奠定了坚实基础。

12.1　山东省推动中药现代化的做法

12.1.1　领导重视，政策措施得力，为中医药发展创造了良好环境

山东省委、山东省人民政府高度重视中药现代化山东基地的建设工作。为了加强组织、领导与协调，省政府成立了由分管副省长挂帅、山东省科技厅牵头、有关省直单位、高校和科研单位负责人为成员的山东省中药现代化科技产业基地建设领导小组。山东省科学技术厅牵头成立

“山东省中药现代化科技产业基地建设专家委员会”，负责提供学术咨询和技术指导。2003 年山东省政府出台了《山东省人民政府关于加快中药现代化发展的意见》（以下简称《意见》）。该《意见》作为山东省科技中长期规划的一部分，明确提出了全省中药现代化发展的指导思想、基本原则和战略目标，把加强国家中药现代化科技产业（山东）基地建设作为全省加快中药发展的主线，加快建设创新中药研究开发体系、中药生产体系、中药市场服务体系和中药质量标准体系等四大体系。依据《意见》，省科技厅和财政厅联合发布了《省级中药现代化科技示范企业、中药现代化科技示范园（基地）和中药现代化创业中心的认定管理暂行规定》，对省级中药现代化示范企业、示范园、示范基地和创业中心认定条件、程序和培育措施做了明确规定，文件的出台促进了山东省中药科技创新和产业聚集，加快了山东省中药产业健康持续发展的步伐。

12.1.2　加强贯彻落实，建立协同促进机制

根据《山东省人民政府关于加快中药现代化发展的意见》，山东省人民政府建立了中药现代化联席会议制度，连续六次召开省政府中药现代化联席会议，分解落实任务，明确职责，定期进行调度，检查监督，取得了很好的效果。目前，全省各市、各有关部门高度重视中药现代化工作，并将其纳入重要日程，加强领导，出台政策，制定了各自的发展目标和具体措施，大力支持和推动了山东省中药现代化工作。山东省发展改革委员会“十一五”规划中把现代中药产业作为生物产业中重点发展领域之一，确定了“十一五”期间现代中药产业的发展重点、目标和近期计划实施的重大项目，并提出了相应的扶持政策和保障措施。山东省科学技术厅在编制《山东省中长期科技发展规划纲要》时，将中医药现代化作为重点，放在了突出位置，并在《山东省“十一五”重点科技计划项目指南》中，强化了中医药现代化专项内容。山东省卫生厅制定了《关于加快中药现代化发展的实施方案》，确定了全省各级卫生及中医行政部门的具体职责和任务目标。山东省财政厅自 2006 年起将中医药现代化专项资金增至 1000 万元，全面支持中药现代化工作。各市也高度重视中医药现代化工作，将其纳入重要日程，进一步加强领

导，出台政策，积极推进中医药事业发展。淄博、菏泽、滨州、济宁、临沂市政府出台了促进中药现代化发展的意见或决定，成立了中药现代化发展领导小组，对当地中药现代化整体发展进行了很好的规划。如淄博市出台了《淄博市政府关于建设现代中药产业基地的意见》，提出了“一、二、三、四”的目标，即建成一个中药资源保护区（鲁山野生中药材资源保护区）、二个中药材 GAP 种植基地（桔梗、板蓝根）、三个中药工业园（鲁泰环中制药工业园、华洋制药工业园、中药饮片工业园）、四个中心（医药物流中心、中医药科研协作中心、区域性药品检验检测中心、医药人才服务中心）。

12.1.3 加大投入，积极引导企业成为创新主体

山东省省直部门和各市坚持多渠道筹措资金，积极引导企业成为投入主体。2004 年省政府在应用科技开发经费中设立了中药现代化专项后，经费连续几年大幅递增，2005 年为 700 万元，2006 年起又增至 1000 万元，用于支持中药现代化科技产业示范园、示范基地、示范企业、创新中药的开发和中药的国际化合作研究；2006 年在农业科技创新工程中又拿出 300 万元分别在山东省优势企业中建立了西洋参、金银花和银杏研究中心，旨在通过探索企业和基地结合的模式，对山东省具有传统种植优势的品种进行规范化种植研究和产品的深度开发；在农业良种产业化工程中每年拿出 60 万元支持山东省道地中药材的育种工作。自 2006 年以来，山东省在中医药现代化方面的省级科技投入 4000 余万元。同时带动了各级政府和企业对中医药现代化的投入，如临沂、泰安、日照等市在科技经费中设立了“中药现代化专项资金”。

12.1.4 加强产业引导与示范，积极推动企业的科技创新

根据《省级中药现代化科技示范企业、中药现代化科技示范园（基地）和中药现代化创业中心的认定管理暂行规定》，自 2005 年以来，省科技厅和财政厅联合认定了 23 家省级中药现代化科技示范企业、9 个中药现代化科技产业示范县（基地）、3 个中药现代化科技产业示范园区和 1 个中药现代化科技企业孵化器，并在专项中拿出资金对认定

的示范企业、示范县等以项目的形式进行了重点支持，鼓励企业加强科技创新，开发生产具有较强市场竞争力、疗效确切的优势品种，形成名牌企业、名牌产品；鼓励示范县和基地加强中药材规范化种植，促进中药饮片加工或中药新药的开发，收到了以点带面、全面提升的良好效果。

12.1.5　构建信息交流平台，促进产学研结合

一是积极构筑交流平台，加强信息交流。依托山东中医药大学山东省中医药现代化信息中心，建立了山东省中药现代化网站（http//www. sdintcm. com. cn）。连续举办“中医药科技成果转化工作座谈会”“山东中医药现代化发展暨科技成果展示会”和“山东省中医药现代化高层论坛”等，组织高层次专家介绍国内外中医药现代化发展情况，对全省中医药科技成果、重点学科、重点专科和中医药产品进行系统展示。2005年组团参加了四川召开的“第二届中医药现代化国际科技大会暨博览会”。二是鼓励相关企业、示范园区和基地与国内外著名大学、科研单位开展交流与合作。我们推动济南高新区与山东大学联合建立了国家生命科学人才培养实习基地，引导博士生、硕士生到孵化企业内开展药源生物研究。山东东阿阿胶股份公司与浙江大学、中科院等合作开展阿胶药效评价、质量标准及有效成分分离分析等研究。鲁南制药集团股份有限公司投资2000万元与山东大学签署了全面合作协议，联合组建了“超临界流体技术研究所和天然药物研究院”；同时还与全国36家高校和科研机构建立了常年科研合作关系。2006年山东瑞阳制药有限公司又注资1000万元，和山东大学药学院联建研发中心等。

12.1.6　集群发展，力争形成规模优势

为有效推动中药产业集群发展的目标，山东省科学技术厅在山东半岛高新技术产业带上规划了创新药物和中药现代化两大产业群，依托现有国家级和省级高新区、经济技术开发区，着力发展各具特色的中药现代化科技产业园。山东省中药现代化（鲁南）科技产业园依托鲁南制药集团、临沂绿因制药有限公司等3家企业，位于临沂高新区和费县，

是集中成药生产、物流及中药材种植、加工于一体的特色园区，已经投入资金4.2亿元，完成建筑面积13万平方米，投产后中成药产值达16亿元以上；山东省中药现代化（济南）科技产业示范园，依托济南国家级高新区，2005年被批准为示范园以来，通过提供优惠政策和专业平台建设，加快中药产品研发企业、中药产业化企业的发展速度。2007年实现销售收入12亿元，利税总额4亿元。山东省中药现代化（淄博）科技产业示范园，依托淄博国家高新区，中医药发展框架已基本形成，中药材基地建设、中药饮片加工、中医药生产、中医药物流等都具备了一定规模。2007年实现销售收入6亿余元，利税7960余万元。目前山东省对中药科技产业园启动了专项扶持政策，并于2005年和2006年对鲁南、济南和淄博三家中药科技产业园分别给予了经费支持。

12.1.7 积极推动中医药国际化

2006年科技部会同卫生部、国家中医药管理总局共同发布了《中医药国际科技合作规划纲要》，山东省科学技术厅结合山东实际，讨论出台了山东的具体实施方案。山东省部分企业具有全球眼光，相继制定国际化的发展战略。如山东圣旺药业股份有限公司主要从事传统中药萃取、纯天然植化药物产业，2004年公司进行战略性调整，通过对美国OTCBB市场上市公司——SUNWIN公司的收购，控制了其80%的股权，一举成功进军美国资本市场，登陆纳斯达克。面对全球化的竞争形势，山东绿叶制药有限公司不断在境外申请专利，制定了“转型国际化”的方案，2004年公司成功在新加坡证券交易所主板上市。

12.2 山东省中药现代化工作取得的主要成绩

12.2.1 “山东中药科技化产业基地关键技术研究”取得重大突破

作为山东省中药现代化科技产业基地建设内容的重要组成部分，

“山东中药科技化产业基地关键技术研究”课题于 2004 年 8 月通过专家组验收。该课题的研究目的是根据“十五”国家科技攻关计划“中药现代化科技产业基地建设项目”的整体安排，充分利用山东省多年中药现代化科技产业研究的基础和有利条件，建设以中药质量控制关键技术规范研究等内容为主导的山东中药现代化科技产业基地，完善中药现代化研究开发体系，促进中药产业快速、可持续发展，增加中药出口创汇能力和社会经济环境效益，使之成为山东省的重要产业，在华东及全国中药现代化与产业化开发研究中起到示范和引导作用。攻关目标为研究中药新药制药关键技术和中药质量控制关键技术，进行规范化、产业化开发与研究。应用中药制药的现代技术如超临界萃取、大孔树脂吸附、超微粉碎、半仿生法提取等进行中药新药研究和产业化开发，应用高效液相、指纹图谱等现代中药质控方法研究制订中药质量标准，重点开发国家级新药以及传统名优中成药的二次开发。主要研究内容包括全蝎、徐长卿、天南星、灵芝 4 种中药材的规范化种植技术；环棱褐孔菌生物发酵工艺及新药研究；香草胶囊的工艺质量标准关键技术规范化研究；至宝三鞭丸二次开发研究；超临界二氧化碳流体提取当归挥发油的研究及产业化开发；西黄软胶囊的开发研究等。重点针对中药规范化种植（养殖）、有效成分筛选、提取方法的优化、制剂工艺的完善、质量标准的制定等，对产业化存在的问题及中药质量控制的一些关键技术问题进行了深入研究，建立起中药材规范化种植（养殖）试验基地 4 个、中试线 2 条、生产线 2 条，获专利 1 项，申报专利 2 项，获新药临床研究批件 2 个，为山东省中药现代化科技产业基地的建设奠定了坚实基础。

12.2.2　道地中药材规范化种植（养殖）基地建设成绩斐然

山东省中药资源非常丰富，道地药材达 200 余种，金银花、北沙参、瓜蒌、丹参等的产量居全国第一位，其中，临沂金银花产量占全国总产量的 60%，丹参占 40%，有 390 种中药材大量收购。各市在积极推动中药材规范化种植过程中，出台各种优惠政策，实现龙头企业带动基地生产、基地生产连接农户的新格局。目前全省规范化种植面积达 100 余万亩，临沂规范化种植基地面积占全省面积的 70%，泰安岱岳区种植何首乌、黄精、四叶参辐射带动基地1万亩。目前，已经列入国家级课题进行规范化种植（养殖）研究的中药材有金银花、北沙参、瓜蒌、全蝎、徐长卿、天南星、灵芝7种，课题研究均已通过国家验收，并建立起相应的试验研究基地。2004年12月，山东鼎立中药科技有限公司的桔梗规范化种植基地通过国家药监局组织的GAP认证。金银花、丹参、黄芩、银杏规范化种植基地的认证工作正在筹备进行中，认证工作预计可在2年内完成。中药种植产业的发展，有利推动了当地农业产业结构调整和农民增收，如山东鼎立中药材科技有限公司建立的4.3万亩中药材基地，比种粮食每亩增收3023元，已成功带动4万农民致富。

（1）全蝎规范化养殖。调查山东省全蝎人工养殖情况，主要内容包括养殖规模、养殖方式、产量状况、病虫害及产地加工等内容，不仅对现有的养殖经验进行了总结，而且发现了目前尚存在的主要问题，为全蝎规范化养殖具体养殖方式的确定奠定了基础。对全蝎的生物学特性进行了系统研究，创新性地设计了适合全蝎生长发育与当地生态与经济条件的新型养蝎池，实践已经证明能够适应生产需要，具有较好的经济效益与生态效益。对生态养殖条件下的全蝎饲养管理进行了全面系统的研究，包括配种期、妊娠期、产仔期、幼龄期、蜕皮期的饲养管理的各个具体细节，制定了相应的措施，保证了全蝎的正常生长发育。对全蝎的炮制方法进行了本草学考证，发现全蝎最初的炮制内容出现在唐代，至宋朝达到鼎盛时期，炮制品种数量最多，到了明、清以后却有所减少。通过化学分析等手段，测定了雌、雄全蝎的鲜重、干重、药材出干率及浸出物、可溶性蛋白质、氨基酸、甲壳素、各种元素、总灰分、酸不溶性灰分、脂肪等成分含量，绘制其水与乙醇提取液的紫外吸收图谱，在综合考虑的基础上，来评价雌、雄全蝎的质量差异，为全蝎药材质量标准的制定和临床用药提供参考。实验证明雄蝎药材质量较雌蝎为高，证实本草中“形紧小者良”的观点是有道理的。

（2）灵芝规范化种植关键技术研究。通过查阅大量的古代文献，对灵芝的本草学进行了研究，按五色将灵芝分为青芝（龙芝）、赤芝（丹芝）、黄芝（金芝）、白芝（玉芝）、黑芝（玄芝）五类，即称“五色灵芝”此外附紫芝（木芝）图，并指出：青芝“酸，平，无毒”，可“明目”，“补肝气，安惊魂，仁恕”；赤芝“苦，平，无毒”，主治“胸中结”“益心气，补中，增智慧，不忘”；黄芝“甘，平、无毒”，主治“心腹五邪”，“益脾气，安神，忠信和乐”。白芝“辛，平，无毒”，主治“咳逆上气”，“益肺气，通利口鼻，强意志，勇捍、安魄”；黑芝“咸，平、无毒”，主治“癃”，“利水道，益肾气，通九窍，聪察”；紫芝“甘，温（平），无毒”，主治“耳聋”，“利关节、保神、益精气，坚筋骨，好颜色”。还强调此六种灵芝均可“久食轻身不老，延年神仙”。确定药用灵芝适宜种植的栽培种为灵芝科赤灵芝 *Ganoderma lucidum*（Leyss. ex Fr）Karst 的人工培养菌种。按照我国《中药材生产质量管理规范（GAP）》的要求，根据灵芝的生物学特性和适宜生长的地理、气候条件，确定了山东省泰安市灵芝产区有关中药灵芝规范化种植的综合技术规范。确定了中药灵芝栽培菌种的保存、复壮、制种关键技术。确定了灵芝栽培生产中培养基配方为：棉籽壳85%，麦麸4%，玉米粒8%，石膏1%，石灰1%，蔗糖1%，含水量60%~65%。通过栽培种培养料配方对灵芝菌丝生长和子实体发育的实验看出，不同培养料配方之间灵芝菌丝生长速度和子实体产量存在显著性差异，其中以棉籽壳为主料的配方，菌丝生长最快，长满料时间仅为28d，产量最高，每袋平均鲜质量150.2g，生物效率达85.8%，棉籽壳配比减少而木屑增加的配方，发菌时间延长，生物效率降低，但未达到显著水平，其趋势是木屑含量越高，发菌速度越慢，但在各种配方中最终所产灵芝子实体的质量相近。施肥实验说明凡加入复合肥的培养料，其发菌速度均快于对照，其中以加入w=1%~2%的复合肥效果最佳，菌丝生长健壮，污染轻，菌丝长满料时间可以缩短4~5d；当复合肥质量分数大于3%时，菌丝生长速度减慢，长势减弱，污染严重. 另外，w=1%~2%的复合肥对灵芝子实体发育均有一定促进作用，其增产效果最显著，而当复合肥质量分数大于4%时，无增产作用，甚至略有减产。大棚栽培关键技术，包括选地搭棚、CO_2浓度控制、温度控制、湿度控制、光照控制与通风、灵芝病虫害防治技术、加工干燥方法、确定了灵芝药材质量标准、红外指纹图谱、高效液相指纹图谱、包装、储藏及运输等技术。

（3）徐长卿规范化种植研究。山东省蒙阴县是最早开始徐长卿由野生变家种研究的地区，进行了本草考证研究、确定了古今所用徐长卿均是指萝摩科植物徐长卿（Cynanchumpaniculatum（Bge.）Kitag.）。其药用范围古今有一定差异。产地考证发现，除在《本经》《名医别录》

《蜀本草》等本草著作中记载其分布较广外，《图经本草》还明确指出，山东泰山、淄川、胶东半岛等地区均有分布。说明自古以来，山东即是徐长卿的主要产区，从而为在山东建立规范化的种植基地提供了理论依据。种植基地水质、土壤、环境生态因子的调查研究、用于徐长卿种植的土壤为棕壤。徐长卿药材质量考查、徐长卿种植方法的研究、施肥对徐长卿产量和质量的影响、徐长卿病虫害防治技术、徐长卿化学成分分布规律的探讨、徐长卿药材最佳采收期的研究、徐长卿最佳产地加工工艺的研究、徐长卿规范化生产标准操作规程（SOP）的制定及其起草说明、徐长卿药材质量标准的制定及其起草说明。

（4）天南星规范化种植研究。天南星是山东道地药材之一，对天南星的本草学进行了研究，明确了山东产天南星为天南星科植物掌叶半夏 *Pinelliapedatisecta* Schott，习称虎掌南星，是我国传统的常用中药材之一，药用历史悠久，尤其是全国各地广泛种植的虎掌南星更为天南星之佳品，为国内外市场的主流商品。其为在天南星规范化种植过程中确定合理的种植品种与选择适宜的产地加工方法等，提供了充分依据。为保证生产的天南星“安全、有效、稳定、可控”，特制定了天南星规范化生产标准操作规程（SOP），制定了规范化种植天南星药材质量标准。全面调查了山东省天南星人工种植情况，主要内容包括养殖规模、养殖方式、产量状况、病虫害及产地加工等。完成了天南星种植基地环境条件质量检测，产区空气应符合大气环境质量二级标准；土壤应符合土壤质量二级标准；灌溉水应符合农田灌溉水质量标准。完成了天南星栽培方法试验和田间管理试验。完成了天南星主要病虫害防治技术试验研究。完成了天南星采收与产地加工实验研究。质量标准及监测、包装、储藏及运输。

12.2.3 培育大品种、大企业，中药产业规模不断扩大

山东省中成药生产企业达到 110 家，饮片生产企业达到 49 家，2007 年，全省中药材及中成药加工工业销售收入 153.8 亿元，同比增长 33.9%，实现利润 18.20 亿元，同比增长 72.66%，高于医药行业的平均水平（65.08%）。目前山东省已形成了一批具有技术优势和特色的企业和产品，年销售额过 5 亿元的中药企业有东阿阿胶、鲁南制药、

凤凰制药、绿叶制药4家，过2亿元的企业有8家，过2000万元的企业有44家，单品种销售收入过5000万元的有13个，稳心颗粒、心通口服液、阿胶系列、肛泰系列、心可舒片、注射用七叶皂苷钠、三鞭系列等，销售额过1000万元品种达64个。如山东东阿阿胶股份有限公司为国内最大的阿胶及系列产品生产基地，“东阿”牌阿胶的产量和出口量分别占据阿胶行业的75%和90%以上。2007年公司销售收入13.8亿元，同比增长28.38%；利润2.99亿元，增长30.8%，实现利税3.39亿元，同比增长22.83%。烟台荣昌制药有限公司开发的“肛泰”系列产品运用浓缩、透皮、缓释和贴敷等先进技术，在世界上首创了“贴肚脐，治痔疮”方法，荣获了两项专利，成为国家中药保密品种和知名品牌，也是目前市场上最著名的痔疮药物，覆盖了全国95%以上的市场。绿叶制药开发的“麦通纳”核心技术获得中国和美国发明专利授权，市场占有率连续多年全国排名第一，累计实现销售收入12.3亿元。

12.2.4　中药产业科技创新能力显著提高

经过长期的重点建设，全省共建有国家海洋药物工程技术研究中心，省部级重点实验室6个，企业技术中心14个，具有研发机构的中药企业24个，已有6所大学设立中药研发机构，为山东省中药现代化科技创新工作构建起良好的技术平台，科技创新能力进一步增强，承担国家项目的能力显著增加。如山东中医药大学自2003年以来，获国家科研立项20余项，项目总经费突破7000万元，其中国家973计划项目“中药药性理论相关基础问题研究”获得资金支持2500万元，国家科技支撑计划课题“全蝎、山茱萸等中药材种植（养殖）关键技术研究”获得800万元资金支持。山东大学、山东省中医药研究院、山东农业大学也承担了“十一五”国家科技支撑计划子课题的研究工作。“经前期综合征病证结合临床、基础和新药研发与应用”获2006年度国家科技进步二等奖，标志着山东省中医药现代化所取得的成绩得到了国家认可。

以企业为主体的创新能力得到进一步加强。21家省级科技示范企业等都成立了专门的科研平台，和省内外高校、科研单位建立了长期的产学研合作关系。省烟台荣昌制药有限公司在北京设立了专门的科研机构——“北京荣昌药物研究院有限公司”。绿叶制药与烟台大学各出资

50%组建了烟台大学药学院，教学和研究人员一体化，这种创新模式，将人才培养、科学研究和生产实践纳入统一的平台，从而实现“实质性”的“联合”，绿叶制药新药研发队伍通过“产学研”科研模式，产生了巨大的经济效益和社会效益。近年来，绿叶制药申请发明专利240项，其中获得授权64项，国际发明专利11项。共承担国家863计划4项，科技型中小型企业创新基金项目3项，国家科技攻关计划3项；山东省科技攻关计划项目15项，主持制定国家标准48项。通过产学研合作的许多新药项目已经生产上市，为绿叶制药发展培育了新的经济增长点。山东省中医药企业科技投入也大幅增加，重点中医药企业的研发投入已超过或接近销售收入的10%，为企业的可持续发展创造了良好的条件。凤凰制药公司“中药新药天丹通络胶囊”、东阿阿胶“年产600吨阿胶颗粒系列产品”等项目，还相继获得国家发改委中药产业化方面的项目支持，总投资达2.65亿元。

12.2.5 以企业为主体的技术创新能力不断提升

山东省中药生产企业中建有3个国家级企业技术中心（东阿阿胶、鲁南制药和绿叶制药）和12个省级企业技术中心；建有1个国家级工程技术研究中心（鲁南制药）和6个省级工程技术研究中心。山东省科学技术厅和山东省财政厅联合认定的23家“省级中药现代化科技示范企业”均建有自己的科技创新平台和专职研发人员，研发投入均超过企业销售收入的5%，部分企业达10%。山东省企业坚持以市场为导向，走产学研结合之路，经过多年的积累，以企业为主体的自主创新能力有了明显提高，在“十五”和“十一五”期间，山东省主要中药企业如绿叶制药、东阿阿胶、鲁南制药、沃华医药、润华药业等都承担了国家和省部级多项课题，多数研发平台和科研成果在国内处于领先地位，部分达到国际先进水平。如山东绿叶天然药物研究开发有限公司建立了山东省中药新药安全性评价中心（已通过国家GLP认证）、注射用缓释微球制备平台、中药提取分离纯化平台、中药滴丸及软胶囊制备平台等10个创新药物研究的技术平台，具备了承担创新药物临床前全部研究的能力，先后承担了国家“863计划”、“十五”攻关计划、“重大新药创制”重大专项、山东省自主创新成果转化重大专项等省部级课题十多项，开发的主要品种均拥有独立自主知识产权，已申报各种发明专利一百余项，其中已授权专利二十多项，绿叶制药公司“红花、娑罗子等中药药效物质提取纯化关键技术研究及其产业化”项目成果获2008年度国家科技进步二等奖。烟台荣昌制药有限公司建立了透皮给药技术研发平台，开发透皮制剂系列产品，已有多个中药制剂产品上市或处于临床及基础研究阶段，开展的小儿腹泻贴片、月泰贴脐片、乳增效痛贴膜等，均属国际及国内首创。

12.2.6 中药产业规模不断发展壮大，企业技术装备水平显著提高

2002～2007年，山东省中药工业销售收入、利税连续增长30%以上。2008年，在金融危机的影响下，全省共有中药工业企业159家，其中中成药生产企业110家、中药饮片生产企业49家。全省中药材及加工工业销售收入185.9亿元（2001年18.5亿元，7年增长10倍），占全省医药行业（1060亿元）的18%，同比增长19.3%，实现利税36.6亿元，占全省医药行业的24%，同比增长16.96%。中药材与中成药行业效益明显高于其他医药子行业，更是高于其他传统产业。一是培育了一批具有区域特色的品牌企业。山东省拥有东阿阿胶、鲁南制药、绿叶制药、凤凰制药、荣昌制药等一批国内知名的现代化中药企业。2008年，东阿阿胶、鲁南制药、绿叶制药、凤凰制药、荣昌制药、沃华制药、宏济堂制药、福胶集团、步长制药、华鲁制药、润华济人堂、圣旺药业、瑞阳制药等13家中药企业实现销售收入过亿元。其中，东阿阿胶2008年实现销售收入17.7亿元，同比增长28%，利税5.1亿元，增长13%，销售收入和利润均创历史最好水平，目前已成为国内最大的阿胶及系列产品生产基地，其产量和出口量分别占据阿胶行业的75%和90%以上。二是企业技术装备水平显著提高。在实施国家GMP认证过程中，企业均加大资金投入，引进先进的现代化装备，同时注重采用现代高新技术，合理设计产品工艺路线，对传统中医药进行产业改造和技术升级，超临界流体萃取、大孔树脂吸附分离、膜分离、喷雾干燥、流化制粒等先进工艺不断引进中药工业化生产中，有力地保障了中药产品的质量。如宏济堂制药有限公司引进了中药自动化提取、自动仓

储系统和净化系统三条自动化控制线，实现了生产系统、净化系统、仓储系统的信息化管理。山东凤凰制药有限公司日本喷雾干燥系统、瑞典GMP管理软件等具有国际领先水平的设备，生产装置采用动态提取、真空干燥、喷雾干燥等先进工艺及计算机控制系统，在国内同行业领域中首次成功开展了中药生产领域高科技设备联合应用的研究。三是培育了一批“中药大品种”，提升了市场占有率。在现有产品及项目的基础上，山东省不断加大科技投入力度，加快中药产品结构调整步伐，在治疗“大病”的中药品种、“科技含量大”的中药品种、“效益大”的中药大品种的研发、生产方面取得明显成效，在原有基础上，进一步巩固扩大了国内大品牌地位。目前，年销售额过亿元的品种有阿胶系列、稳心颗粒、心可舒片、肛泰系列、心通口服液、三鞭系列、丹红注射液、小儿消积止咳口服液等8个。销售额过1000万元的品种70余个，国家中药保护品种38个，12个品种被国家科技部联合四部委认定为“国家重点新产品”。其中，复方阿胶浆成为国家秘密技术品种，为全国十大中药畅销品种之一，获中国中药名牌。“肛泰”系列产品首创了“贴肚脐、治痔疮”方法，荣获两项专利，成为国家中药保密品种和知名品牌，目前覆盖了全国95%以上的市场。绿叶制药公司开发的“麦通纳”核心技术获得中国和美国发明专利授权，市场占有率连续多年全国排名第一，累计实现销售收入12.3亿元。东阿阿胶公司阿胶系列产品、步长公司的稳心颗粒系列产品、荣昌公司的肛泰系列产品、鲁泰环中公司的大青叶系列产品、临清华威公司的健脑补肾丸系列产品等中药产品，国内市场占有率均在50%以上。四是以中药市场体系建设，促进道地中药材产业发展。建立健全中药市场体系，是加快中药现代化，调整农业种植业结构的重要环节。围绕建立中药市场体系，第一，山东省狠抓了包括鄄城、临沂中药材市场物流技术系统在内的中药材市场体系建设，以蓬勃发展的药材市场，带动农民种植药材的积极性；以“公司+农户”等模式，实现了中药材规范化种植；以高标准要求拉动了对中药材研究的科技需求。第二，狠抓了中医县、乡、村三级医疗服务网络建设，建立与山东中医药产业相适应的有利于国内交流和对外贸易的中药信息网站和中药营销市场，提高山东中药在国内外市场的知名度和占有率。第三，狠抓了中药资源管理及规范化种植，大力推动道地药材种养殖，中药材品种达到200多个。2008年全省中药材种植面积184万亩，形成了临沂（110万亩）、菏泽（25万亩）、淄博（15万亩）、日照（6万亩）、威海（8万亩）、潍坊（10万亩）、泰安（8万亩）等几个较为集中的种植区域，较2001年种植规模（15万亩）增长了12.3倍。中药材农业产值2008年达40亿元。

以市场促进种植业的做法，取得了较好成绩。一是道地中药材规模化和规范化种植发展迅速。山东省道地中药材金银花、北沙参、瓜蒌、丹参等的产量居全国第一位。省级中药现代化科技产业基地，临沂市金银花的种植面积约95万亩，年产量1170.55万公斤，约占全国的60%；潍坊市临朐县、日照市莒县丹参种植面积约占全国产量的40%；郯城县在沂河两岸建成了200平方公里的银杏集中栽植区，银杏片林面积发展到20万亩，成为国内最大的银杏叶、果苗生产基地，年产银杏干青叶1800万公斤，产值2亿元；威海文登市建立了50亩西洋参原种田，150亩良种繁育田，1000亩规范化种植示范基地，辐射带动3000亩；总面积达5万余亩，成为文登市农村经济的重要支柱产业之一。山东鼎立中药科技有限公司的桔梗规范化种植基地通过国家药监局组织的GAP认证。金银花、丹参、黄芩、银杏规范化种植基地的认证工作正在进行中。中药材种（养）植产业的发展，有力地促进了山东省部分县市的农业产业结构调整、农民增收和生态保护。二是道地中药材优良品种选育取得突破。例如，威海市申威药业公司选育的“三抗一号”西洋参新品种，在抗高温、抗低湿度、抗强光方面品质优良，产量提高20%以上，总皂苷含量最高达8.8%，比普通品种高2~3个百分点。日照市莒县选育的丹参YD1号（援丹一号）、黄芩Yh-1（援黄一号）新品系具有性状稳定、抗逆性强、产量高、有效成分含量高等特点，丹参YD1号亩产达到340公斤以上，有效增产50公斤，丹参酮ⅡA含量平均达到0.30%以上（国家药典标准为0.2%），丹酚酸B含量不少于4.0%（国家药典标准为3%）；黄芩Yh-1号亩产达到240公斤以上，有效增产40公斤，黄芩苷含量平均达到12.5%（国家药典标准为9.0%）。莱芜市岳圣天然药物研究开发中心在白花丹参种植繁育技术方面取得突破性进展，由野生转为人工高产栽培，该技术获得国家发明专利并选育出3个高产优质白花丹参新品系。临沂市平邑县九间棚农业科技有限公司选育的“九丰一号”，主要有效成分绿原酸含量提高30%，并保持了平邑县金银花道地药材特征，成果达国际领先水平，目前已推广种植

38000 亩，累计增产 360 万公斤，累计新增社会纯收入达 7000 余万元，取得了明显的经济效益。

12.2.7 以高校和科研单位为主的中医药科技创新支撑体系建设愈加完善

截至 2008 年底，全省依托山东中医药大学、山东大学、中国海洋大学、省医科院、省科学院和省中医药研究院等，建有 2 个国家工程技术研究中心（海洋药物和糖工程）和 6 个省级工程技术研究中心，建有省部级重点实验室 6 个，为山东省中药现代化科技创新工作搭建了良好的技术平台，人才队伍建设得到进一步加强，承担国家项目的能力显著提高，并取得了系列成果。如山东中医药大学自 2003 年以来，获国家科研立项 20 余项，项目总经费突破 7000 万元，其中国家 973 计划项目“中药药性理论相关基础问题研究”获得资金支持 2500 万元，国家科技支撑计划项目“全蝎、山茱萸等中药材种植（养殖）关键技术研究”获得 800 万元资金支持。山东大学药学院相继承担了国家“十一五”支撑计划、国家自然科学基金重点项目等国家和省部级中医药课题 40 余项，项目总经费达 1190 万元。山东省科学院分析测试中心、省医科院和省中医药研究院、山东农业大学也承担了“十一五”国家科技支撑计划子课题的研究工作。山东中医药大学“经前期综合征病证结合临床、基础和新药研发与应用”获 2006 年度国家科技进步二等奖，标志着山东省中医药现代化所取得的成绩得到了国家认可。

12.2.8 中药科技企业孵化器、科技产业示范园区建设取得显著进展

目前全省规划建设了济南、淄博、鲁南 3 个省级中药现代化科技产业示范园区和 1 个潍坊省级中药现代化科技企业孵化器，有力地促进了中医药科技成果的转化和中医药产业的聚集。济南高新区创业服务中心自 2005 年被省科技厅批准为首批山东省中药现代化（济南）科技产业示范园以来，通过提供优惠政策和专业平台建设，加快中药产品研发，中药产业化及企业的发展速度大大加快。2008 年园内医药企业实现销

售收入 14 亿元，利税总额 4 亿元。淄博高新区自 2006 年被认定为省中药现代化科技产业示范园以来，有效整合现有中药科学仪器设备资源，建成了“中药现代化示范园公共试验平台”，引进企业 18 余家，中药产业发展框架已基本形成，2007 年产值 100 万元以上中药企业 10 多家，过千万元中药企业 4 多家，过亿元企业 1 家，实现销售收入 6 亿余元，利税 7960 余万元，产业化产品近 100 种，在开发项目 50 多项。潍坊“省中药现代化科技企业孵化器”建设以来，各项工作顺利开展，投资 5000 万元的仪器设备，建立了公共技术服务平台，孵化器和学术交流中心大楼已经完成主体建设，成功引进孵化企业 11 家，园区企业和孵化企业成功申报了多个省部级科技项目。

12.2.9　中药产业关键技术研究取得重要进展，自主创新成果不断增加

关键技术缺乏是制约中药现代化科技产业发展的最大“瓶颈”。因此，山东省在中药基地建设发展过程中，十分重视中药产业关键共性技术的研发掌握。2005 年、2006 年，省科技厅、财政厅分别拿出 700 万元和 1000 万元，重点支持了中药质量控制及工艺标准、产业化开发关键技术、中药新药及优质高效中药品种研发、传统名优复方药物及优良中成药二次开发等涉及中药产业重大关键共性技术领域的研究，山东省主要骨干企业和科研单位如东阿阿胶集团、鲁南制药集团、绿叶制药、山东中医药大学、山东大学等，相继承担了创新中药和质量控制等项目的研究工作，济南高新区大学科技园与淄博鼎立公司分别承担了省级中药现代化科技产业园和基地的建设工作。全省完成了 10 多项国家和省重大科技计划项目。在道地中药材指纹图谱、名优中成药二次开发质量标准、中药化学标准品批量制备等方面，取得了重要进展。建立了阿胶、丹参、黄芩、地黄 4 种道地中药材的现代色谱—波谱鉴别和质量控制方法。山东东阿阿胶股份有限公司开展的复方阿胶浆指纹图谱研究居国内领先水平，有望成为复方阿胶浆质量控制的法定标准被收载入国家药典。省分析测试中心采用超临界萃取、超声强化萃取、高速逆流色谱、串联色谱、分子识别等现代提取与纯化技术，实现了中药微量化学成分的高效快速分离，获取了普适性的优化分离制备工艺，建立了中药

对照品和化合物数据库，实现了标准样品的批量制备，填补了我国中药化学对照品工厂化制备的空白。2003 年以来，在中药科技产业关键技术研究领域，山东省共获国家科技进步二等奖 2 项，山东省自然科学一等奖 1 项，山东省技术发明二等奖 1 项，山东省科技进步一等奖 1 项、二等奖 30 项、三等奖近 100 项；申请专利 460 项，其中发明专利 367 项。

12. 2. 10　中药标准化体系建设取得新突破

山东省在标准化创新体系建设方面的力度不断加大，创新体制和机制逐步建立，依托山东大学、省科学院分析测试中心，分别组建了中药标准、中药标准品 2 个省级工程技术研究中心。标准化体系建设取得新突破。一是道地中药材标准化质量控制研究取得新进展。近年来，山东省在中药规范化种植、种质质量规范化、药材质量规范化、饮片规范化炮制与质量、中成药质量规范化等方面进行了重点攻关研究，已完成金银花、北沙参、灵芝、瓜蒌、丹参、桔梗、徐长卿、全蝎等山东道地中药材的规范化种植（养殖）和千金子、莱菔子、栀子等的规范化炮制研究，初步建立起多种中药材的标准化种植（养殖）标准、安全标准、优良种质标准和炮制标准。例如，东阿阿胶股份有限公司开发的特征胶原肽液质联用解析技术，高度降解 DNA 提取扩增技术，驴、牛、猪各自特征性引物设计技术，驴皮、阿胶、中间品的有效成分指纹图谱技术等阿胶系列质量控制方法，达到国内领先、国际先进水平。二是中药化学标准品研究取得突破性进展。按照山东省中药标准提高行动计划要求，省药品检验所顺利完成了对山东省中药生产企业生产的《中国药典》2000 版收载的 205 个中药品种质量标准的修订完善工作，提高了质量控制水平。省分析测试中心建立了 120 余种中药化学对照品的分离制备工艺，制备出 120 余种重要中药化学对照品，其中补骨脂素等 13 种中药化学对照品已成为国家有证标准样品。山东中医药大学采用高效液相色谱、高效毛细管色谱法等技术，确立了千金子、金银花的指纹图谱标准操作规范，还建立了北沙参、西洋参、黄芩、黄芪等 30 种常用中药材的标准指纹图谱。东阿阿胶集团、中圣药业公司等也与高校合作，进行了多个中成药大品种的指纹图谱研究，取得了显著进展。三是中药产业规范化认证工作扎实推进。山东省中药生产企业积极与国际接轨，不断加强规范化、标准化建设，产业领域规范化认证工作处于全国领先水平。全省已有中成药生产企业全部通过GMP认证，有6家中药饮片企业通过GMP认证。15个中药材规范化种植基地通过国家药监局组织的GAP认证。其中，淄博鼎立是全国唯一一家通过“3P”（GAP、GMP、GSP）认证的中药企业，形成了种植、加工和批发经营的中药产业链，走出了以标准创品牌的中药发展模式，成为长江以北最大的饮片加工企业。山东圣旺药业股份有限公司建立起包括粉针剂、中药提取、消毒剂（固体、液体）、片剂/颗粒剂、粉剂/散剂/预混剂、口服溶液剂/最终灭菌小容量注射剂、消毒剂等在内的六大车间、九个剂型、八条GMP标准生产线，成为全国同行业剂型最全、品种最多的GMP达标认证企业。山东大学新药评价中心、省医药工业研究所等4家单位先后成为通过国家GLP认证的药物安全评价中心。

（1）环棱褐孔菌抗肿瘤新药及发酵工艺的研究。药物化学方面的研究，环棱褐孔菌通过提取分离纯化，现已得到了7种单体成分，并且都确定了它们的结构类型。该菌的提取物经过药理学实验以肿瘤抑制率为指标，确定了它的抗肿瘤的有效部位。制备工艺方面的研究，剂型的选择：选择了静脉注射乳剂，该剂型具有一定的靶向性，可以提高药物在病理器官内的血药浓度。制备工艺及处方的选择：该菌的抗肿瘤的有效部位为脂溶性的，用超临界提取法可以大大提高抗肿瘤有效部位的收率。通过均匀设计实验优选了该制剂的最佳处方。生物发酵工艺的研究，优选了该菌发酵的最佳培养条件。制定新药的质量标准。进行了抗肿瘤机制、靶向作用机制、安全性评价研究。

（2）香草胶囊工艺质量标准关键技术研究。香草胶囊是临床用于治疗抑郁症的五类新药。按照新药审评办法的规定，进行了超临界萃取、大孔树脂分离、环糊精包合、质量标准等工艺关键技术研究，建立2号药材CO_2超临界萃取、环糊精包结技术标准；建立4号药材醇提取、大孔吸附树脂分离的技术标准等。

（3）至宝三鞭丸剂型改革的研究。运用现代科技手段对至宝三鞭丸进行拆方研究，在原方的基础上，综合考虑药物的有效成分及彼此间的配伍关系，经拆方药理筛选，筛选出药效单一、或相对集中的高效、速效、处方较小的新处方。新处方由淫羊藿、巴戟天、肉桂、狗外肾、枸杞子、阳起石、人参、鹿茸组成。制成便于服用、显效快、质量可控的胶囊剂，克服了原处方量太大的缺点，作为该项二次开发研究课题，能够提高至宝三鞭丸的制剂水平，更有利于其国内外市场的开发。完成了提取工艺的研究，运用 UV、HPLC 等方法进行含量测定，对工艺进行了筛选和优化。在制剂工艺的研究中，以制剂的崩解度、吸湿性能为指标，采用均匀设计法对原药粉、微晶纤维素 + 原药粉、HPMC + 原药粉、糊精 + 原药粉进行筛选，并将前述提取物按处方比例制成胶囊剂，确定了制剂工艺条件。完成了质量标准的制定、药效学研究等。

（4）创新药物西黄软胶囊关键技术研究。为加强创新药物品种和中药现代化研究，加快传统名优中成药的二次开发，使之成为具有我国自主知识产权的现代中药，亟有必要加快西黄丸的二次开发研究。采用中药超微粉碎技术，保证牛黄、麝香等贵重药材全成分入药，采用超临界 CO_2 提取技术提取乳香、没药中有效成分。将原有的水丸改制成软胶囊剂型。在西黄软胶囊的质控标准方面采用指纹图谱等现代分析技术，以保证药品质量可控、安全有效，同时尽量以中药的全成分来体现中药制剂的内在品质，以符合中医临床传统用药习惯。完成了乳香、没药超临界萃取工艺的正交筛选研究、牛黄、麝香超微粉碎提取技术研究、软胶囊包裹材料筛选、乳香、没药的性状、显微、红外光谱、紫外光谱、气相色谱等分析鉴别研究。完成了软胶囊制备的工艺研究，药效学比较，毒理学研究，并进行了中试。

（5）超临界二氧化碳流体提取当归挥发油的研究及产业化开发。完成了“当归油软胶囊”制备工艺的确定及中试、药理药效等试验。

12.3　加强中药现代化对策研究

山东省是中药产业大省，拥有资源、地理、气候、土地、交通、技术等方面的优势。目前中药产业发展势头良好，但也存在一些有待进一步研究解决的重大问题。今后一个时期，山东省中药现代化科技产业基地建设工作要以《中药现代化发展纲要》和《山东省人民政府关于加快中药现代化发展的意见》为指导，进一步解放思想，开拓创新，贯彻落实科学发展观，加大工作力度，促进山东省中医药产业又好又快地发展，需着重在以下几方面开展工作。

12.3.1　继续加强中医药科技创新平台建设，建设一个开放式的中药创新研究综合性平台

认真贯彻落实《国家科技基础条件平台建设纲要》，加快建设中医药科技基础条件平台。整合现有的中医药研究开发资源，运用市场机制，建立符合现代研发体制的中药创新体系和创新机制。组建高水平、跨领域重点实验室，加快全省中医药大型科研仪器协作共用网络建设，完善共用服务体系。抓好以企业为龙头的企业技术中心、工程技术研究中心、博士后流动站建设。加强科研攻关，集中突破中药标准化等一批关键共性技术，为中药研究开发提供试验场地、数据和专有技术服务。支持中医院院内制剂的生产和新药推广，制定院内制剂和委托加工支持政策，实现更大范围的“产、学、研、医、农”五方结合。结合国家和省重大新药创制专项的启动，通过优势资源的优化配置、整合集成与自主创新，建成条件配套完整、功能齐全完备、技术手段先进、衔接紧密连贯的贯穿创新药物发现过程的现代化、开放式、国际化的中药创新研究综合性平台。该平台针对严重危害我国人民健康的恶性肿瘤、心脑血管疾病、糖尿病、神经退行性疾病、精神性疾病、自身免疫性疾病、耐药性致病菌感染、结核、重大病毒感染性疾病等10类（种）疾病，加强新药源头创新能力建设，在新靶点的确认、新药设计、高通量的药物筛选、样品库的建立、先导化合物的优化、活性产物的分离、分析和制备、药物早期评价、药效学和安全性评价、药物分析和质量控制、药物新制剂的研究等临床前研究环节形成完善的研发体系，形成山东省优势和特色，成为山东省药物产业的重要支撑点，成为促进山东省医药产业实现跨越式发展、建设医药强省的主要推动力量之一。

12.3.2　加强中药资源整理评价研究，开展良种选育及推广工作

山东省道地药材资源、特产药材资源和大宗药材资源丰富，但是，长期以来缺少对药材资源的收集、保存、保护、评价等工作，一方面生产中缺少良种资源，加之部分种质退化和混杂，限制了中药材产业的发

展；另一方面，丰富的资源白白浪费，或因缺少保护而濒临灭绝。因此，应进行中药资源普查工作，建立资源数据库和珍稀濒危药用资源预警机制，合理保护野生资源及生物多样性。在此基础上，广泛收集中药材资源，建立种质资源圃，配合山东省农业良种工程重大课题的实施，选育中药材优良品种，大幅度提高中药材的产量与质量，切实保障山东省中药现代化事业的可持续发展。

12.3.3 继续加强中药材规范化种植（养殖）关键技术研究，推动中药材生产基地GAP认证

中药材规范化种植（养殖）关键技术研究仍然是今后中药材生产的重点问题。山东省重点大宗药材目前只有桔梗一种通过了GAP基地认证，这与山东省的药材资源及研究水平极不相称。一方面需要加强药材生产关键技术的研究和推广；另一方面，要继续抓好15个道地药材生产基地建设，积极采用“公司+农户+示范基地”等多种形式，鼓励省内外中药企业和其他非中药企业参与中药材规范化基地建设，争取在2年内完成5个药材品种的GAP基地认证工作，一进步促进中药材生产的规范化、规模化与产业化发展。

12.3.4 继续加强中药标准化研究工作

加强对中药材、中药饮片、中药提取物、中成药生产的规范化、标准化管理，从中药材资源调查、种植、加工到饮片、提取物、成药的研究开发、生产、流通等环节，积极推行国家质量管理规范，促进中药产业国际化。支持和鼓励中成药生产企业、饮片加工企业建立自己的中药材生产基地，制定目标中药材的规范化种植标准操作规范，通过建设符合《中药材生产质量管理规范》的中药材生产基地，推进全省中药材生产的现代化和产业化进程。综合运用经济法律和行政管理等各种手段，不断提升药品质量和技术标准。

12.3.5 继续加强中药饮片和中成药生产体系建设

着力建设好省级中药现代化科技产业示范园和中药现代化发展示范

县。开展中药现代化科技示范企业的培育认定工作，在资金和政策方面给予重点扶持。选择有条件的地区和企业，设立中药科技企业孵化器。积极组建3～5个产值规模在5亿元以上的大型中药企业集团，开发生产10个以上具有较强市场竞争力、疗效确切的优势品种，形成众多名牌企业、名牌产品。

12.3.6　继续推动中药市场体系建设

建立健全中医县、乡、村三级医疗服务网络，建立与山东中医药产业相适应的，有利于国内交流和对外贸易的中药信息网站和中药营销市场，把握市场脉搏，选准科研项目，提高山东中药在国内外市场的知名度和占有率。积极开展中药临床研究，使更多疗效确切的院内制剂走向中药新药研制开发。争取建立和完善2个符合GCP标准的中药新药临床研究基地。转变中医药服务理念，积极探索中医药健康产业的服务模式。不断拓宽服务领域，充分发挥中医药在农村新型合作医疗、养生康复中的优势作用，拓展中药资源的应用空间，满足人民群众对中医药不同层次的服务需求。

12.3.7　实施科技人才工程，提高中医药人才素质

进一步完善中医药科技人才培养管理机制，做到用好人才、留住人才，使人才开发成为一项长期的任务。建立开放的人才市场，通过交流、合作等方式，吸引留学生、华裔学者来山东省创业，充分利用他们的学识、智慧和科研成果，为山东省中药产业发展提供更多的尖端技术和科研型、经营型、专业型复合人才。营造人才茁壮成长的社会环境，创造必要的工作条件，使专业人才充分发挥其自身作用。科技部表彰山东中药现代化基地建设中做出突出贡献的单位和个人。先进单位：山东中医药大学、山东大学药学院、山东中医药研究院、山东省中药现代化（济南）科技产业示范园、鲁南制药集团有限公司、绿叶制药股份有限公司、济南宏济堂制药有限责任公司。先进个人：欧阳兵，山东中医药大学副校长；商庆新，山东中医药大学科研处处长；张永清教授，山东中医药大学药学院；娄红祥，山东大学副校长；王家利，山东省科技厅

原副厅长；赵友春，山东省科技厅农村与社会发展处处长；薛云丽副总裁，绿叶制药股份有限公司。

12.4 讨　　论

山东省是中药产业大省，拥有资源、地理、气候、土地、交通、技术等优势。目前中药产业发展势头良好，但也存在一些有待进一步解决的问题。为积极应对全球性经济危机的新形势，有效解决存在的问题，切实巩固提高山东省中药现代化科技产业优势，今后一个时期，山东省中药现代化科技产业基地建设工作，要以国家《中药现代化发展纲要》《国家中长期科学与技术发展规划纲要》及《山东省人民政府关于加快中药现代化发展的意见》为指导，紧紧围绕山东省委、山东省人民政府“调整经济结构、转变经济发展方式”的要求，以科学发展观为指导，以资源可持续利用为基础，以科技为动力，以市场为导向，以企业为主体，以效益为中心，以政策为保障，以建设国家中药现代化科技产业（山东）基地工程为主线，进一步解放思想，开拓创新，加大工作力度，突出自主创新和体制创新，理顺产业链条，培育壮大龙头企业，提升技术和装备水平，加快以中药现代化为主推方向的产品结构调整和产业升级，疏通流通渠道，促进山东省中药产业更好更快地发展。

12.4.1 继续加强创新中药科技平台建设

坚持“继承创新、跨越发展”的方针，认真贯彻落实《国家科技基础条件平台建设纲要》，加快创新中药科技平台建设，将中药现代化纳入医药创新体系建设。一是整合现有中药研究开发资源，充分运用市场机制，建立符合现代研发体制、发展模式的中药创新体系和创新机制，在山东省重大新药创制中心建设与规划中，强化中药研发单元平台的建设。二是组建高水平、跨领域重点实验室。三是加快全省中医药大型科研仪器协作共享网络建设，完善创新中药研究领域公共服务平台体系。四是抓好以骨干企业为龙头的工程技术研发中心和博士后流动站建设。完善现代中医药标准和规范，开发一批疗效确切的中药创新产品，突破一批中药研究开发和产业关键技术，形成具有市场竞争优势的现代中药产业。五是集中力量建设好中药现代化示范园区，完善中药现代科技企业孵化器的功能配套，加快中药现代化科技企业加速器的建设，抓好以企业为主体的工程技术研究中心、企业技术中心、博士后流动站等的建设，建立中药企业联盟，将分散的中药企业进行集约发展，强化建设中药企业研发中心集群，实现中药企业的优势互补和集约化发展，加强科研攻关，突破中药标准化等一批关键共性技术，为企业的中药研究开发提供试验场地、数据、专有技术服务。使之成为促进山东省医药产业实现跨越式发展、建设医药强省的主要推动力量之一。

12.4.2 加强中药资源整理保护，大力开展良种选育及推广工作

广泛收集中药材资源，建立中药数据库和种质资源库，保护中药种质和遗传资源，加强优选优育和中药种源研究，加强中药材野生变家种家养及其栽培技术的研究，配合山东省农业良种工程重大课题的实施，选育中药材优良品种，大幅度提高中药材的产量与质量，切实保障山东省中药产业的可持续发展。

12.4.3 继续加强中药材规范化种植（养殖）关键技术研究，推动中药材生产基地 GAP 认证

高度重视中药材规范化、标准化种植（养殖）技术的研究与应用，扎实推进中药材规范化种植（养殖）基地的建设。以技术研究和试验示范基地建设为重点，逐步推进中药材的标准化规范化种植（养殖）方式，提高中药材种植（养殖）质量。在科学规划、合理布局的基础上，加快推进中药材规范化种植基地的建设，建立和发展种植、研究开发、生产有机配合、协调发展的中药产业基地。加快建设莒县、沂源县、平邑县、郯城县、文登市、平阴县、泰安市岱岳区等山东省中药现代化科技产业示范县（基地）规划，重点抓好黄芪、丹参、半夏、银

杏、板蓝根、大青叶等10～15个省级道地中药材生产科技示范基地建设，完成中药材品种的GAP基地认证工作，进一步推进中药材规范化、规模化生产，建立以生产企业为主体，以中药材种植为辅助，以市场为纽带，以科研为动力，特点明显，竞争力强的现代中药示范基地。建成完善的现代中药种植研发制造体系。进一步促进中药材生产的规范化、规模化与产业化发展。

12.4.4 继续加强中药标准化研究工作

加强对中药材、中药饮片、中药提取物、中成药生产的规范化和标准化管理，从中药材资源调查、种植、加工到饮片、提取物、成药的研究开发、生产、流通等环节，积极推行国家质量管理规范，促进中药产业标准化和国际化发展。综合运用经济法律和行政管理等各种手段，不断提升药品质量和技术标准。支持和鼓励中成药生产企业、饮片加工企业建立自己的中药材生产基地，制定目标中药材的规范化种植标准操作规范，通过建设符合《中药材生产质量管理规范》的标准化中药材生产基地，推进全省中药材生产的现代化和产业化进程。

12.4.5 继续加强中药生产体系建设

着力推行以企业拉动中药材种植业的工作思路，力争用3～5年时间，新开发生产15个具有较强市场竞争力、疗效确切的优势中药品种，打造10个年产值过亿元的中成药和10个以上道地药材饮片名牌产品，壮大5家中药饮片（提取物）GMP加工企业，使饮片与提取物加工年总产值达到10亿元以上。通过兼并、重组等结构调整，培育3～5个拥有自主知识产权、核心竞争力强、产值规模在20亿元以上的有国际竞争力的大型中药企业集团，培育2～3个中药品种打入国际市场，并努力扩大国内市场占有率，推动中药饮片和中成药生产体系建设工作再上新台阶。培植中药加工企业通过GMP、CTSP认证工作；开展中药筛选、临床评价、不良反应监测及中药材、中药饮片（包括配方颗粒）、中成药的生产技术、工艺和质量控制研究，促进中药现代化生产工艺的全面发展；加强中药提取、分离、纯化等关键生产技术研究，提高企业核心竞争力，加速现代中药产品产业化进程。

12.4.6　加快海洋中药等特色中药产业发展

切实发挥山东省作为海洋资源大省的特色和优势，积极发展“蓝色海洋中药产业”。充分利用山东省海洋生物资源优势，加强海洋中药的研究开发与产业化，以海带、鱼类、刺参、牡蛎等丰富的海洋生物为原料，大力开发降压、降糖、降脂、抗癌、抗衰老等系列海洋药物及保健品，不断加快山东省海洋中药产业发展。

12.4.7　继续推进科技人才工程，提高中医药人才素质

进一步完善中医药科技人才培养管理机制，做到多出人才、用好人才、留住人才，使人才培养工作成为一项长期的任务。建立开放性人才市场，通过交流、合作等方式，吸引留学生、华裔和外国专家学者来山东省创业，充分利用他们的学识、智慧和科研成果，为山东省中药产业发展提供更多的尖端技术和科研型、经营型、专业型复合人才。营造人才茁壮成长的社会环境，创造必要的工作条件，使专业人才充分发挥作用。

12.4.8　继续推动中药市场体系建设

不断加强中医基础理论、中医临床和中药研究，建立能够体现中医药优势和特点的疗效评价体系，切实提高临床疗效和科研水平；进一步发展新型中医诊疗技术、诊疗设备和制剂品种；不断扩大中医药服务领域，使中医药技术服务完全参与到农村卫生服务的全过程，着力形成中医促进中药发展的良好机制。建立与山东中医药产业相适应的，有利于国内交流和对外贸易的中药信息网站和中药营销市场，把握市场脉搏，选准科研项目，提高山东中药在国内外市场的知名度和占有率。以国家中医临床研究山东基地立项建设为契机，积极开展中药临床研究，使更多疗效确切的院内制剂走向中药新药研制开发，争取建立和完善2个符合GCP标准的中药新药临床研究基地。使中药产业成为支撑和带动山

东省经济社会和谐快速发展的支柱产业，确保全省中药产业增加值和效益增速高于全国平均水平，努力实现山东省由中药产业大省向中药产业强省的跨越式发展。

12.4.9 加快中药现代化基地和园区建设

以资源可持续利用为基础，以市场为导向，以建设国家中药现代化科技产业（山东）基地为主线，突出自主创新和体制创新，完善产业链条，实施名牌和标准化战略，加强质量管理，做强骨干企业，提升技术和装备水平，加快以中药现代化为主推方向的产品结构调整和产业升级，促进中药产业健康持续发展。加快建设中药材规模化、规范化、产业化种植基地；加强中药生产工艺、饮片标准化建设；加强中药创新药物、保健品研制和传统名优中成药二次开发研究；推进现代生物技术和先进装备在中药产业中的应用；推进省级中药现代化科技产业基地（园区）等的建设，重点建设山东省中药现代化（淄博）科技产业示范园、淄博高新区中药现代化科技示范园、山东省中药现代化科技产业（济南）示范园、山东省中药现代化科技产业（鲁南）示范园、山东省中药现代化科技产业（淄博鼎立）示范基地等；山东省中药现代化科技产业示范县（市、区），包括文登市、岱岳区、莒县、沂源县、平邑县。培育省级中医药现代化科技示范企业，包括山东东阿阿胶股份有限公司、山东省凤凰制药股份有限公司、烟台荣昌制药有限公司、山东华鲁制药有限公司、山东步长制药有限公司、山东绿叶天然药物研究开发有限公司、山东润华济人堂制药有限公司、山东沃华医药科技股份有限公司、山东福胶集团有限公司、山东润华药业有限公司、济南宏济堂制药有限责任公司、山东方健制药有限公司、烟台海特生物药业有限公司、烟台中洲制药有限公司等。

12.4.10 关注中药智能制造，构筑中医药生产系统智能化、数字化的工业生产体系

建立并完善中医药信息网络系统，对中药研究开发和市场信息进行分析整理，建立中药信息系统，实现中药信息资源共享。利用智能制造

进行中药质量控制技术研究。

参考文献

[12－1] 山东 8 个中药品种年销均过亿．中华中医网，https：//www. zhzyw. com/zyxx/zyxw/0972200B77DC0EKC3J84B55. html，2016－01－26.

第 13 章　创新药物孵化基地建设发展

2010 年初，由山东省科学技术厅牵头组织、策划申报国家创新药物孵化基地建设项目。根据山东各地创业基础和科研基础，优化整合了济南国家高新技术产业开发区、潍坊国家高新技术产业开发区和烟台国家级高新技术产业开发区所属的医药科技园区及主要医药创新企业等优势资源，构建“山东创新药物孵化基地”。2010 年 3 月，由山东省药学科学院牵头，申报“山东国家创新药物孵化基地建设”项目，顺利通过了“重大新药创制”国家科技重大专项专家组评审答辩，在参与竞争的 23 个省份中，山东省答辩成绩居第二位。同年 5 月，该项目获得国家发展改革委员会、中华人民共和国科学技术部、中华人民共和国财政部批复同意，7 月财政部、科技部批复了预算，11 月签订任务合同书，山东创新药物孵化基地最终成为 7 个国家创新药物孵化基地之一。经过 3 年多的建设，山东国家创新药物孵化基地建设取得非常好的业绩，国家验收位居 7 个国家创新药物孵化基地第一名。

13.1　申请山东省国家创新药物孵化基地项目时的基础条件

13.1.1　产业基础

拟申请的山东国家创新药物孵化基地建设项目，由以济南、烟台、潍坊 3 个国家高新技术产业开发区生物医药产业园区为基础联合共建。这三个生物医药产业园区已经集聚了一批医药高新技术企业，汇集了一批高水平技术人才和科研创新团队，他们多年来从事创新药物的研究开发和产业化工作，在抗肿瘤药物、老年病用药、心血管药物、抗生素等产业化方面拥有深厚的积累，打造了一批国内外大品种，形成了以多糖类药物、天然药物、海洋药物等为特色的新药研发良好态势。同时，当地政府对其园区建设均给予了极大的财力与政策支持，共同培育了多个具有重要影响力的药物大品种。申报时山东省医药产值连续6年保持国内第一，有16个药物大品种的产量位居全国第一，其中1个药物大品种的产量位居全世界第一。山东省持有《药品生产许可证》的制药企业526家，其中过亿元企业86家，过5亿元企业25家，过10亿元企业12家。生产范围包括化学原料药、化学制剂药品、中成药、生物制品、中药饮片、辅料、医用氧等。

山东省原料药产量在国内具有较大优势，解热镇痛、抗生素、抗肿瘤、心脑血管、磺胺、激素等原料药总产量超过20万吨，位居全国第二名，其中氨基比林、咖啡因、阿司匹林、对乙酰氨基酚、布洛芬、吡哌酸等产品的产量均为国内第一。阿胶作为山东省传统特色产品，占据胶类中药市场的50%以上。化学原料药甲氧苄啶，占世界市场的60%以上，年销售收入超过13亿元。新开发的头孢曲松、头孢呋辛、头孢唑啉、头孢氨苄、头孢羟氨苄、头孢拉啶、头孢克洛等抗生素原料药也已经形成了较大规模；片剂、粉针剂、输液等等化学药物进入快速上升阶段，部分特色大品种已经形成。片剂生产能力超过800亿片、针剂超过60亿支、输液超过30亿瓶，在国内举足轻重的地位得到巩固。

13.1.2 新药研发基础

建有较为完善的医药研发平台和体系，拥有山东大学、中国海洋大学、山东省药学科学院、山东省医学科学院等医药相关大专院校和科研院所，注册有众多专业从事新药研发和新药申报工作的中小企业，新药研发基础相对较好。截至申报时日，山东省培育出了一批医药科研成果，其中新药申报数量连年居全国之首，山东省科学技术最高奖共14人获奖，5人为医药行业，占1/3。2006～2009年共获得国家批准新药证书226件，临床研究批件483个。共获得一类新药证书9个、一类新药临床研究批件12个，2008～2009年有7个一类新药临床研究申请获得国家受理，目前园区内在研的一类新药30余项。重点项目情况如下：

（1）多肽抗肿瘤疫苗。构建的表达CRM197的大肠杆菌工程菌目的蛋白表达率达到24%，建立了发酵和纯化中试工艺及质量研究标准，通过改进纯化方法，CRM197样品纯度达到95%以上；使用的免疫载体CRM197是白喉毒素的无毒突变体，在安全性上要优于国外正在研究的疫苗G17DT，经过优化其生产工艺相对简单。

（2）中药一类新药降糖药。国内首次研究绣球酚的相关抗糖尿病作用，通过药理试验发现具其有西药迅速降糖的作用，又无西药降糖的副作用。还具有高效低毒、抗过敏的特点，作为药物研究先导化合物，为后续修饰、改构提供了基础。

（3）表皮生长因子受体酪氨酸激酶（EGFR）抑制剂－PTI26。根据喹唑啉类化合物的构效关系，利用生物电子等排理论和计算机辅助设计药物，将喹唑啉中的苯环用吡嗪环代替，设计了全新结构的蝶啶类化合物，并首次合成了酪氨酸激酶抑制剂。

（4）卢比替康及胶囊。建立了卢比替康工业化生产工艺，制备了临床样品，设计多个适应证二期临床试验的方案并开展临床研究，确定3期临床研究适应证。

（5）抗癌I类新药卡莫司汀缓释植入剂。选择性地提高和维持肿瘤部位药物浓度、降低药物全身毒副作用，而且用药及时，能够有效地杀灭手术不能切除的以及看不见的肿瘤细胞和边缘肿瘤细胞。

13.1.3　产业化基础

山东作为中国的制药产业大省，拥有约占全国的1/10的制药企业。2009年，山东省医药工业销售额达到1310.14亿元，约占全国的13%，比上年增长26.43%，连续6年保持国内领先；利润128.07亿元、利税185.87亿元，分别比上年增长22.2%和24.13%，利税和利润额提前一年超额完成“十一五”规划指标。据不完全统计，山东省产值过3000万元的国家基本药物和国内市场占有率第一的大品种共64个，例如，山东福瑞达医药集团的玻璃酸钠系列产品（14亿元）、寿光富康制药公司的甲氧苄啶（13亿元）、菏泽步长制药有限公司的丹红注射液（16亿元）和齐鲁制药集团有限公司的神经节苷脂钠盐（6亿元），新华制药股份有限公司的氨基比林、咖啡因、阿司匹林、对乙酰氨基酚、布洛芬、吡哌酸等产品产量均为国内第一。申报国家项目需要的现有项目基础，共征集了 73 个项目，其中，新药研发和产业化项目（主要是一类新药）共 39 个，产业化开发项目 9 个，临床研究项目 6 个，临床前研究 24 个，药物大品种改造 10 个、国际化项目 4 个、新药研发与产业化关键技术 11 个、平台建设项目 9 个。另外人才引进方面，3 位人才申报国家“千人计划”。孵化基地的建设不仅可以保持原有大品种的地位和市场，而且可将市场需求量大的药品培育成新的大品种，提高山东省医药企业的新药孵化能力和产业化能力。重点项目如下：

（1）玻璃酸钠原料及其制剂的改造。相继开发了以玻璃酸钠为传递系统的系列产品，在国内玻璃酸钠研究和推广一直处于领先地位，在临床被确认为疗效确切、安全性好，成为我国的药物大品种，在临床上成为不可或缺的重要产品。

（2）润舒滴眼液技术改造。润舒为中国眼科药物著名品牌，年销售额过 3 亿元。润舒滴眼液临床使用广泛，疗效确切，市场需求量大，收入国家基本药物目录。

（3）硝苯地平缓释片。治疗高血压和心绞痛的首选药物，2009 年销售收入近 3 亿元。本课题针对生产中的问题，对缓控释辅料的种类和数量、黏合剂的种类和使用方法、缓控释辅料的使用方法进行改进，可以保证生产工艺的通顺和产品质量的提高。

（4）注射用头孢曲松钠。为国家基本药物目录品种，属头孢类药物大品种，市场缺口大。目前，瑞阳制药有限公司的头孢曲松钠原料药年产能为 260 吨，同时通过工艺优化，解决注射用头孢曲松钠与胶塞的相容性问题，进一步提高其制剂的产品质量。

13.2　项目建设内容

13.2.1　重大新药创制与产业化

围绕危害人类的十类重大疾病，按照新药创制的标准和规范，充分利用孵化基地优质的新药研发和产业化资源，对疗效确切肯定、有研究基础的一类新药进行重点研究，通过全面的药效学评价、规范的药动学研究、最优的制剂学研究、严格的质量研究、中试及产业化研究，积极推进孵化基地新药的研发和科研成果的产业化，开拓市场，孵化有前景的新品种。

13.2.2 药物大品种的技术改造

对市场需求量大、市场占有率高或增长潜力大、附加值高、对治疗疾病具有确切疗效的药物大品种择优进行科学研究和技术改造，开展质量控制关键技术和生产工艺优化研究，提高药物大品种的技术水平和质量标准，培育出符合社会需求的神经节苷脂钠盐、“润舒”滴眼液、注射用甘氨双唑钠等药物大品种，培育知名品牌产品。

13.2.3 医药科技创新平台建设

建立重大疾病防治的多糖类药物研究开发平台、长效缓控释和靶向制剂技术平台、黏膜释药系统研究开发技术平台、CHO 细胞高效率表达系统平台等科研创新平台，对平台的技术和设施进行建设和完善。

13.2.4 药物研发关键技术研发

开展中药提取分离纯化技术、多维组合创新药物研发技术、自动化控制系统在中药生产中的应用等天然药物研发和产业化中的关键技术研究，开展中药缓控释制剂技术、长效注射微球技术、长循环脂质体技术等关键制剂技术研究，开展多糖类药物的生产与分离纯化关键技术，进行重点攻关，解决长期制约新药研究开发、产业化过程中的“瓶颈”问题，促进原有产品的更新换代、促进创新药物的研发，实现关键技术、拳头产品和骨干企业的飞跃式发展，并为全国制药企业起到示范和推动作用。

13.2.5 开展药物研发的国际合作研究

目前已经与美国、日本、德国、英国、新加坡、俄罗斯等世界制药强国的科研单位和制药企业建立了广泛及密切的合作关系，将在先导化合物发现、药物筛选、制剂技术等关键核心技术领域方面进行合作和交流，以全面提高制药核心技术水平，力争发现一批技术先进、市场潜力好的新药产品，带动和提高新药创新能力，进而争取在海外上市自主研发的新药，使山东省医药产业总体水平向世界制药强国看齐。

13.2.6　项目主承担单位的基本情况

济南国家生物工程与新医药产业基地位于济南国家高新技术产业开发区，承建和管理单位是济南高新技术创业服务中心。该中心成立于1992年，是山东省第一个国家级科技企业孵化器，园区先后被中华人民共和国科学技术部、山东省科学技术厅和山东省发展改革委员会认定为国家生物工程与新医药产业基地、山东省中药现代化科技产业示范园和山东省生物高技术产业基地。现有制药企业120余家。包括国家生物医药基地骨干企业6家，省级高新技术企业23家，从业人员2万余人。企业主要从事创新药研制、仿制药开发、中药现代化技术研究及产业化工作。其中中药、天然药物研发生产企业43家，化学药物研发生产企业25家，生物药物研发生产企业14家，新剂型、制剂技术及产品研发生产企业7家，生化药物研发生产企业26家。企业产品主要集中在抗肿瘤药物、老年病用药、心血管药物等领域。拥有齐鲁制药有限公司、山东福瑞达医药集团、齐鲁安替比奥制药有限公司、山东福胶集团有限公司、济南宏济堂制药有限责任公司、济南利民制药有限公司等一批骨干企业。2个“鲁”牌中成药打入国际主流市场，阿胶及系列产品出口年增长率达到30%以上，开发出2~3个原创性中成药新产品，有3~5个化学药制剂品种打入国际市场；企业研发实力较强，拥有国家级企业技术中心2家，国家工程实验室1家，省级企业技术中心6家，省级工程技术研究中心14家。目前已建立的国家级和省级创新药物研究技术平台有：国家糖工程技术研究中心、微生物技术国家重点实验室、药物化学国家重点培育学科、山东省药物分子设计与创新药物研究重点实验室、山东省生化药物重点实验室、生物医药创新平台、中药现代化创新服务平台、科技信息服务中心、中介服务机构创新服务平台、济南生物医药服务外包产业联盟等专业化技术服务支撑平台。

13.3 山东省国家创新药物孵化基地的建设内容和总体目标

建设内容。加强创新平台建设，进行药物大品种改造与关键技术攻关，解决瓶颈问题，开发具潜力的创新药物，培育和维系药物大品种，引进高水平人才与团队，在园区内培育医药龙头企业，积极开展国际合作，扩大园区国内外影响力。

项目建设的总体目标是以企业为主体，经三年的重点建设，构建起技术手段先进、新药研发能力强、创新平台完善、入驻企业多、产业规模大、衔接紧密连贯、优势明显、特色显著的创新药物孵化基地。

项目的具体考核指标为在建设期内，拟培育5~8个年销售额占据国内首位的药品大品种，培育5~10个年销售额过10亿元的医药龙头企业，产品年总销售额增长由25%左右提高到30%；取得10个新药证书，15~20个具有自主知识产权的临床批件，2015年实现三个基地合计医药总产值过千亿元的目标。

13.4 项目组织情况

整合全省医药创新力量。2010年，山东省科学技术厅针对山东省医药研发和产业化方面存在的重复建设、财力分散、资源难共享等问题，系统整合了济南国家高新技术产业开发区、潍坊国家高新技术产业开发区和烟台省级高新技术产业开发区（以后升级为国家级）生物医药科技园区的优势资源，按照“资源高度共享、管理科学规范、服务优质高效”为原则，积极构建了“山东国家创新药物孵化基地”，并通过了“重大新药创制”国家科技重大专项总体组支持和专家评审。该项目总投资预算为5.5亿元，其中，国家财政拨款经费1.1亿元，后经财政部预算审核实际到位资金8939万元；山东省市地方政府财政资金配套经费2.2亿元，建设单位自筹资金2.2亿元。项目执行期为2010年1月到2012年12月，责任单位为济南国家高新技术产业开发区创业服务中心，联合单位为潍坊国家高新技术产业开发区生物医药科技产业园管理办公室和烟台绿叶生物科技园发展有限公司。课题技术负责人为山东省生物药物研究院（山东省药学科学院）院长凌沛学（现为山东大学国家糖工程技术研究中心主任）。参加课题的单位共计37家，承担了77个子课题。课题于2010年11月签订任务合同书。课题拟以企业为主体，通过加强创新平台建设，进行药物大品种改造与关键技术攻关，解决瓶颈问题，开发具潜力的创新药物，培育和维系药物大品种，引进高水平人才与团队，在园区内培育医药龙头企业，积极开展国际合作，扩大园区国内外影响力，建设期内，拟培育5~8个年销售额占据国内首位的药品大品种，培育5~10个年销售额过10亿元的医药龙头企业，产品年总销售额增长由25%左右提高到30%；取得10个新药证书，15~20个具有自主知识产权的临床批件，实现2015年医药总产值过千亿元。

国家创新药物孵化基地建设项目拉动市地发展医药创新发展的积极性，当时菏泽省级高新技术产业开发区（现在为国家级）、淄博国家高新技术产业开发区积极申报，经山东省科学技术厅组织专家评审，报省政府同意，批准设立了两个省级创新药物孵化基地，即省级创新药物（淄博）孵化基地、省级创新药物（菏泽）孵化基地，纳入山东省医药创新体系建设范围。

建立多层级管理体制。国家重大新药创制专项是利国利民的决策，是一项需要自上而下通力合作才能取得显著成效的高难度工作，地方政府的支持极为重要。山东省科学技术厅积极向山东省人民政府汇报，成立了山东省重大新药平台建设协调小组，为统筹层，由分管省长任组长，主要为孵化基地发展提供政策支持，把握长远发展战略方向，凝聚高层次人才；成立山东省重大新药创制中心理事会，为决策层，由山东省科技厅、各地市政府组成，主要负责孵化基地的建设和配套设施规划、按“责权利”统一原则筹集与分配建设经费、监督孵化基地建设与任务的执行；本课题责任单位济南高新技术创业服务中心牵头，成立山东省重大新药创制服务中心基地办公室为服务层，由三个园区的行政领导组成，主要是执行理事会决议，统一协调各园区资源，全面负责孵化基地的管理与运行，建立内部管理制度，保证正常运转。各参建单位为执行层，开展特定领域内的研究工作。围绕关键问题，开展技术合作，形成产业技术标准；建立公共技术平台，实现创新资源的有效分工与合理衔接；实施技术转移，加速科技成果的转化，提升山东省医药产业整体竞争力；加强人员交流互动，为持续创新提供人才支撑；制定仪器设备共享实施细则和优惠办法，实现资源共享；负责为山东省内医药企业提供从研究开发到产业化中的“一条龙”服务及医药科技成果转化平台的建设服务；三个参建园区相对独立又相互衔接，共同构成从创新药物临床前研究到产业化的完整链条。

建立分布式实施机制。国家山东创新药物孵化基地建设在课题任务分解与集成、组织实施、经费管理、产业化推进等方面能够有组织、有效率、有成绩地运转，与建立积极高效的推动措施和有效地管理体制密不可分。课题责任单位牵头组织多次论证，进行任务分解，促进园区内部合作。在山东省科学技术厅的指导和建议下，由济南高新技术创业服务中心牵头和组织，对专项课题进行了多次的探讨和论证，按照“责权利”原则对任务和考核目标进行了层层分解，将责任落实到各课题、各参建单位及所在园区，并对课题进度和任务完成情况实行动态考核体制。通过对园区内各参建单位的在研课题和产品的进度、软硬件条件、优势和特长等因素进行深层次剖析，主要依据各参建单位子课题的进度和研发实力，将新药证书和临床批件分配到齐鲁制药集团有限公司、福瑞达医药集团有限公司、绿叶制药有限公司、山东省医学科学院、罗欣制药集团有限公司、山东大学、山东中医药大学、山东中医药研究院、宏济堂制药有限责任公司、蓝金生物公司、荣昌生物有限公司、瑞阳制药股份有限公司等医药研发优势机构，并且根据目前国家药审中心的政策进行了候补新药证书和临床批件的备选工作，能够保证任务的完成。处于临床和临床前研究的课题由各承担单位具体负责落实，严格按照新药研发和审评要求进行推进。将培育大品种任务分配到齐鲁制药集团有限公司、福瑞达制药有限公司、绿叶制药有限公司、富康制药集团有限公司、山东新华制药股份有限公司、迪沙制药集团有限公司、沃华制药股份有限公司、山东步长制药股份有限公司等在行业内某些领域中占有相当市场份额、拥有优势产品和技术的大型制药企业中，同时带动整个企业销售收入的提高，带动龙头企业的培育和维持；并初步形成济南园区的抗肿瘤药物、多糖类药物、基因工程药物特色的、烟台园区的天然药物、海洋药物特色、潍坊园区的化学药物、传统中药特色。分析参建单位上市产品和研发经验形成的优势力量，针对行业内某些领域内的限制性技术进行攻关。利用齐鲁制药集团有限公司多年的研究经验，进一步推动注射用长效微球、长循环脂质体、长效重组蛋白等关键技术的研究，其相关产品有望在 3 ~ 5 年内走上临床；利用山东中医药大学、山东中医药研究院、济南宏济堂中药有限公司、明仁福瑞达制药公司等山东省主要中药研究单位和生产单位的联合力量，在中药细胞级微粉、中药“半仿生提取”、中药有效成分及有效部位提取分离纯化、中药缓控释制剂、自动化控制系统在中药生产中的应用等包括中药原料处理→提取分离纯化→中药新制剂→现代化中药生产的系列技术方面展开研究，力争让中药现代化再上一个台阶。公共平台建设任务分配方面，在基地参与单位原有的公共服务能力基础之上，充分依托荣昌生物有限公司建立 CHO 细胞高效率表达系统平台，依托绿叶制药有限公司的长效缓控释和靶向制剂国家工程中心，依托山东省医学科学院建立的新药临床前药效学评价技术平台、依托山东省药学科学院建立中试研究平台等，完善研发链条，为各阶段新药研发提供服务。

建立政策制度促进机制。国家山东创新药物孵化基地由济南、烟、潍坊三个参建园区组成，自立项建设以来，山东省各级党委、政府领导对专项建设高度支持，为各项课题建设造就了良好的环境，形成了适合平台运作的管理和运行模式。建立了山东省→各地市政府→各高新区政府三级组织保障体系，均出台了相应的保障和支持文件。由“重大新药创制”国家科技重大专项推动山东出台的《山东省中药产业调整振兴指导意见》《山东省关于促进生物产业加快发展的指导意见》《山东省中药产业调整振兴指导意见》《山东省医药工业调整振兴指导意见》《山东省人民政府关于加快培育和发展战略性新兴产业的实施意见》《山东省高技术产业自主创新行动计划》《关于促进新医药产业加快发展的若干政策》《山东省人民政府关于加快医药科技创新体系建设的意见》等政策文件，有力地促进了包括创新药物孵化基地在内的医药产业的快速发展。具体做法如下：

（1）建立课题责任单位法人负责制。课题落实责任单位法人负责制，并且在课题承担单位与各子课题承担单位签订的合同上，明确指出子课题管理也实行责任单位法人负责制，并分别签字存档。确立了课题岗位与目标责任制相结合的评价体系并建立课题进度、资金使用等定期上报制度。这种做法的优点是将项目实施与承担单位利益捆绑在一起，可以全力支持项目实施。

（2）建立课题管理制度。在调研的基础上，出台《山东省重大新药创制中心理事会章程》《山东省重大新药创制中心学术委员章程》《山东省重大新药创制中心伦理道德委员会章程》《山东省重大新药创制中心孵化基地管理办法》《经费使用原则及方案》《山东省国家重大新药创制产学研联盟章程》等，保障三个园区既独立又相互衔接的国家山东创新药物孵化基地能够正常运转。

（3）经费监督管理的具体做法。根据《民口科技重大专项（课题）财务验收办法》《民口科技重大专项资金管理办法》《民口科技重大专项（课题）财务验收问答》，制定了相应的经费管理制度，专项经费收支管理，提高资金使用效益。实行参建单位分项目管理方式；按中央财政拨款、地方财政拨款、单位自筹收入、经营收入等不同来源分列明细账进行核算；对收入管理、支出管理、支出范围、支出额度做了详细规定，专款专用。2011 年 12 月，“国家山东创新药物孵化基地”邀请中国科学院国有资产经营有限公司专家进行“国家科技重大专项资金管理的探讨”的专题讲座，帮助参建单位规范专项经费管理及使用。

13.5　资源整合与项目发展

国家山东创新药物孵化基地经过 3 年稳步发展，培育了一批骨干领军制药企业，掌握了一批新药研发核心技术。孵化基地园区内企业 2010 年产值 350 亿元，2012 年实现产值 510 亿元，同比增长 45.7%。截至 2020 年，济南、烟台两个国家创新药物孵化基地的生物医药产值均超过 1000 亿元。超额完成建设任务的指标有：

（1）药物大品种改造方面。实现年销售额占据国内首位的大品种 32 个，年销售额过 10 亿元的医药龙头企业 15 个。受专项支持的主要产品多项取得突破性发展，产品总销售额增长达到 45.7%。2012 年，利培酮片销售额达 3.3 亿元，同比增长 15%，国内市场占有率 50%，位居第一名；丹红注射液销售额达 26 亿元，同比增长 41.5%，实现利税 15.46 亿元，继续排名全国第一。GM1 销售额达 9.9 亿元，国内市场占有率近 65%；得高宁新增产值 14.2 亿元，氯霉素滴眼液增长 20%，甲氧苄啶新增销售额 4.9 亿元。

（2）关键技术攻关方面。共进行了 12 项关键技术重点攻关，尤其在长效注射微球技术、长循环脂质体技术、重组蛋白长效技术、多糖类药物分离纯化技术、中药缓控释技术等领域取得突破进展，解决了系列技术瓶颈难题，园区内企业新药自主研发能力和孵化能力得以提升，起到引领和示范作用。

（3）医药科技创新平台建设方面。12 个单元技术平台整合了原有优势资源，建设改造基础设施，购进升级仪器设备，建立各种临床试验标准操作规程（SOP）数百个，进一步完善平台的技术标准和软硬件条件，并在此基础上完成了多项新药物与新技术的研制开发，发挥公共服务作用，为省内外数百家企业提供技术服务。基本实现了从研究开发到成果转化"一条龙"功能服务，实现了创新资源的有效分工与合理衔接。

（4）人才引进与队伍建设方面。引进留学归国人才 41 名，其中，千人计划 13 名。聘用国外专家 25 人，其中"泰山学者海外特聘专家"岗位 6 名。通过设立"泰山学者—药学特聘专家"岗位，聘请国内外专家 22 名。培养博士 45 名，培养优秀企业家 4 人，培养国家科技奖获得者 2 人，整合和组建了高素质的创新药物研发团队，在孵化基地建设中发挥突出作用。

（5）专利及获奖方面。申请发明专利 195 项，其中国际发明专利 15 项；授权发明专利 121 项，其中国际发明专利 11 项。获省部级以上奖励 35 项，其中国家级奖励 5 项。

（6）重大新药开发方面。1 项化药 1 类新药完成Ⅱ临床，进入Ⅲ期临床；3 项化药 1 类新药，1 项生物 1.1 类新药完成Ⅰ期临床试验，开始Ⅱ期临床研究；1 项化药 1 类正在进行Ⅰ期临床研究。同时，取得 28 个新药证书，38 个生产批件，37 个临床批件，67 个产品仍在国家药审中心申报临床的审评中，139 个产品仍在国家药品审理中心申报生产的审评中，形成了在新药研发的各个阶段均有在研项目的良好态势。

（7）国家创新药物（济南）孵化基地建设进展。济南国家高新技术产业开发区按照基地、平台、园区"三位一体"的发展思路，在加快中心区发展的同时，正在加紧建设出口加工区孵化器和两河片区建设了生物医药孵化起步区、科研中试区、产业示范区。出口加工区孵化器位于港西立交桥西南侧，总占地面积4.12公顷，规划总建筑面积约21万平方米，包括创意综合楼、超高层科研办公楼、综合科研楼和医药实验室等建筑，目前有的已经完成主体结构施工，有的正在进行地基施工。出口加工区孵化器重点吸引基础研究、检测分析、中试生产等科研单位及企业入驻，建设医药孵化平台。两河片区位于女子监狱项目北临，初步规划面积2000亩，一期规划面积1040亩。该片区着力点放在引进国外、省外大型制药企业上，已有赛克赛斯生物有限公司、科芮尔生物工程公司等7家企业进区，山东福瑞达药业集团有限公司、环球物流集团等企业已开工建设福瑞达生物医药产业园和环球物流基地。2011年底，基地内有生物医药企业共270家，其中医药制造类企业46家、生物、医药研发类企业143家、医药流通类企业19家、医疗器械类企业58家、医学检测类企业4家。实现销售收入约为200亿元，其中销售收入过亿元企业共18家，过10亿元企业4家。高层次专业人才不断汇聚济南高新区，基地从事生物医药领域的高层次人才共有1312人，其中引进“5150”生物医药高层次专业人才47名，列入省“万人计划”第一层次的9人，“泰山学者”海外特聘专家2人，入选国家“千人计划”的6人，新引进院士1人，博士42人。基地累计承担各级各类科技计划项目174项，其中国家级项目85项，省级项目89项；累计申请国内专利419项；拥有省级以上工程技术研究中心、企业技术中心共有30家，其中国家级2家；累计完成成果转化1000余项，申报国家一类新药9项、二类以下新药和生物制剂60余项。

（8）国家创新药物（烟台）孵化基地建设进展。烟台基地位于烟台高新技术产业开发区，以生物医药、海洋生物、生物农业等高端产业为重点，围绕研发创新、中试孵化和配套服务，大力推进现代生物、医药产业发展体系建设。基地规划面积1046亩，规划总建筑面积107万平方米（研发区建筑面积56万平方米，配套区建筑面积51万平方米）。目前，建筑面积1万平方米、含研发区、办公区、展示大厅等在内的园区首栋综合研发大楼已交付使用，10万平方米的科技孵化器一期工程已经全面开工。首批20家企业入驻园区，项目涵盖了治疗性蛋白、多肽、单克隆抗体、基因治疗、生物诊断试剂、生物芯片等现代生物技术药物领域，以及现代中药、生物仿制药、海洋药物、海岸带活性物质、生物育种等多个国家重点发展的生物产业领域。项目负责人及研发团队中绝大多数为海归人员。基地已与中国医学科学院药物研究所国家药物筛选中心、清华大学中药现代化研究中心、中国医学科学院药用植物研究所、美国哈姆纳研究院、俄罗斯科学院远东分院海洋生物研究所等 10 多家知名机构、高等学校、科研院所以及软银中国创业投资有限公司、美国特劳特资本集团等风投机构签订入园合作协议，上述机构正在或者即将派驻高层次专业人才入园。中科院上海药物所与烟台市人民政府、烟台高新区管委会、山东国际生物科技园四方合作在基地内共建具有独立法人资格的“中科院上海药物所烟台分所”。

基地内在建的园区公共技术平台有：①药物安全评价中心，已通过国家药物 GLP 认证，正在与株式会社信新日本科学开展合作实现国际化升级；②生物技术中心，已经启用，正在建设国内首个“全人单克隆抗体药物研发技术平台”；③分析测试中心，按照 CNAS 标准建设，已经正式启用；④海洋生物研发技术中心，中科院海岸带研究所合作、中科院上海药物所等合建，已经启用；⑤药物筛选与评价研究技术中心，与上海药物研究所合建；⑥药代动力学研究技术中心，与上海药物研究所合建；⑦中试基地，生物药中试基地，正在新加坡 A - bio 生物技术公司合建；⑧知识产权与信息中心，引进留加资深博士，入园创建知识产区服务公司，建设专业化信息与专利服务平台；⑨中药现代化研究技术中心，在天然药物工程技术研究中心的基础上建设等。园区引进了“泰山学者海外特聘专家”3 名，“泰山学者—药学特聘专家”1 名，“双百计划”人才 7 名，“重大新药创制”国家科技重大专项总体专家组成员 1 名。

(9) 国家创新药物（潍坊）孵化基地建设进展。基地由研发孵化区、成果转化加速区和产业化区组成，集中建设国际一流的生物医药公共技术平台、专业孵化器、研发总部基地和成果转化加速器，全力打造“研发—孵化—加速—产业化”科技创新产业培育支撑体系。其中，研发孵化区计划总投资 12 亿元，建筑面积 15 万平方米，已完成投资 9 亿元，完成建设 10 万平方米，建成了国际一流标准的生物医药公共技术平台、专业孵化平台、中试平台体系和企业研发中心集群；成果转化加速区计划总投资 30 亿元，建筑面积 53 万平方米，将建成满足 100 家高成长型企业扩张需求的产业加速基地。

园区已聚集新医药研发、生产、服务和物流企业 110 多家，其中高新技术企业35家，省部级工程技术中心7家，省级重点实验室4家。引进创新创业人才200多人，包括以4名“千人计划”、9名“万人计划”人才等为代表的归国留学博士50多人。正在研发的国家三类以上新药30多个，20多个新品种已经进入临床，承担国家重大新药创制专项11个，拥有发明专利200多项，拥有药品、诊断试剂和国家3类医疗器械等各类批件700多种，形成了以沃华医药股份有限公司、三维生物工程公司、华辰生物工程公司、盛宏中药制药公司、中狮制药有限公司、贝瑞康生物公司等20多家骨干企业为代表的新医药产业集群，为潍坊生物医药产业的创新发展奠定了坚实基础。2011年，孵化基地核心区实现新医药产业实现产值40.2亿元、增长72.4%，完成主营业务收入36.8亿元、增长57.5%，实现利润1.63亿元、增长635%，经济主要指标连续3年保持了40%的增幅。

（10）菏泽省级创新药物孵化基地建设进展。基地依托菏泽高新技术产业开发区。自2003年以来，菏泽高新区的医药产业进入快速发展时期，现在每年都有3~5个医药项目入区建设，医药及相关联配套企业发展到36家，产品涵盖了中药、西药、原料药、保健品、医疗器械、制药设备等十大门类、千余品种，被省内外主流媒体誉为“医药谷”。2008年，医药产业入选中国县域经济产业集群竞争力百强，2009年，被山东省发展改革委员会批准为第一批省级生物高技术产业基地，2010年，又被列为山东省省级重点产业集群。已初步建立了中药、化学药、生物制药三大产业群。医药产业覆盖了研发、生产、销售、物流等整个产业链条。以睿鹰先锋制药、润泽制药、方明制药等为核心，重点发展抗生素原料药、中间体等生物医药，吸引了美国辉瑞、上海上药、香港立国、海南海药等国内知名企业加盟，形成了国内规模较大、技术先进、产品纯度高、产业链条长的头孢类、大环内酯类医药中间体、原料药生产基地；以步长制药、健民制药等企业为龙头，形成了从中药材种植、中药提取、饮片加工、制剂生产到市场物流的现代中药生产基地；以华普医疗科技、鑫鼎设备制造等企业为骨干，大力发展医疗器械产业，新引进了志宇医疗器械、默瑞克医疗设备、华普留置针、利华得医疗器械等一批极具发展潜力的项目，产业化程度进一步提高，医药产业实现产值110亿元，占整个高新园区总产值的64.7%，成为经济发展的重要增长点。

（11）淄博省级创新药物孵化基地建设进展。基地依托淄博国家高新技术产业开发区与山东新华制药股份有限公司合作建设的医药生物特色产业创新园，规划建筑面积43万平方米、总投资9.6亿元，已全面投入使用，目前拥有在孵生物医药企业10多家。淄博国家高新技术产业开发区与山东大学、山东新华制药股份有限公司签订协议共建“山东大学淄博生物医药研究院”，在公共服务平台建设运营、人才培养、科技成果转化、科研项目开发等方面展开全面合作。淄博高新区、山东大学、山东新华制药股份还共同组建“医药生物公共技术服务平台”，将建设资料信息、分析测试两个中心和生化药学、药物制剂、天然药物、药化合成四个专业实验室。平台规划面积约4000平方米，一期投资4500万元。平台可为创新园入驻机构提供实验、检测以及人才培养等多方面的专业技术服务，医药孵化企业、高层次人才可充分利用平台进行科研和成果转化。

13.6 考核指标的完成情况分析

以济南国家高新技术产业开发区为主体，以烟台、潍坊两个医药产业园作为辐射基地，联合共同建设“山东国家创新药物孵化基地”。规划建设目标为：到2012年山东国家创新药物孵化基地的技工贸总收入超过200亿元，到2020年园区技工贸总收入超过1000亿元。

经过3年时间建设周期，国家山东创新药物孵化基地通过了以院士为组长的“重大新药创制”国家科技重大专项验收组的验收。现有年销售额占据国内首位的大品种28个，年销售额过10亿元的医药龙头企业12个，共取得12个新药证书及生产批件，15个临床批件，医药总产值达到900多亿元。大品种的质量控制技术和生产工艺优化基本结束，获得临床批件进行临床研究，并进行设备和生产线的购置和安装工作；开展8~10个创新药物的临床前研究，继续和新开展4~6个创新药物的临床研究，获得3个新药证书、5~7个临床批件；完善和加强各技术平台的软硬件条件建设，开始运营提供技术服务；建立了2~3项关键技术的核心内容，并进行小试及稳定性研究；申请专利50~70项，授权15~30项；省部级以上奖励5~7个。

基础设施建设已完成。国家山东创新药物孵化基地课题责任单位为济南高新技术创业服务中心，落户济南生物医药产业园区。子课题参建单位共有 38 家，其中包括 29 家生物医药企业。园区综合硬件设施建设方面，为了进一步促进新药孵化成果的转化，突显集成优势，济南生物医药产业园区投资 12 亿元建设 29 万平方米科研及中试综合楼，为孵化基地内安全性评价技术平台、药物分析与质量控制平台、生物医药中试平台以及黏膜释药系统研究开发技术平台等公共服务平台的进一步建设提供科研场地。并规划了万亩产业园的建设，包括华熙生物产业园、环球医药物流园、福瑞达医药产业园等。烟台园区总投资 60 亿元进行硬件建设，已有 15 家国内外科研机构入驻。潍坊园区建设了占地 1000 亩的标准车间厂房，为入驻企业提供配套水、电、蒸汽、污水处理等公用设施，能够同时满足 50 家中型企业生产需求。拥有 19 个高水平的实验室，配套 1 亿多元的研发设备。成果主要体现在扩大产能、拓展海外市场、节能减排、工艺优化等方面。本年度处于临床前研究的创新药物 27 个，处于临床研究阶段的创新药物 30 个，其中本年度新获得临床批件 10 个，新获得新药证书及生产批件 3 个。各技术平台软硬件条件建设取得重要进展，并带动了多个创新药物项目研发，12 项关键技术均以具体课题为基础依托，通过共性技术总结，为新药研发提供可行性指导建议和系统的生产技术支撑。项目已申请发明专利 98 项，授权 70 项。取得省部级以上奖励 32 项。超额完成了目标任务。

国家山东创新药物（济南）孵化基地。加强基地的软硬件的规范化建设，吸引科研机构和创新型企业进驻，进一步完善从研发到成果转化的“一条龙”功能建设，大力发展多糖类药物、海洋药物、天然药物、生物技术药物、化学药物及其制剂研究，努力建设自主创新能力强、产业规模雄厚、特色优势突出的全国重要战略性创新药物孵化基地，到 2020 年已实现医药产值超过 1000 亿元。

（1）新药自主创新的步伐在加速，新药证书和临床批件的数量和质量在提高。创新药物研究方面，已获 3 个新药证书、8 个临床批件，已开展 4 个 I 类新药的临床研究，包括心血管药物盐酸雷诺嗪缓释片、抗癌药卢比替康胶囊和抗癫痫氯桂丁胺片、抗癌药卡莫司汀缓释植入剂，分别进入了Ⅲ期、Ⅱ期、Ⅰ期临床研究；完成了新型抗生素艾帕培南的临床前研究，在申请临床注册中，完成了 2 个 I 类新药卡尼川芎酯系列化合物、肝素 - SOD 结合物的稳定性和药代学研究；还进行了降糖片、多肽抗肿瘤疫苗 G17CRM197 等 21 个项目的临床前制备工艺的研究及优化，并进行了一些初步质量研究及药理活性筛选工作。

（2）国际合作研究方面，制备了正痹关节片临床试验用药，开展Ⅱ期临床试验；根据美国和瑞士 FDA 要求，进行了三苯双脒原料及肠溶片的工艺研究，并制定了原料质量标准；完成了希美纳的毒理实验方案，在韩国启动大鼠和白兔生殖发育毒性预试验；进行了金丝桃素的临床前研究。

（3）继续保持医药产值领先地位，大品种的技术和产品优势在提高，大品种的数量在增加。大品种改造各项目均取得了阶段性成果。在扩大产能方面，布洛芬完成了 3000 吨车间设备的 IQ、OQ、PQ，格列吡嗪完成了新生产线的改造和验证，产能增加 1 倍。在拓展海外市场方面，奥美拉唑、布洛芬等已经通过欧盟的 COS 认证。在节能减排方面，甲氧苄啶通过工艺优化使原料成本降为原有的 70%，废液回收分离可新增利税 870 万元。在工艺优化方面，高纯人血白蛋白完成产业化生产装备，实现自动化、最优化、智能化生产质量控制体系；奥美拉唑完成改造后的中试生产，采用的工艺路线大大缩短了反应周期、避免了有机溶剂、降低了成本；使用碱法经两步法合成利培酮关键中间体，反应时间由 80 小时缩短为 20 小时、收率由 30% 提高至 50%。在注册进度方面，氯霉素滴眼液完成了临床前研究并进行了补充申请；注射用甘氨双唑钠确定了临床试验方案，启动了临床试验。

（4）科技创新平台建设在进行全方位的完善，关键技术攻关取得可喜成果，为创新药物研发提供了稳固的技术基础。关键技术攻关方面，针对注射用长效微球、抗乙肝病毒药物大生产转化等关键技术重点攻关，取得了突破性进展，解决制约发展的技术瓶颈，其他领域的关键技术也在开展技术攻关中。获得拉米夫定原料药批准字号及拉米夫定片、侧金盏口腔贴片临床批件 2 个，开展了拉米夫定片、侧金盏口腔贴片和长效重组蛋白 PEG - G - CSF 的临床研究；建成原料药和片剂 GMP 车间、微球中试车间；完成了利培酮微球小试、中试研究，解决了生产中无菌操作的难题；制备了米铂无辅料微球，申请核心技术发明专利 2 项；完成了春瑞滨、伊立替康长循环脂质体的小试、中试研究；开展了 HSA - IFNα 和 Fc - TMP 的临床前研究，预计 2011 年进行临床注册。蛋白质、多肽药物的 PEG 定点修饰方面制备了修饰剂 8 种；建立了百克级的 PEG 修饰剂规模制备生产线 1 条；获得了针对不同靶点系列 PEG 定点修饰的干扰素、3 种以上化学法糖基化内皮抑素复合物、人源化糖基干扰素 β。中药微粉化方面确定了 10 味中药超微粉碎工艺，并对其质量标准、药效、配方制剂进行初步研究。CHO 细胞高效率表达系统平台已建成，以此为依托研制开发了生物 I 类新药“泰爱”并申报临床，还有数项生物 I 类新药在临床前研究阶段；长效缓控释和靶向制剂技术平台项目石杉碱甲微球已申请临床，戈舍瑞林微球已进行了处方和工艺优化；新药临床前药效学评价技术平台建立了抗癫痫及抗糖尿病等几种创新药物药效学评价方法和模型，并正准备建立其他多项药效学模型。

（5）取得了大批的知识产权和科研奖励成果。申请发明专利 80 项，其中国际发明专利 5 项；授权发明专利 39 项，其中国际发明专利 1 项；发表论文 26 篇，其中 SCI 论文 23 篇；已制定国家药品技术标准 14 项，正在制定标准 8 项。引进博士 23 名，其中海外博士 12 名，设立“泰山学者—药学特聘专家”岗位 2 个，聘请院士 3 名，整合和组建创新团队；2010 年获得省部级以上奖励 3 项。

（6）加大创新人才引进使用、团队建设以及国际交流与合作力度。创造良好的工作、创业氛围，提供坚实的物质基础，为高水平人才的引进、培养和稳定提供有力的保障；加强了对外开放和国际交流合作力度，全面拓展业务，提升影响力。2010 年引进博士 23 名，其中 12 名为海外博士，联合培养博士后 2 人；引进硕士研究生 35 名；设立“泰山学者—药学特聘专家”岗位 2 个，聘请院士 3 名作为顾问，2010 年获得“化学药物创新团队”称号。已经初步建成了具有药物研究开发国际视野、兼顾国内国外两个市场的创新药物研究和管理团队。国际交流与合作方面，与加拿大植物 Phytopharmaceuticals 公司、美国安德森癌症研究中心、美国弗吉尼亚大学药学院、美国 pharmabridge 公司、美国眼力健、美国博士伦、美国 RTP 科技园的北卡哈姆纳研究院、日本参天、俄罗斯科学院远东海洋生物研究院、韩国广东制药、韩国绿十字、韩国蔚山大学等国外科研机构达成合作意向，在新药研发、专利申报、产业化研究及人才合作培养的多方面展开合作，分别派出 3 批人员赴海外学习交流，加速园区国际化步伐。

（7）产学研结合，扩大和提高技术成果转化水平。围绕科、工、贸一体，产、学、研结合，基地内参建单位间建立了灵活多样的合作关系，包括建立创新联盟、建立咨询关系、进行项目转让、联合攻关、进行技术难题的委托等对科技成果产业化进行了有益的探索，践行了科技创新模式。同时，基地开展技术研发和成果转让的对外合作，与北京协和医科大学、中国药科大学、沈阳药科大学、清华大学、浙江大学、中国军事医学科学院、中国科学院、中国医学科学院、上海中医药大学、天津药物研究院、大连理工大学等众多国内知名的高等院校、科研机构建立了长期合作关系，长期聘请指导专家、聘请进行短期讲座，其中中国科学院、北京微谷生物医药有限公司（新型疫苗国家工程研究中心）、俄罗斯科学院远东分院海洋生物研究等15家科研单位签订了入园框架协议书，将在园区建设各自领域的核心技术平台或者与园区进行项目合作。与北京悦康药业有限公司、上海恩派亚有限公司、武汉名实药业有限公司、重庆华森药业有限公司、江苏信诺有限公司、湖北东信有限公司、河北森隆药业有限公司、辽宁美林有限公司、辽宁海司科有限公司等全国数百家知名药企建立了长期合作关系，已签订技术委托和新药转让合同100余份，实现科研成果的生产转化，取得了显著的社会效益和经济效益。这些合作将有助于扩大科技园区凝聚的“企业—高校—研究机构”形成的“产学研”结合体，将为日后园区项目的运行与孵化提供更为有力的技术源泉。

国家山东创新药物（烟台）孵化基地。重点建设山东国际生物科技园9大公共技术平台建设，重点开展治疗性蛋白、多肽、单克隆抗体、基因治疗、生物诊断试剂、生物芯片等，以及现代中药、生物仿制药、海洋药物、海岸带活性物质等多个其他国家重点发展的生物产业领域。到2015年，建成国内具有较强竞争力的创新药物孵化基地。到2020年生物医药产值规模已达到1000亿元以上。进一步完善了长效缓控释和靶向制剂研究技术平台、中药生产过程质量控制平台、天然药物新药创制与技术服务平台、药物筛选与评价技术平台、药物代谢动力学研究技术平台等十个平台建设；同时开展了希明婷片和注射用甘氨双唑钠两个大品种的技术改造。2008年以来共引进单价10万元以上设备23台套，为创新药物研发提供了设备保障；并成功引进各类高水平创新人才10人，完善人才队伍培养与建设，进一步完善孵化基地人才储备。

共申请发明专利30项，获得发明专利授权18项，含国际发明专利1项；发表SCI学术论文8篇，总影响因子达17.5，制定国家标准5项，正在研究制定的国家标准15项，正在研究的企业标准3项；完成两个新药项目的药学研究，已申请临床研究，3个新药项目分别处于Ⅰ期、Ⅱ期、Ⅲ期临床研究。

国家山东创新药物（潍坊）孵化基地。重点建设与完善公共平台、基础平台的设备，实现功能的扩充；重点建设创新药物中试孵化平台，包括生物工程制药中试平台、固体制剂中试平台等，能够满足中试工艺放大、新药报批、成果转化、工艺探索和临床试验用药的需求。大力发展现代中药、化学药、生物制药等，到2015年，把国家创新药物（潍坊）孵化基地建设成为国内具有较强竞争力的创新药物孵化基地。到2020年建设成为生物医药产值规模达到500亿元。园区于2006年6月开工建设，研发孵化区已经基本建成，国际一流的生物医药公共技术平台已经对外开展技术服务。孵化基地生物医药公共技术平台：由基础研发平台、GMP中试平台、GLP动物实验平台三部分组成。其中，基础研发平台建筑面积6400平方米，总投资9180万元，已购置高端设备4000万元，设置分子生物学平台、细胞研究分析平台，微生物平台、天然药物研发平台、分析测试平台等，配套国际先进的大型精密研发实验仪器100多台套。形成以600兆核磁共振，3台LC－MS，GC－MSMS，ICP－MS，原子吸收、红外等为主的分析测试中心；以透射电子显微镜、流式细胞仪、PCR、氨基酸分析、全自动遗传分析仪、高速冷冻离心机为主的生物技术中心；以二氧化碳超临界萃取、全自动制备型液相色谱、微波多肽、微波化学、发酵设备、生物反应器为主线的天然药物提取中心；配备完善的集中供应特种气体、试验用纯水系统。能够完成DNA、蛋白、细胞及部分器官功能的检测，以及药物有效成分的结构分析和精确定性定量、代谢组学的定性定量和微量元素的痕量检测。

GMP中试平台规划面积3000平方米，由中药中试、生物工程中试、固体制剂三部分组成。能够满足中试工艺放大的要求，及新药报批、成果转化、工艺探索和临床试验用药的需求。中药中试与生物工程中试前期完成了外出考察、请专家论证、图纸的初步设计等大量工作。固体制剂和药妆已论证完毕并开始进行图纸设计，已对相应的设备进行了考察，现在已开始进行设备参数的制定及相关招标。

GLP动物试验平台规划面积2500平方米，主要包括万级洁净度的啮齿类动物房、动物观察室、动物解剖室、手术室、标本保存室等，主要为孵化企业的新药研发、申报提供标准化动物实验条件和符合GLP标准的安全评价。GLP动物房已完成的论证，施工图与相应设备参数已经完成，开始准备招标。

园区组建了以院士工作站进站院士褚君浩教授、园区新药创制技术顾问唐希灿院士、天津大学药学院院长赵康教授（长江学者）、博士后科研工作站博士生导师王凤山教授（山东大学药学院院长）、耶鲁大学博士后郑中立先生（泰山学者）等知名专家为主的新药创制专家顾问团队。组织了归国留学博士40多人为骨干的新药创制研发团队，成立了组建了由3名高级职称、5名博士、全部本科以上学历的20多名人员的专业技术服务团队。

目前进入园区公共服务平台的新药产业化项目达100余项，整合园区企业3亿元研发设备资源，入园孵化企业已经达到54家，孵化基地中园区以平台的优势资源为依托，鼓励企业积极联合高等院校建设各类工程技术中心。按照“公司化运作、开放式经营”的模式建立了企业研发中心13个，省级工程技术中心5家，市级工程技术中心10家，市级企业技术中心2家，园区企业与全国47所高校建立了长期稳定的合作开发关系。2010年园区本岗位重点企业实现产值12亿元，上缴利税0.6亿元。

“十三五”末期，孵化基地建设完成生物医药实现专业集约、资源优势配置和高效利用的技术平台体系的基础建设，在短时间内实现平台的特征示范效果，其主旨是通过对生物医药研发企业的孵化最终达到对新药孵化的目的，进一步体现管理创新与技术创新相结合的创新模式的作用优势，为产业联盟的实现创造基础共性条件。针对创新药物研究与开发实施的关键流程环节和专业需求，以系统技术平台与管理体系提供创新药物专业孵化的全面解决方案，通过综合技术管理体系在公共服务技术平台的运用，实现新药研发模块化、标准化、高通量和流水线模式，形成具有国际竞争力的创新药物研究与开发技术体系。把国家创新药物（潍坊）孵化基地建设成为国内具有较强竞争力的创新药物孵化基地；孵化基地内国家工程（技术）研究中心、重点（工程）实验室、企业技术中心等国家级医药科技创新平台达5家以上。国家新药研发大平台产业化示范企业（以下简称“示范企业”）达到5家以上，其中销售收入过10亿元、5亿元、1亿元的创新型医药企业分别达到3家、10家、20家；研制3~4个具有自主知识产权或市场竞争力的创新药物，10个优势品种实现产值、利税双倍增；10个医药创新团队达到国内先进水平，部分达到国际先进或国内领先水平。

13.7 承担的“重大新药创制”国家科技重大专项项目获得多项突破性进展

（1）创新药物研究方面，取得化药1.1类新药国家标准转正批件1个（三苯双脒肠溶片），进入临床研究阶段的创新药物包括化药1类3个（心血管药物盐酸雷诺嗪缓释片、抗癌药卢比替康胶囊、抗癫痫氯桂丁胺片），生物1.1类生物药物1个（注射用重组人B淋巴细胞刺激因子受体—抗体融合蛋白）；进行了27个候选药物的临床前研究，其中多肽抗肿瘤疫苗G17CRM197等项目进行了临床前制备工艺的研究及优化，及质量研究及药理活性筛选工作。

（2）药物大品种改造方面，各项目均取得了阶段性成果。在扩大产能方面，3000吨布洛芬生产线已经投产，格列吡嗪完成了新生产线的改造和验证，产能增加1倍。在拓展海外市场方面，奥美拉唑、甲氧苄啶等已经通过欧洲COS认证及美国FDA现场检查。在节能减排方面，甲氧苄啶通过工艺优化使成本降低30%，实现对废弃物回收利用，减少排放。在工艺优化方面，高纯人血白蛋白完成产业化生产装备，实现自动化、最优化、智能化生产质量控制体系；奥美拉唑完成改造后的中试生产，采用的工艺路线大大缩短了反应周期、避免了有机溶剂、降低了成本；首次使用减法，两步反应合成利培酮关键中间体，使收率提高20%。“润舒”滴眼液完成了临床试验，并取得了补充申请的生产批件。

（3）国际科技合作研究方面，正痹关节片正在开展Ⅱ期临床试验；三苯双脒原料及肠溶片根据美国和瑞士FDA要求进行了工艺研究，制定了原料质量标准，国际合作各方汇集瑞士进行了三苯双脒FDA上市的技术讨论和策划；完成了希美纳的毒理实验方案，在韩国启动大鼠和白兔生殖发育毒性预试验。

（4）关键技术攻关方面，针对新药研发多个关键的共性技术重点攻关，取得了行业内突破，解决制约发展的技术瓶颈。注射用长效微球制备关键技术以利培酮微球、米铂无辅料微球等项目为基础，克服了制备过程的无菌操作等技术难题。长循环脂质体关键技术以制备春瑞滨、伊立替康长循环脂质体为基础，研发了适合工业化生产的脂质体主动载药技术。蛋白质、多肽药物的 PEG 定点修饰方面制备了修饰剂 8 种，建立了百克级的 PEG 修饰剂规模制备生产线 1 条。中药微粉化关键技术确定了 10 味中药超微粉碎工艺，并对其质量标准、药效、到配方制剂进行初步研究。

（5）创新平台优化建设方面，各个分平台整合原有优势资源，建设改造基础设施，购进升级仪器设备，建立各种 SOP 数百个，进一步完善平台的技术标准和软硬件条件，发挥公共服务作用，并在此基础上进行了相关新药物与新技术的研制开发。其中 CHO 细胞高效率表达系统平台已初步建立，包括工程重组 CHO 细胞构建、高效重组细胞系筛选、真核细胞大规模培养 3 个平台模块；新药临床前药效学评价技术平台建立了抗癫痫及抗糖尿病等几种创新药物药效学评价方法和模型，并正准备建立其他多项药效学模型。生物医药中试平台、安全性评价技术平台以及药物分析与质量控制平台的公共服务作用得以进一步发挥，与省内外数百家制药企业进行了项目合作。

13.8 主要标志性成果

13.8.1 创新药物研究

（1）1.1 类创新药物氯桂丁胺进入临床研究。修饰合成 200 多个抗癫痫类似结构，经药效学评价、筛选，发现氯桂丁胺药理活性高，经临床前的药效学、药理学、毒理学的研究，结果与目前市场上的抗癫痫药物相比，表现出明显的治疗优势和极低的毒副作用，经国家食品药品监督管理总局审评，已获临床批件。目前 Ⅰ 期临床研究已经完成，Ⅱ 期临床研究工作已经开始。项目已申报6个发明专利。

（2）1.1类生物药物注射用重组人B淋巴细胞刺激因子受体—抗体融合蛋白获得临床批件。针对系统性红斑狼疮、类风湿关节炎等自身免疫系统疾病的生物1类新药“注射用重组人B淋巴细胞刺激因子受体—抗体融合蛋白”（泰爱），已申请3项国内发明专利，已授权1项。并通过PCT程序申请了欧、美、日等相关国家专利，其中俄罗斯专利已授权。获得了临床试验批件，正在进行Ⅰ期临床试验。

（3）抗癌Ⅰ类新药“美法仑缓释植入剂”治疗肝癌的临床前研究。美法仑缓释植入剂是以高分子缓释材料乙交酯—丙交酯共聚物为药物载体，将药物美法仑包封而形成靶向给药制剂，通过影像学引导下穿刺给药，将药物放置于肝癌局部，长时间局部高浓度缓慢释放。局部用药将药物的毒副作用降到最低水平。缓释植入剂用药及时、局部浓度高、维持时间长、治疗效果好、毒副作用小，可以减少重复用药，能治愈肝癌或延长患者生存期，提高患者生存质量。现已经完成本品的长期毒性研究，同时进行了稳定性研究，局部毒性反应停药后可修复，无迟发性毒性反应，无蓄积毒性，受试动物对药物的耐受性良好。授权国家专利4项，目前正在整理临床前所有资料，准备上报国家食品药品监督管理总局。

13.8.2 大品种技术改造

（1）大品种单唾液酸四己糖神经节苷脂（GM1）的技术改造。GM1是构成神经细胞膜的主要成分，临床用于中枢神经损伤和中枢神经病变的恢复，疗效确切，市场巨大。GM1是动物脑组织中的天然物质，含量极低，制备困难。项目筛选了高效转化菌种，建立了大规模制备工艺，实现了产业化，为临床提供了质优价廉的药品。GM1（商品名“申捷”）年销售额超过10亿元，国内市场占有率近70%，产生巨大的经济效益和社会效益。申请发明专利1项，获2009年度国家科技进步二等奖。

（2）大品种“润舒”滴眼液的技术改造取得补充申请生产批件。氯霉素滴眼液临床广泛使用、疗效确切，品牌产品“润舒”年销售额达3亿元。氯霉素滴眼液的稳定性问题，一直是困扰国内外众多研究单位学术界的世界难题，没有取得突破性进展。找寻提高氯霉素稳定性的技术和方法并使之产业化，也是困扰制药企业的难题。在安全性、质量可控性、产业可行性前提下，项目完成了提高药物稳定性的核心技术研究，可将稳定性提高至现有产品两倍以上。申请中国专利1项，并于2010年完成临床试验，于2011年获得了该品种技术改造补充申请的生产批件，已进行试生产。该技术改造完成后，其产品质量大大提高，将切实保障患者的用药安全，具备国际领先水平的技术可使该产品的市场份额进一步扩大。

（3）丹红注射液近红外在线自动质量控制技术改造项目。自2004年11月至2010年12月，丹红注射液实现销售收入36.7亿元、利润14.8亿元、纳税7.8亿元，2011年1月初至11月底丹红注射液已实现销售收入18亿元，占5.42%的市场份额，近三年连续排名全国第一。通过本次技术改造，实现了丹红注射液生产过程自动化控制，对关键工艺参数（如温度、压力、流量等）进行实时监测和调控，使其符合最佳工艺要求。开发了以丹红注射液批次管理为核心的中药生产信息管理系统，实现生产过程质量控制、生产过程跟踪及药品生产可追溯。按新版GMP的要求顺利完成自动化提取车间建设任务，现正在进行试生产调试。授权发明专利授权2个，获国家发明专利金奖及山东省科技进步一等奖。

（4）奥美拉唑技术改造关键技术改造。奥美拉唑是第一个质子泵抑制剂。项目承担企业经过对其技术改造，通过了欧盟COS认证及美国FDA现场认证。是原研厂Astra的国内唯一合格供应商，已签订年采购额3000万美元的合同，也是世界第二大非专利药生产厂Sandoz的合格供应商，目前已与其达成晶型共享协议，可以在世界范围内销售，此外还是欧洲Ratiopharm，Apotex，KRKA跨国企业的稳定供应商。目前，500吨/年的奥美拉唑新建生产车间已完成基础施工、设备购置、安装、调试。投产后将实现年销售收入3亿元。申请专利2项，授权1项。

（5）重组人粒细胞集落刺激因子的技术改造。重组人粒细胞集落刺激因子（G－CSF）是升高白细胞的特效药物，占有我国同产品35%的市场份额，连续多年稳居国内同类产品销售第1名。通过技术改造，优化了高密度发酵、包涵体制备、包涵体的变复性及纯化工艺，进一步提高了产品的产业化水平和产品质量。扩大和更新生产线，使药物达到更高的产业化水平，为创造更大的经济效益和社会效益提供基础。2011年4月，新建G－CSF生产线顺利通过了国家食品药品监督管理总局GMP认证，已投入使用，2011年共产重组蛋白1.08千克，注射剂900万支。完成了预冲式重组人G－CSF的补充申请研究，提交了3个规格的预冲式新包材的生产申请，即将批准生产。已经向印尼、巴基斯坦、中国香港、埃及、白俄罗斯等国家（地区）递交注册文件，逐步拓宽国际市场。申请1项发明专利并获得授权。

（6）高纯人血白蛋白连续流压滤工艺技术改造项目。本项目设计采用蛋白质等电点沉淀结合固—液分离的压滤技术代替传统的离心分离技术，实现了生产过程管道化、连续生产技术参数控制的自动化。工艺过程中乙醇以喷雾形式加入，确保了蛋白质的生物学活性。该工艺耗能低，降低了劳动强度，得到了国家药监局批准。现已能够生产血液制品行业最齐全的三大类产品，人血白蛋白工艺实现了蛋白分离技术的连续流动式反应，较好的保护了蛋白质的生物活性，人血白蛋白收率提高15%以上，纯度达到99%，产品的安全性、稳定性大大提高，新工艺进口滤材的用量降低60%～70%。本项目拥有国家专利5项，获省级科技进步奖励1项。

（7）利培酮及制剂的技术改造。利培酮为第二代非典型抗精神分裂症药物药物，这类药物对阴性、阳性症状都有好的治疗效果，并且副作用低。本项目通过技术改造，以具有自主知识产权的专利工艺为基础，进行了规模化放大，完成了口腔崩解片的制剂处方优化，申报了工艺变更，目前已经获得注册批件。利培酮片及口腔崩解片共销售1.5亿片，销售额达到3亿元，比2010年增长26%。占据国内50%的市场份额，列第一位。

（8）布洛芬技术改造项目。布洛芬是一种非甾体抗炎药，解热镇痛效果明显，其作用强而副作用小，为解热镇痛类基本药物的主要品种。随着工艺研究开发的逐步深入，该产品生产技术不断完善，目前该项目关键工艺已拥有5项发明专利授权。完成了3000吨布洛芬全部施工图设计及土建施工。完成了设备的IQ、OQ、PQ。完成工艺及设备验证，以及DMF资料编制工作，并提供给FDA和EDQM。确定了新戊二醇设计方案，3000吨布洛芬生产线已经投产。大幅度提高产品的技术含量和市场竞争力。

13.8.3　国际合作科技项目

三苯双脒国际合作研究项目。三苯双脒是我国自主创新的广谱抗寄生虫药物。属于国家一类新药，是国家重点新产品，拥有自主知识产权。三苯双脒国际合作研究课题开展后，签订了国际合作研究协议，计划通过瑞士药监局和美国 FDA 申请国外新药注册。2010 年 3 月国际合作各方在瑞士巴塞尔进行了技术讨论和计划策划，在完成小试、中试等开发工作基础上，既为技术创新、产品创新打开了通道，也为国家级新药的研制和开发提供了借鉴。拟通过国际合作研究新建年产 100 吨三苯双脒及多功能车间，开拓非洲、南美及南亚地区治疗被忽视热带病的寄生虫病海外市场。目前，已完成三苯双脒合成及肠溶片研究，经过缩合、还原、双缩三步反应制备三苯双脒；选出合适的配方及制备工艺，通过实验筛选出合适的配方及制备工艺，从而保证三苯双脒肠溶片产品质量稳定。三苯双脒及肠溶片拥有三项发明专利。

13.8.4　科技创新平台建设

（1）生物医药中试平台。生物医药中试平台的建设目的是为新药研发机构及中小型制药企业提供公务服务。这些单位普遍存在设备不够完善，难以实现创新药物由实验室小试规模向大生产规模转化等问题，影响了创新药物的研发进程。通过项目建设，现已建立并完善了符合国际标准的化学药物、天然药物、生物药物、药物制剂、药物质控研究服务平台，可以进行化学药物合成、天然药物提取纯化、生化药物发酵纯化及各种药物剂型的研究；建立了固体制剂、液体制剂两条中试生产线，目前固体制剂中试规模可达 50 千克，液体制剂中试规模可达 100L。进行了 QLSQ 颗粒等近 30 项新型药物的临床前研究，现已有 10 余项完成处方、工艺及质量研究，并进行中试放大生产，已经申报临床或正在申报临床。平台通过与数十家省内外制药企业合作，两年内签订技术转让及服务金额达 5000 余万元。共获得 5 项新药临床批件。

（2）安全性评价技术平台。本平台的建设是以通过国家 GLP 认证的药物安全评价中心为基础，以 ICH、FDA、OECD 相关技术指导原则为依据，以药物安全评价关键技术完善和创新为依托，目前已经初步建立了实验动物（大鼠、犬）背景资料数据库。建立了以液质联用为主要技术手段的药代动力学/毒代动力学分析测试方法。国内首次建立复方 JY17（国家 1 类新药）及其体内代谢产物的分析测定方法。规范了毒性病理学诊断标准及技术体系。初步建立了“三致”试验技术体系。初步建立了国际 AAALAC 认证技术文件。能够对化学药、天然药物、部分生物药等一类新药进行系统的临床前安全性评价。目前已为全国二十多个省份、600 余家单位提供数百项药理和毒理试验研究，已申请注册的项目均通过 SFDA 现场考察和新药审评，至今无退审品种。2010 年至今，共为省内外 40 余家客户提供了 255 项安全性评价技术服务。现正在开展位于济南高新区的安评中心新设施建设，已完成项目设计和政府审批，进入施工招标阶段。

（3）药物分析与质量控制平台。建立规范的药物分析与质量控制平台，是保障山东省自主创新药物研究和药物制剂占领国内外市场必要的技术支撑，是提高药物质量标准及检测能力，进一步保障人们的用药安全有效的重要手段。通过项目建设，初步完成平台的硬件和软件的技术改造，并建立了较为完善的管理制度和 SOP。共完成化药、中药课题共计 70 余项，2011 年度共完成 19 项新药项目。开展企业委托产品检验、药物质量研究和质量标准的制定、分析检验技术疑难问题的攻关、企业分析人员岗位培训等特色公共服务。

13.9　产学研融合情况分析

国家山东创新药物孵化基地围绕科、工、贸一体，产、学、研结合，园区内参建单位间建立了灵活多样的合作关系，包括建立创新联盟、建立咨询关系、进行项目转让、共同攻关、进行技术难题的委托等对科技成果产业化进行了有益的探索，践行了科技创新模式。如迪沙药业有限公司与济南弘立医药科技有限公司，山东省医科院与瑞阳制药股份有限公司，山东大学与齐都药业集团有限公司、诺和诺泰有限公司等，均开展了密切的项目合作。同时，园区开展技术研发和成果转让的对外合作，与北京协和医科大学、中国药科大学、沈阳药科大学、清华大学、浙江大学、中国军事医学科学院、中国科学院、中国医学科学院、上海中医药大学、天津药物研究院、大连理工大学等众多国内知名的高等院校、科研机构建立了长期合作关系，长期聘请指导专家、聘请进行短期讲座，其中中国科学院、北京微谷生物医药有限公司（新型疫苗国家工程研究中心）、俄罗斯科学院远东分院海洋生物研究等15家科研单位签订了入园框架协议书，将在园区建设各自领域的核心技术平台或者与园区进行项目合作。与北京悦康药业、上海恩派亚、武汉名实药业、重庆华森药业、江苏信诺、湖北东信、河北森隆药业、辽宁美林、辽宁海司科等全国数百家知名药企建立了长期合作关系，已签订技术委托和新药转让合同100余份，实现科研成果的生产转化，取得了显著的社会效益和经济效益。这些合作将有助于扩大科技园区凝聚的“企业—高校—研究机构”形成的“产学研”结合体，将为日后园区项目的运行与孵化提供更为有力的技术源泉。

13.10　人才引进情况

山东省委省政府按照“国家山东创新药物孵化基地”对人才的需求，由山东省人才领导小组专为重大新药创制启动了“泰山学者—药学特聘专家”专项建设工程，这是我国当时唯一由省级党委政府专为重大新药创制设立的专家技术岗位，利用这个平台积极引进海外高端医药科研人才，为基地建设提供人才支撑。

通过国家有关“人才计划”，山东省“万人计划”，以及济南市“5150计划”，对引进的高端创业及创新人才进行鼓励性扶持。目前引进的人才中的88%具有博士学位，以美加地区为主。其中入选国家相关人才计划的6人，入选山东省“万人计划”的9人，四批次累计引进济南市“5150”引才计划高层次人才86名，其中生物医药专业人才47名。

13.11　知识产权保护情况等

“国家山东创新药物孵化基地”鼓励参建单位积极申请自主知识产

权，在任务分工中明确划定标准。目前基地已申请发明专利 98 项，授权 70 项，并有多项国际专利处于审核阶段。

13.12 国拨资金的管理和使用及配套资金落实情况

“国家山东创新药物孵化基地”通过预算批复中央财政经费资助为 8939 万元，地方配套 21967.74 万元，企业自筹 22007.6 万元。2011 年 3 月，济南高新技术创业服务中心专设账号收到 2010 年和 2011 年度国家专项资金 7160 万元；至 2011 年 7 月，陆续拨付至各子课题承担单位。2010 年 3 月起至今，地方各级政府通过硬件条件建设支持、各种政府课题立项、专利及课题奖励等方式，到位配套资金 1.8 亿元，并对进驻基地的企业制定各种优惠政策。企业自筹资金到位 2.34 亿元。

基地根据《民口科技重大专项（课题）财务验收办法》《民口科技重大专项资金管理办法》《民口科技重大专项（课题）财务验收问答》，制定了相应的经费管理制度，专项经费收支管理，提高资金使用效益。实行参建单位分项目管理方式；按中央财政拨款、地方财政拨款、单位自筹收入、经营收入等不同来源分列明细账进行核算；对收入管理、支出管理、支出范围、支出额度做了详细规定，专款专用。

13.13 讨　论

“重大新药创制”国家科技重大专项的实施是一项长期艰巨的任务。因为新药研究周期长、风险大，目前国家各项新药审评制度改革，更进一步增大了新药研发的时间及资金投入，因此重大专项 2 ~3 年的建设期相对不够，建议考虑组织实施省级中长期医药科技创新计划项目，建立健全长期持续支持重大新药创制工作的机制。同时，我国新药审评政策与重大新药创制的节奏需要优化相关程序与政策，应引起足够的重视，新药研发部门也需要加强与新药审评部门之间的沟通协调。

高端人才相对匮乏的问题还没有根本性解决。与世界先进水平的医药科技园区、创新药物孵化基地等相比，目前中国创新药物研究高端人才资源相对匮乏，还有一定的差距。孵化基地已着手引起了一些高端医药研究开发人才，但仍然不能完全满足项目建设和持续性发展的需要，制定新的促进人才落户山东的政策将会是今后将继续加大人才引进力度的重点。用好本土人才和引进人才是各级党委政府需要关注的，一方面扩大宣传，提升影响力，制定各种优惠政策，引进更多、更高级的技术人才；另一方面，加强教育培训，提高现有研究团队的整体素质。对于人才的投入，要立足长远，建立人才储备库，才能从本质上解决“人才不足”的问题。

科技重大专项顺利实施的先决条件是国家及各级政府的大力扶持，必要基础是承担单位具备雄厚的新药研究与开发能力，重要因素是牵头单位强有力的组织管理能力及技术号召力。孵化基地的建设可以继续保持山东医药产业大省的优势，同时提高山东新药自主研发能力，并将新药研发和产业化无缝衔接，将重大专项的宗旨落到实处。

创新药物孵化基地的物理空间和基础设施应当适应全球医药科技创新发展的变化，应当及时进行调整、优化，不能有一劳永逸的想法，其基础设施投资也不是一次投资使用百年的情况，应当加大投融资投资建设，吸引更多资金到国家创新药物孵化基地，为创新创业项目提供充足的资金保障。应当加强对企业上市的培育和辅导，科学规划上市路径和创新产品，鼓励企业申报技术发明专利，获得足以满足上市要求的科技成果。

参考文献

[13-1] 山东省科技厅. 山东以科技重大专项为杠杆撬动山东医药科技创新发展 [J]. 硅谷. 2013, 6 (23), 11-13. https://kns.cnki.net/KXReader/.

第14章　国家综合性新药研发技术大平台产业化示范企业

自“重大新药创制”国家科技重大专项实施以来，山东省科学技术厅审时度势，发挥山东医药企业多的优势，积极对接“重大新药创制”国家科技重大专项，努力提升医药企业创新能力，重点在培育国家综合性新药研发技术大平台产业化示范企业上取得了显著成效。本章记录了国家综合性新药研发技术大平台产业化示范企业历史，分析了医药企业的主要指标变化，对比江苏省医药企业发展，研究两者之间的差距。

14.1　“重大新药创制”国家科技重大专项实施以来山东省医药企业发展情况分析

依据山东省工业和信息化厅公开发布涉及医药创新发展的信息，山东省医药科技创新能力显著增强，拥有国家综合性新药研发技术大平台等国家级医药科技创新研发平台21个，药物安全评价研究中心5家，药物临床试验机构61家，国家食品药品监督管理总局认定的重点实验室4家。医药工业规模占全国1/7，2019年新获批新药品注册文号53个，居全国第三，齐鲁制药集团有限公司等13家企业进入全国药企百强，百强医药企业数量位居全国第一[14-1]。中国共产党济南市委员、济南市人民政府打造营养健康医药产业高地和人才高地，对新引进的国内外顶尖医药健康科技人才和团队，给予最高1亿元的补助。对符合条件的生物医药企业，按年度实际研发投入的15%给予补助。对每一个新获得国家一类新药重大新药产品，一次性给予2000万元奖励。

生物医药产业的业务收入已经超过1000亿元，预计2022年可以达到2000亿元。

（1）山东省医药企业主要指标与江苏省的对比分析。回想构筑山东省医药科技创新体系之初的2010年，当时山东省全省医药生产企业数量为715家，数量居全国第一位；从业人员183720人，居全国第一位；主营业收入1564.4亿元，居全国第一位。同年，江苏省这三项指标依次为693家、163577人、1394.3亿元，均居全国第二位。发展到2018年山东省医药生产企业为716家，医药产业从业人员239036人，医药企业主营业收入为2678亿元。可以看出，医药企业数量变化不大，仅增加1家。但从当年规模以上医药企业标准为医药制造业总产值500万元，到现在规模以上标准为2000万元，企业规模普遍壮大。但是，对比2018年江苏省医药生产企业为645家，从业人员达到198335人，主营业收入达到3424亿元，江苏省医药企业数量八年减少了48家，但从业人员增加了34758人，主营业收入增加了2097.7亿元。虽然山东省的医药企业数量和从业人员仍然是全国第一，但是山东省医药企业主营业收入却比江苏省少了745亿元，反映了山东的医药企业规模不如江苏省医药企业规模大，山东省医药企业解决就业能力和就业容量不如江苏省大。山东省医药企业实现的经济效益与江苏省相比，不仅被反超，而且差距较大。其他省市医药企业比山东还有较多差距。究其主要原因还是江苏省医药企业创新能力对医药经济发展的贡献，强于山东。江苏省医药企业规模大于山东省医药企业，企业主营业收入一直在稳步增长，医药产品结构比山东省更趋于合理，参见下面的分析。

（2）山东省医药企业数量变迁分析。对比山东省相关市地上述几项指标的变化，各市发展也不均衡，在不同年份都有起伏。2010年医药生产企业数量最多的前三位依次是菏泽市（84家）、临沂市（74家）和德州市（74家）（见表14-1）。到2018年，医药生产企业最多的前三名依次是菏泽市（117家）、潍坊市（88家）和临沂市（82家）（见表14-2）。潍坊市后来居上，超过德州市，此事件恰恰发生在创建国家创新药物孵化基地和省级创新药物孵化基地之后，说明创新药物孵化基地建设在促进医药企业发展方面发挥了积极作用。

表 14-1　2010 年山东省相关市医药企业数量和医药制造业生产总值

市地名称	医药制造业生产总值（亿元）	医药制造业企业数（个）
菏泽	156.88	84
德州	391.13	74
临沂	196.04	74
济宁	85.74	70
潍坊	156.55	68
济南	113.65	60
淄博	367.11	51
青岛	66.57	34
威海	147.65	19
枣庄	29.01	15
泰安	37.94	12
日照	6.97	6

表 14-2　2018 年山东省相关市医药企业数量与医药制造业生产总值

市地名称	医药制造业生产总值（亿元）	医药制造业企业数（个）
菏泽	771.71	117
德州	185.23	88
临沂	432.52	82
济宁	285.70	74
潍坊	164.17	74
济南	157.96	73
淄博	104.72	52
青岛	943.15	45
威海	237.57	43
枣庄	85.68	29
泰安	84.00	19
日照	14.20	13
聊城	12.84	8

（3）从 2010 ~ 2018 年相关市的医药从业人员平均数来看，济南市重视医药创新发展，医药从业人员到 2017 年呈现逐年增长之势（见图 14 - 1）；青岛市医药从业人员 2011 年下降，2015 年后又逐年下降（见图 14 - 2），青岛市在发展医药产业发展方面，不如济南市、菏泽市等。在第三章新药产业密集区理论测算中，青岛未能划入医药产业密集区，也客观地反映了医药产业在青岛市的发展现状；济宁市医药从业人员数量在 2011 年下降，从 2014 年之后开始持续增长（见图 14 - 3）；泰安市医药从业人员数量 2012 年增幅较大，2013 年后涨幅下降，甚至到 2014 年开始下滑（见图 14 - 4）；淄博市医药从业人员数量逐年一直下降（见图 14 - 5）；德州市医药从业人员数量（见图 14 - 6）医药从业人员数量 2012 ~ 2016 年大幅度增加，此后下降较多（见图 14 - 7）；临沂市医药从业人员数量在 2012 年跌入低估，2013 年后逐年增加，反映了该市医药产业壮大的过程（见图 14 - 8）；枣庄市医药从业人员数量与日照差不多，最多时 3000 多人，反映了医药产业不是该市的主导产业（见图 14 - 9）；菏泽市医药从业人员数量较多，从 2010 ~ 2016 年逐年增长，并达到顶峰（见图 14 - 10）；日照市医药从业人员数量较少，最多时才 2000 多人，不能成为山东省医药创新发展重点城市（见图 14 - 11）；潍坊市医药从业人员数量 2010 ~ 2012 年逐年增长，此后起起伏伏，数量不稳定（见图 14 - 12）。各市医药从业人员数量变化反映出某些不容忽视的问题：一是有些城市医药企业从劳动力密集型向现代医药企业转变，由于自动化程度增高而用人较少，例如齐鲁制药集团有限公司、绿叶制药科技集团公司、烟台荣昌制药有限公司等；二是有的城市出现医药企业数量和从业人员较大幅度萎缩，例如德州市，说明在高质量发展方面、环境保护方面存在制约因素，面对国家青山绿水就是金山银山的发展理念的不适应；三是也有的城市，其医药产业一直没有做起来，例如青岛市、枣庄市、日照市等，尤其是青岛市有中国海洋大学、青岛大学药学院、中国科学院海洋研究所等优势资源，中国海洋大学研发的藻酸双酯钠技术转让给了烟台市的企业，治疗阿尔茨海默病的国家一类新药在上海产业化，这种现象值得深思，或许是与青岛市的主导产业是白色家电、大炼化、高铁列车等有关，反而医药产业发展环境优化不如济南、菏泽等城市；四是有的城市医药产业快速发展，现代化程度同步增加，例如菏泽市、济南市等。

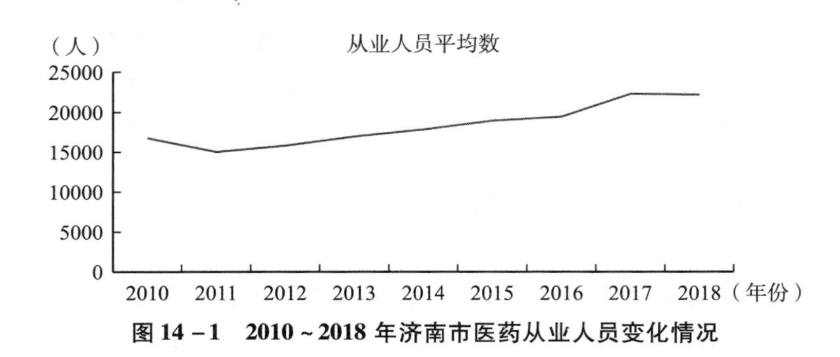

图 14－1　2010～2018 年济南市医药从业人员变化情况

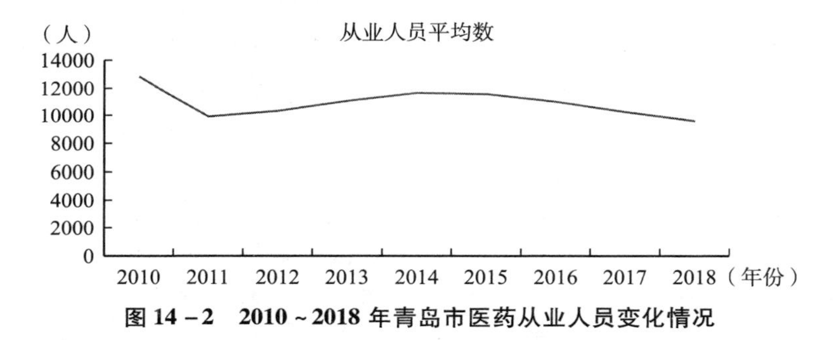

图 14－2　2010～2018 年青岛市医药从业人员变化情况

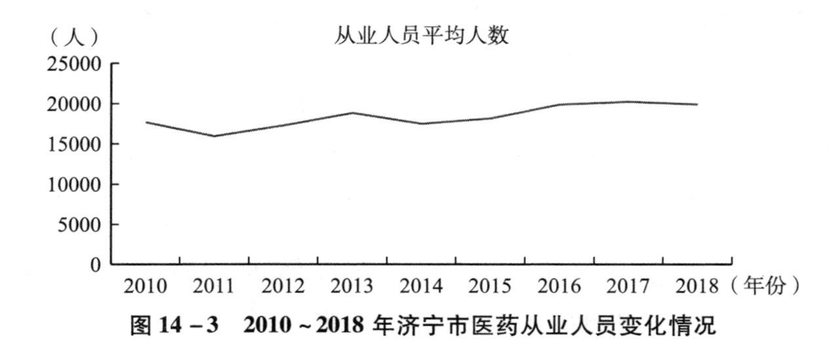

图 14－3　2010～2018 年济宁市医药从业人员变化情况

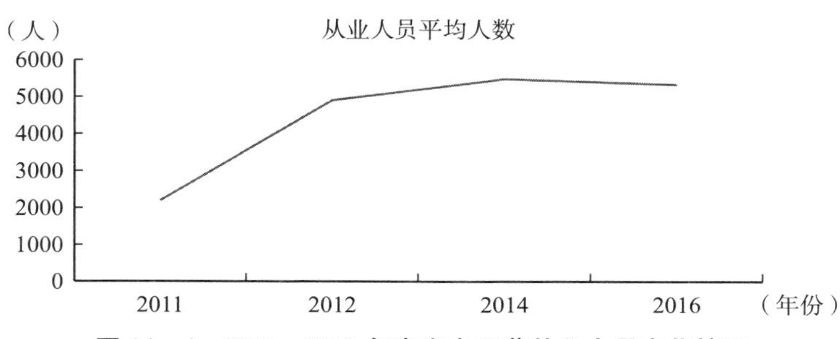

图 14－4　2011～2016 年泰安市医药从业人员变化情况

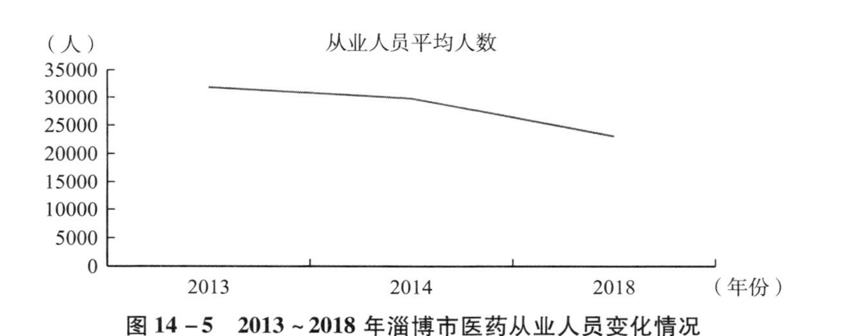

图 14－5　2013～2018 年淄博市医药从业人员变化情况

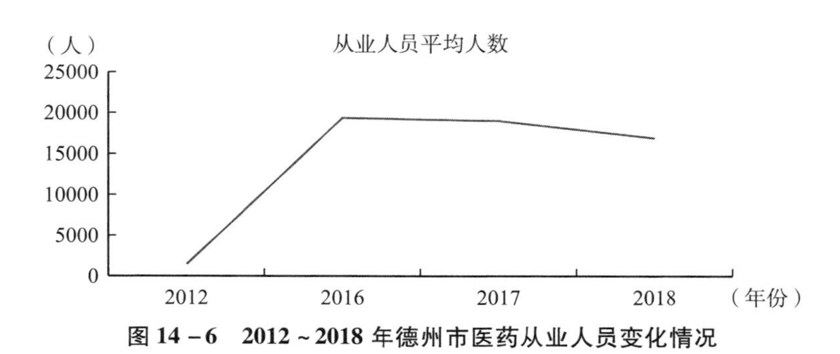

图 14－6　2012～2018 年德州市医药从业人员变化情况

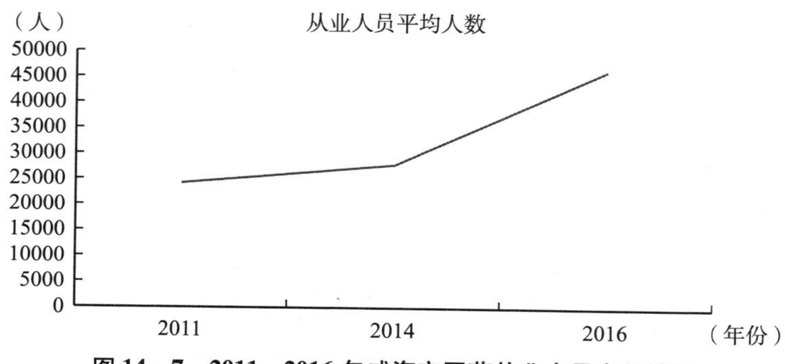

图 14-7　2011～2016 年威海市医药从业人员变化情况

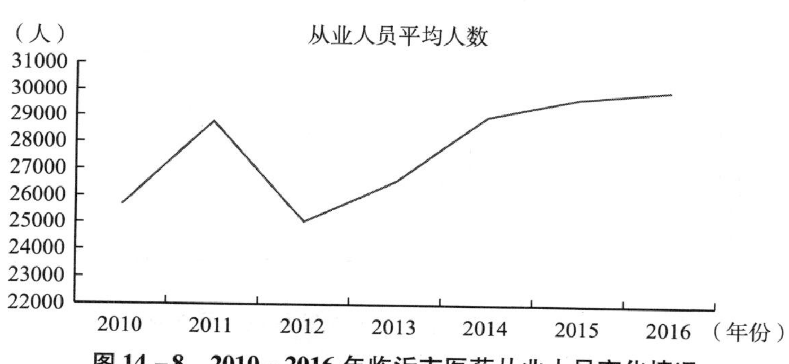

图 14-8　2010～2016 年临沂市医药从业人员变化情况

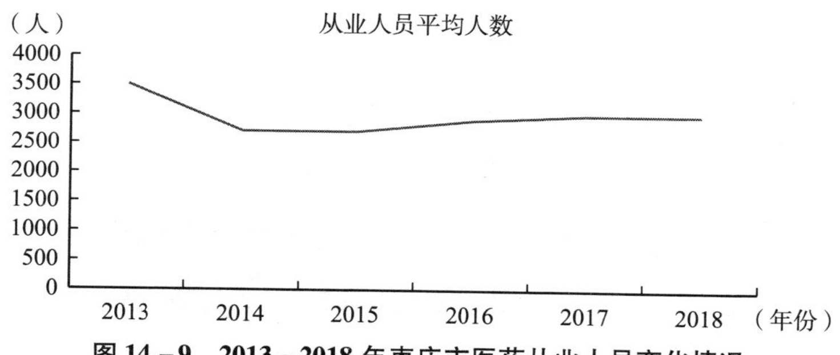

图 14-9　2013～2018 年枣庄市医药从业人员变化情况

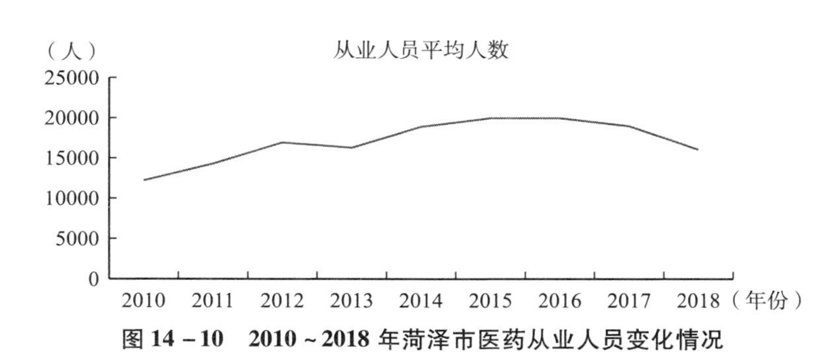

图 14－10　2010～2018 年菏泽市医药从业人员变化情况

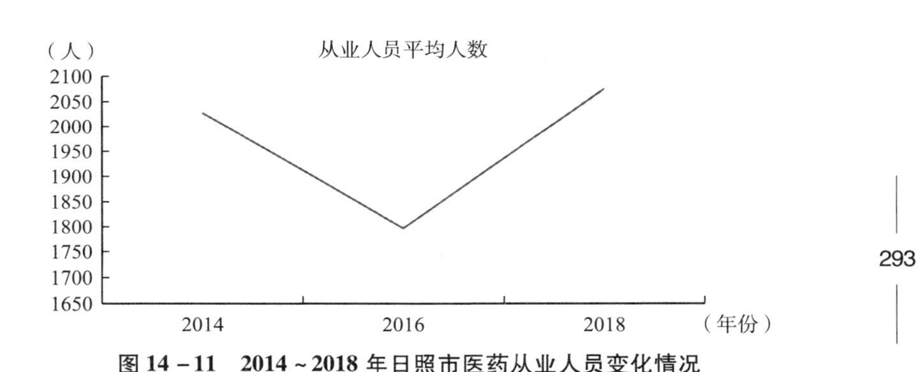

图 14－11　2014～2018 年日照市医药从业人员变化情况

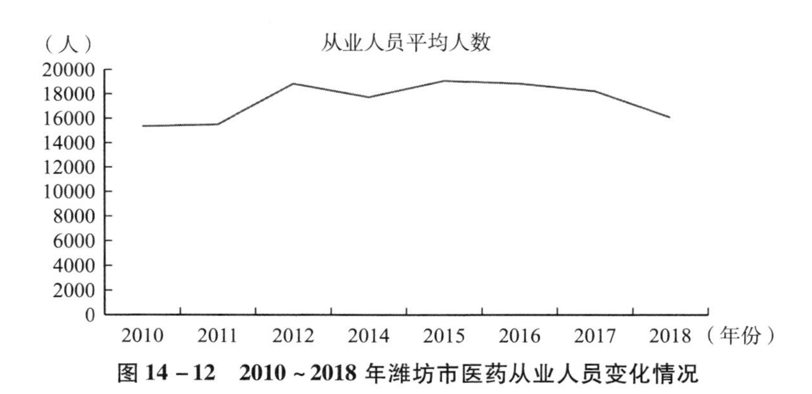

图 14－12　2010～2018 年潍坊市医药从业人员变化情况

（4）山东医药企业主营业收入的变迁分析。医药企业的主营业收入（工业销售产值）反映了企业发展效益、企业规模、产品营销对路等状况，逐年增长的城市有济南市（见图 14－13）、青岛市（见图 4－14）、济宁市（见图 14－15）、泰安市（见图 4－16）、淄博市（见图 4－17）、德州市（见图 4－18）、威海市（见图 14－19）、临沂市（见图 14－20）、枣庄市（见图 4－21）和菏泽市（见图 14－22），除威海市和济宁市以外，但是 2018 年这些城市均出现下降，有的跌幅较大，这也是被江苏省赶超的关键。日照市从 2011 年开始呈逐年增长态势，但规模较小（见图 14－23），这些变化，反映了山东省医药产业发展后劲不足。如果要重新回到全国第一位，必须加快建设医药创新体系，为培育医药大企业、药物大品种储备一批技术和产品，开发一批技术和产品。

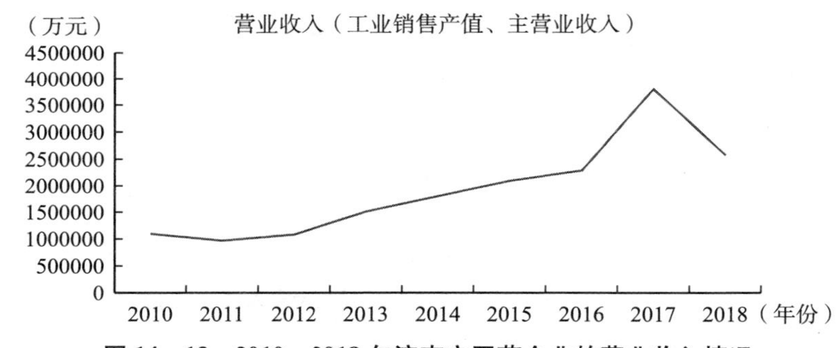

图 14－13　2010～2018 年济南市医药企业的营业收入情况

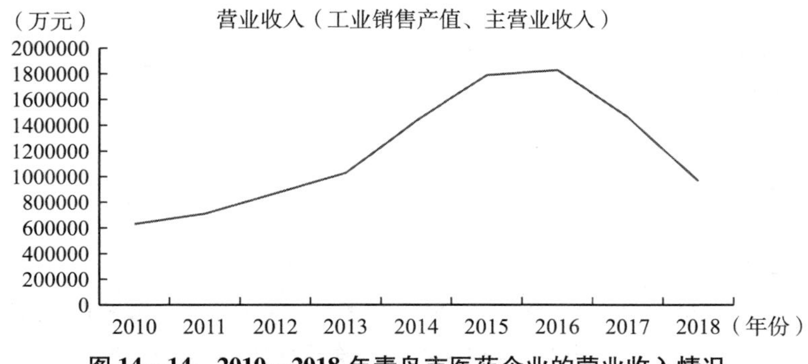

图 14－14　2010～2018 年青岛市医药企业的营业收入情况

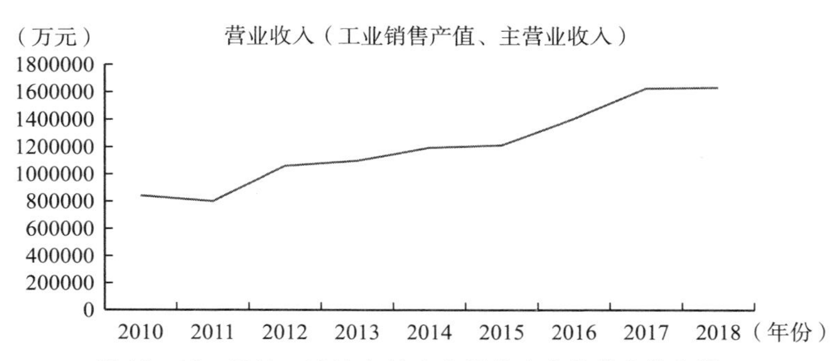

图 14－15　2010～2018 年济宁市医药企业的营业收入情况

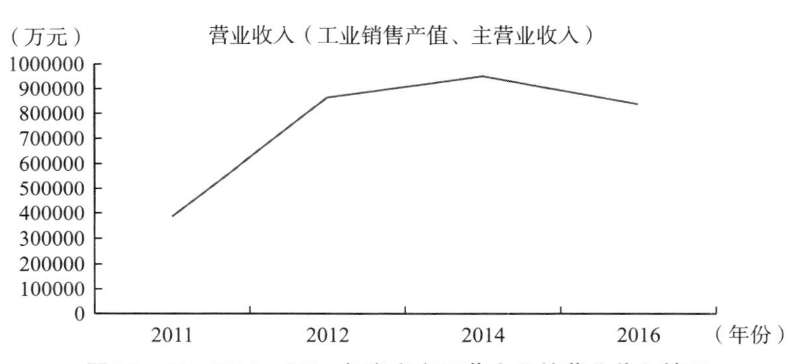

图 14－16　2011～2016 年泰安市医药企业的营业收入情况

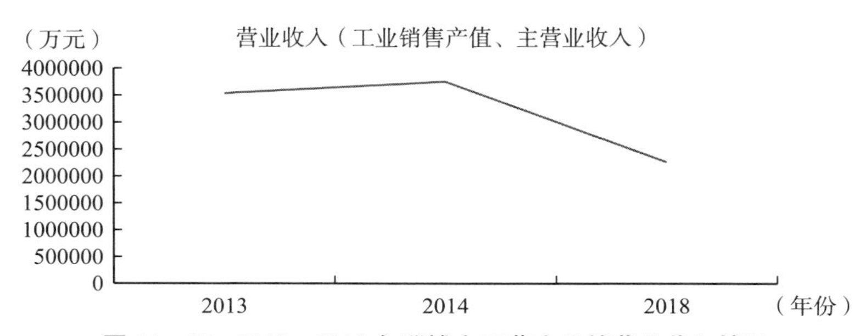

图 14－17　2013～2018 年淄博市医药企业的营业收入情况

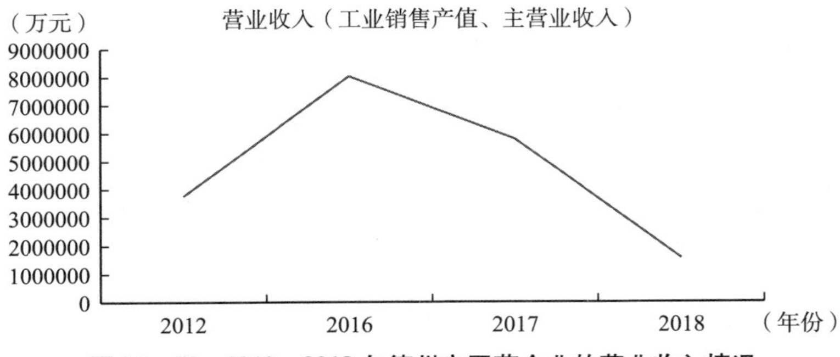

图 14－18　2012～2018 年德州市医药企业的营业收入情况

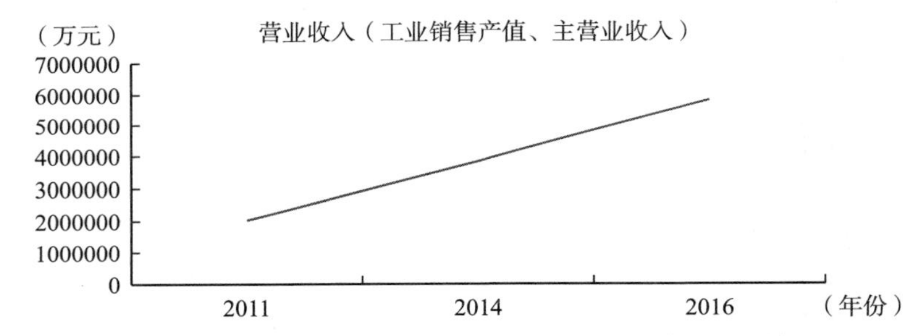

图 14－19　2011～2016 年威海市医药企业的营业收入情况

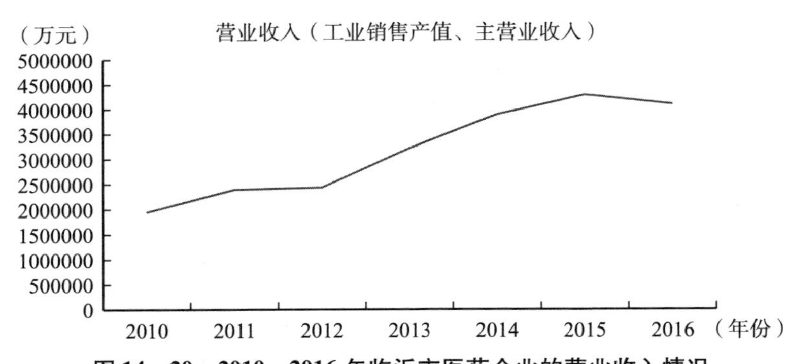

图 14－20　2010～2016 年临沂市医药企业的营业收入情况

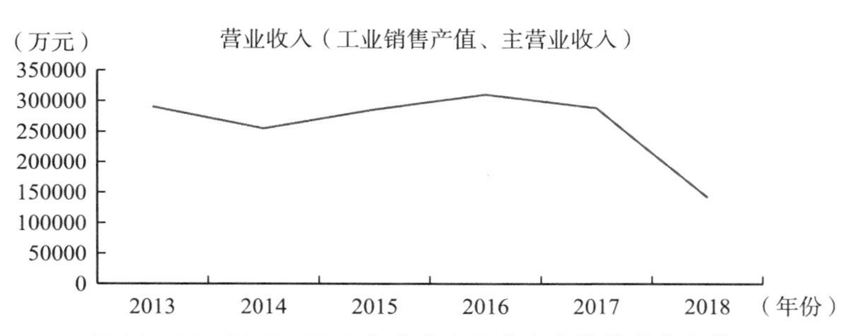

图 14-21　2013~2018 年枣庄市医药企业的营业收入情况

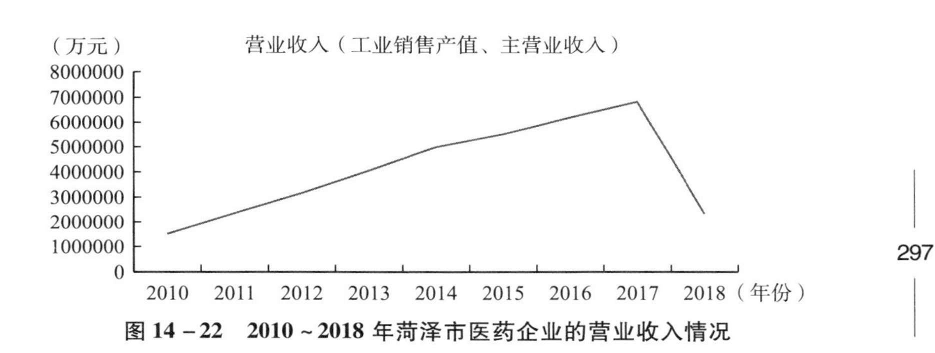

图 14-22　2010~2018 年菏泽市医药企业的营业收入情况

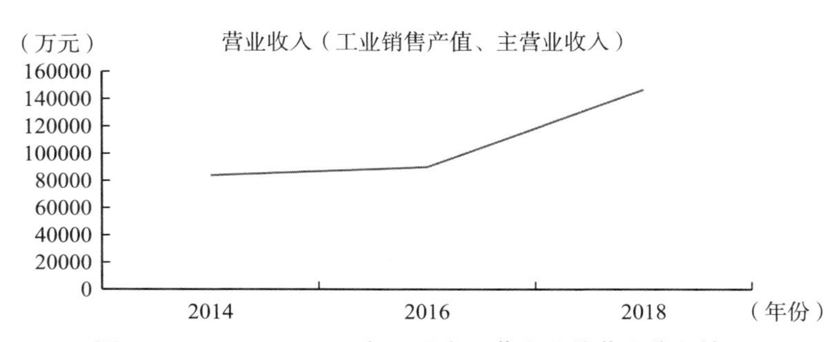

图 14-23　2014~2018 年日照市医药企业的营业收入情况

14.2 山东省依据国家综合性新药研发技术大平台规划建设大平台产业化示范企业是一项创举

“重大新药创制”国家科技重大专项里并没有这项建设内容，是山东省在全国率先提出这一发展模式，其目的：一是山东省医药企业数量全国最多，从众多的医药企业中优选创新能力较强的企业，走科教产融合发展之路，尽快提升创新能力，以增强企业竞争力，尽快做大做强；二是建设大平台示范企业，以承接全国 15 家国家综合性新药研发技术大平台科研成果转化任务，着力推进医院科技成果产业化；三是大平台产业化示范企业经过培育，为将来医药企业重组、整合积蓄力量；四是大平台产业化示范企业加强科技创新，优化成高质量公司，有利于上市融资。

申报国家综合性新药研究开发技术大平台（山东）产业化示范企业，需要在申请书中提供企业情况介绍，包括现有在研新药品种情况、已经生产药品的产值、销售收入、利税、在全国同行业位次等情况。企业科技创新发展情况，包括科研条件建设、研发投入、新药研发、人才团队、承担项目、专利、获奖、合作开发等情况；与山东省重大新药创制中心所属各单元平台或其他 14 个国家综合性新药研发技术大平台等国家级大学、科研机构的合作情况，以及签署的协议。山东省重大新药创制中心旗下的单元平台及依托建设单位为药物安全性评价单元技术平台，临床前药物代谢动力学单元技术平台，新药筛选单元技术平台（牵头单位：山东大学），先导化合物发现和优化单元技术平台（牵头单位：中国海洋大学），药物分析与质量控制单元技术平台，新制剂与新释药系统单元技术平台（牵头单位：山东省药科院），药效学评价单元技术平台（牵头单位：山东省医学科学院医科院），中药创新药物研究单元平台（牵头单位：山东中医药大学、山东省中医药研究院），数据集成与信息服务技术平台（牵头单位：济南高新区和山东大学），医药生产工艺单元平台，产业化中试单元平台，医药企业孵化器（牵头单位：济南高新区、潍坊高新区、烟台高新区）。其他国家综合性新药研究开发技术大平台依托建设单位包括中国科学院上海药物研究所、军事医学科学院、中国医学科学院、四川大学、中国中医科学院、中国药科大学、上海医药工业研究院、天津市国际生物医药联合研究院管理中心、中国人民解放军第四军医大学、北京大学、复旦大学、沈阳药科大学、华中科技大学、武汉大学、广东华南新药创制中心。还需要提供企业银业执照等资质证明材料、环保证明、新药证书、新药临床批件、合作协议、承担省级以上科研项目、论文、专利、获奖等，已投产药品可列表：药品名称、药品分类、产量、销售收入、利税等。

为充分利用国家综合性新药研究开发技术大平台的人才、技术和设备等优势，促进新药科研成果在山东省企业的产业化，为山东省医药工业“转方式、调结构”，培育新药产业群提供科技支撑。经过企业申报、山东省科学技术厅联合山东省财政厅组织专家评审，于 2010 年 2 月批准第一批“山东国家综合性新药研发技术大平台产业化示范企业”纳入国家综合新药研发技术大平台建设规划。2010 年 2 月 20 日，经研究批准山东省科学技术厅认定齐鲁制药有限公司等 20 家企业为“国家综合性新药研发技术大平台（山东）产业化示范企业”（以下简称“示范企业”，见表 14 -3）。对示范企业的管理，两个厅局对示范企业提出如下要求：（1）“示范企业”是“国家综合性新药研发技术大平台”——山东省重大新药创制中心的重要组成部分。各单元技术平台要在资源共享、技术服务、人才培养、成果转化和平台建设等方面创造条件，制定相应的优惠政策，切实加强与 20 家“示范企业”的产学研合作，共同研发新药，为山东省医药企业提供全方位的技术支撑。（2）“示范企业”要充分利用山东省“新药大平台”的各种优惠措施和资源优势，继续加强与“新药大平台”各共建单位的产学研合作，共同承担国家和省科研任务，推进山东省医药产业的结构调整，为建设医药科技强省做出贡献。（3）对单元技术平台和“示范企业”都实行动态管理，建立考核机制，共建期间，合作双方如果没有实质性合作，将取消“示范企业”称号，不再作为新药大平台共建单位。（4）请各有关市科技局加强管理和服务，给予必要的资金和政策扶持，积极引导企业加强产学研合作并成为创新主体。

表 14-3　“国家综合性新药研发技术大平台（山东）产业化示范企业”名单

序号	企业名称	主管部门
1	齐鲁制药有限公司	济南市科技局
2	山东泉港药业有限公司	济南市科技局
3	瑞阳制药有限公司	淄博市科技局
4	新华制药股份有限公司	淄博市科技局
5	山东齐都药业有限公司	淄博市科技局
6	山东益康药业有限公司	枣庄市科技局
7	绿叶制药有限公司	烟台市科技局
8	先声麦得津生物制药有限公司	烟台市科技局
9	烟台荣昌制药有限公司	烟台市科技局
10	寿光富康制药有限公司	潍坊市科技局
11	山东鲁抗医药股份有限公司	济宁市科技局
12	山东鲁抗辰欣药业有限公司	济宁市科技局
13	山东泰邦生物制品有限公司	泰安市科技局
14	迪沙药业集团有限公司	威海市科技局
15	威高集团有限公司	威海市科技局
16	鲁南制药集团股份有限公司	临沂市科技局
17	罗欣药业股份有限公司	临沂市科技局
18	山东东阿阿胶股份有限公司	聊城市科技局
19	山东华鲁制药有限公司	聊城市科技局
20	山东步长制药有限公司	菏泽市科技局

按照《山东省人民政府关于加快医药科技创新体系建设的意见》要求，“十二五”期间继续培育国家综合性新药研发技术大平台（山东）产业化示范企业，促进产学研结合，共建山东省国家新药研发大平台。山东省科学技术厅于 11 月 16 日下达了申报示范企业的通知，截至受理期限，共受理了 17 家企业申报。12 月 14 日，社会发展处组织药学

专家对申报企业进行了评审论证，重点对企业的规范化管理、生产规模、研发基础、产学研结合情况、企业科研规划和发展潜力等方面进行了综合论证，根据专家意见，报请山东省科学技术厅和山东省财政厅批准了10家企业被认定为“国家综合性新药研发技术大平台（山东）产业化示范企业”（见表14-4）。

表14-4　2011年度国家综合性新药研究开发技术大平台（山东）产业化示范企业

序号	企业名称	主管部门
1	济南宏济堂制药有限责任公司	济南市科技局
2	山东金城医药化工股份有限公司	淄博市科技局
3	山东凤凰制药股份有限公司	东营市科技局
4	烟台渤海制药集团有限公司	烟台市科技局
5	青州尧王制药有限公司	潍坊市科技局
6	山东沃华医药科技股份有限公司	潍坊市科技局
7	德州德药制药有限公司	德州市科技局
8	山东达因海洋生物制药股份有限公司	荣成市科技局
9	山东洁晶药业有限公司	日照市科技局
10	山东明仁福瑞达制药有限公司	山东省商业集团有限公司

14.3 国家综合性新药研发技术大平台产业化示范企业成长为山东省具有活力的医药创新企业

总体来看，国家综合性新药研发技术大平台产业化示范企业已经成长为山东省医药制造业的骨干企业，在全国医药企业队伍里也具有重要位置。例如，根据中华人民共和国工业与信息部和中国医药工业信息中心公布的2020年中国医药百强企业，山东省有13家医药生产企业进入全国 100 强榜单，他们是齐鲁制药集团、步长制药股份有限公司、威高集团有限公司、鲁南制药集团有限公司、山东新华制药股份有限公司、瑞阳制药股份有限公司、山东鲁抗医药股份有限公司、山东绿叶控股有限公司、山东罗欣药业集团股份有限公司、辰欣科技集团股份有限公司、烟台东诚药业集团股份有限公司、山东金城医药集团股份有限公司、山东齐都药业有限公司[14-2]。这些医药生产企业均是当年选中重点培育的国家综合性新药研发技术大平台产业化示范企业。再如，截至 2020 年山东省在证券市场上市的医药企生产业共有 16 家（见表 14－5），其中国家综合性新药研发技术大平台产业化示范企业 6 家，另加烟台绿叶制药集团股份有限公司在新加坡上市，也是国家综合性新药研发技术大平台产业化示范企业，合计 7 家。表明当年省政府决定培育国家综合性新药研发技术大平台产业化示范企业是一个十分正确的决策。当年的国家综合性新药研发技术大平台产业化示范企业受到了医药企业欢迎，能够增加了科技创新能力，最终发展到 50 家。现将第一批 20 家的基本情况介绍如下，以方便将来的对比研究。

表 14－5　　山东省医药企业上市情况统计

名称	最新收盘价（元，CNY）	总市值（亿元，CNY）	流通市值（亿元，CNY）	上市板	总收入	净利润	研发支出
科兴制药	37.08	73.6782	15.84086	科创板	12.11 亿元	1.39 亿元	0.60 亿元
华熙生物	277.86	1333.7280	259.35996	科创板	25.98 亿元	6.46 亿元	1.41 亿元
辰欣药业	12.40	56.2158	55.58647	主板	36.29 亿元	4.39 亿元	3.10 亿元
正海生物	78.30	93.9600	93.96000	创业板	2.91 亿元	1.18 亿元	0.27 亿元
赛托生物	21.25	22.7912	17.79814	创业板	9.05 亿元	－1.80 亿元	0.45 亿元
步长制药	22.49	256.7415	256.74148	主板	157.72 亿元	18.61 亿元	7.22 亿元
东诚药业	21.07	169.0266	155.56810	主板	33.88 亿元	4.18 亿元	1.26 亿元
金城医药	28.50	111.2325	104.52506	创业板	29.27 亿元	－4.89 亿元	2.64 亿元
未名医药	18.18	119.9399	72.86383	主板	2.70 亿元	－1.96 亿元	0.49 亿元
华仁药业	4.41	52.1356	51.94248	创业板	15.95 亿元	0.95 亿元	0.55 亿元

续表

名称	最新收盘价（元，CNY）	总市值（亿元，CNY）	流通市值（亿元，CNY）	上市板	总收入	净利润	研发支出
沃华医药	7.50	43.2907	42.24921	主板	9.89 亿元	1.79 亿元	0.47 亿元
*ST 金泰	5.80	8.5902	8.28088	主板	0.48 亿元	-0.09 亿元	0.01 亿元
华特达因	26.73	62.6368	62.59132	主板	17.95 亿元	2.91 亿元	1.21 亿元
新华制药	8.66	43.8178	37.37525	主板	59.45 亿元	3.25 亿元	2.98 亿元
鲁抗医药	7.36	64.7849	64.78491	主板	41.67 亿元	2.28 亿元	2.42 亿元
东阿阿胶	35.91	234.8591	234.80375	主板	33.70 亿元	0.43 亿元	1.54 亿元

资料来源：各上市公司2020年报。

14.3.1　齐鲁制药集团有限公司

齐鲁制药集团有限公司高度重视医药科技创新，建有药物研究院，自2008年以来，在生物技术药物、新型给药技术、药物分析、药理研究等的硬件建设中进行了大量投入，其中10万元以上的仪器设备达104台（套），价值达4164万元。先后创建各级创新平台5家。引进博士23名，硕士132名。2009年公司副总经理、药物研究院院长王晶翼博士被山东省政府聘为齐鲁制药有限公司“靶向药物研究与开发”泰山学者岗位特聘教授；2010年，研究院生物技术研究所研究室主任周凯松博士被列入济南市海外人才引进“5150计划”。公司3年来获得新药证书11件，临床批件8件，发表论文12篇，在研临床研究项目7项，共申请发明专利44项。获得授权17项。“单唾液酸四己糖神经节苷脂的研制及产业化”获得2009年度国家科技进步二等奖；“抗精神分裂症药物利培酮的研制及产业化”获得2010年度山东省科技进步二等奖。2010年公司销售额达到46亿元，利润13.3亿元。2010～2015年，齐鲁制药集团有限公司在化学原料药的研究积极与国际API研究水平接轨。在制剂开发方面，通过引进、合作、提升，5年时间达到了发达国家中等仿制药公司的水平；在肿瘤、糖尿病、抗凝、升血小板药物等领域加强创新药物研究，使4～6个新化合物进入临床；使脂质体、微球、微乳、白蛋白纳米粒等符合企业需要的各种新型给药技术实现产业化，不断上市好药；快速上市一批以单抗药物为主的好药，并迅速建立第二梯队的在研产品线；建立生物仿制药的国际市场开拓能力。2014 年度齐鲁制药集团有限公司位居中国医药工业百强榜单第八位[14-1]。2020 年齐鲁制药集团有限公司位居中国百强医药创新企业第九位[14-2]。

14.3.2 山东泉港药业有限公司

公司的 10000 平方米的科研大楼已经竣工投入使用，目前已购置 1000 多万元设备和仪器，其中进口仪器 14 台，国产仪器 11 台。公司紧抓科技人才队伍建设，加大人才资本投入，为科技人员提供学习、培训、考察的机会。2008 ~ 2010 年，公司共完成山东省科技发展计划项目 2 项，山东省招标项目 1 项，济南市科技发展计划项目 3 项，济南市技术创新项目 1 项，历下区发展计划项目 3 项，全部通过了验收。并被认定为山东省工程技术中心，济南市工程技术中心和济南市企业中心。公司对目前已上市的重组人粒细胞刺激因子的生产工艺进行了技术改造，效果显著，降低了成本，提高了质量。目前已取得新药临床批件 3 个。国家发明专利 2 项，被受理的专利 1 项，获得济南市历下区专利发明奖 2 项，其中重组人干扰素 α2b 生产工艺的发明专利已转让给哈药集团生物工程公司，实现了科技成果的转化。“重组人白细胞介素 -2 (125ser)”和“重组人粒细胞集落刺激因子”均为抗癌药物，临床效果显著，市场需求量逐步增加，2008 ~ 2010 年累计新增产值 5310 万元，累计新增利润 529 万元，累计新增税收 214.80 万元。公司将在山东省科学技术厅和“国家综合性新药研发技术大平台”有关机构的领导下，以生物制药为主，针对治疗癌症、乙型肝炎、糖尿病、血友病等人类顽固病症研究开发国家级新药；进入基因诊断、免疫诊断等技术领域，对疑难病、遗传病的治疗进行研究。

14.3.3 山东瑞阳制药有限公司

瑞阳制药公司坚持走科技发展之路，重视新产品、新技术的研究和开发。2008 年，公司被认定为国家级高新技术企业，企业技术中心被评为省级企业技术中心，近 3 年，公司共承担国家新药创新重大专项 2

项，山东省自主创新成果转化重大专项 1 项，先后获得国家科技进步二等奖 1 项、承担国家新药创新重大专项 2 项，国家级火炬计划项目 1 项；获得 18 项专利证书、3 个新药证书。公司的青霉素半合抗粉针制剂分装水平、中药提取水平和头孢类原料药合成技术均达到国内领先水平。2008 年公司实现工业总产值 35. 38 亿元，销售收入 25. 1 亿元，利税 4. 07 亿元，出口创汇 4260 万元；2009 年公司实现工业总产值 46. 24 亿元，销售收入 34. 7 亿元，利税 5. 07 亿元，出口创汇 5520 万元；2010 年公司实现工业总产值 62. 43 亿元，销售收入 45. 6 亿元，利税 6. 4 亿元，出口创汇 7668 万元。公司坚持重点开发中药制剂及半合成抗生素类原料药的总体目标，重点向抗心脑血管及抗肿瘤类药物领域倾斜。企业整体技术装备达到国内一流水平，企业信息化应用达到国内先进水平，公司每年开发新药 3 ~5 个，仿制药 6 个以上，形成开发一代、储备一代、应用一代的良性产品滚动开发模式，走自主创新研发之路，使瑞阳制药的研发水平与世界同步。

14. 3. 4　山东新华制药股份有限公司

公司技术中心创新能力建设项目暨新华现代医药产业创新园于 2012 年 7 月完成。2010 年公司用于购买科研的设备仪器 800 余万元。公司现有大专以上科技人员 1511 人、研发人员 590 人，分别占员工总数的 30%、12%；其中拥有博士、硕士 48 人，高级职称 158 人，中级职称 301 人，人员层次和专业结构合理，整体专业素质高。目前，公司科技项目 50 余项，在研新药品种 30 余个，至 2010 年底累计有 19 个项目被列入省级以上科技部门各类计划。其中 2008 年 3 项、2009 年 6 项、2010 年 8 项。2010 年新立项目 15 个，专利申请发明专利 18 项，实用新型专利 2 项，获发明专利授权 2 项。截至 2010 年底，已累计申报专利 172 项，其中发明专利 93 项，实用新型 41 项，外观设计 38 项；授权专利 108 项，其中发明专利 54 项，实用新型 23 项，外观设计 31 项。2010 年实现销售收入 26 亿元，出口创汇 1. 39 亿美元，利税 2. 9 亿元。公司将巩固提升化学原料药优势地位，重点发展高技术含量、高附加值、高标准、低污染、低能耗的原料药新产品。充分发挥内部配套优势，进一步拉长产业链。突出发展制剂，做大品种，提高制剂的技术含量，提高制剂销售额所占比重。“十二五”末，实现了经济总量翻一番。其中主营业务收入60亿多元，较2009年增长134%；利润总额3亿元，较2009年增长152%。

14.3.5 山东齐都药业有限公司

2010年以来，公司为了进一步加强新药研发力度，先后购买了多台全自动高效液相等先进的仪器设备，对冻干粉等三条中试生产线进行了技术升级和设备改造。2009年7月与山东大学联合组建山大齐都药物研发中心。现有专业技术人员200多人，均为药学及相关专业大专以上学历科技人员，其中教授5人（外聘），博士3人、硕士20人、高级职称15人、中级职称30多人，平均年龄32岁。公司近几年来立项新药项目20余项，完成临床研究10多项。2010年公司开展新药研究项目8项，申报5个重点产品，引进2个具有非常广阔市场前景的新产品，获得3个国家新药证书。公司针对新产品研发项目申报了20余项专利，获得授权发明专利15项，发表专业学术论文30多篇。2009年公司销售收入突破5.5亿元，利税突破1.5万元，其中高新技术产品产值占总产值的比重达到70%以上，在行业中处于领先地位。2010年公司销售收入和工业产值以及利税均创造历史最高纪录，产值达到8.8亿元。公司联合了山东大学药学院，把大平台建设与项目实施有机结合，重点围绕完善平台组织机构、管理制度及运行机制，立足本企业、产业基础和优势，按照“多元化产权、公司化运作、开放式经营”的模式建立、健全技术平台。加强科研成果转化进度及知识产权保护力度，完成中试原料、粉针生产线GMP认证。加强人才队伍建设，通过项目研究在各个领域建立高素质的人才梯队的技术创新人才体系。进行产品质量标准提高及工艺优化研究，确保通过小水针中试生产线GMP认证。

14.3.6 山东益康药业有限公司

3年以来公司先后投资采购了差热分析仪、X－粉末衍射仪、液质联用色谱仪等国内先进的仪器设备，并新建了药物优势晶型研发技术平台，通过药效学和安全性的研究对口服固体制剂原料药的药物晶型进行筛选。2010 年先后有 12 名科技人员送至中国医学科学院药物研究所进行深造学习，在药理学、药物化学、药物分析等研究方向进行深造，并从中国医学科学院药物研究所、北京化工大学分别引进博士 1 人，从事药理研究及化合物筛选工作，进而提升了整体研究水平。2010 年共申报新药 3 项，其中同中国医学科学院药物研究所合作开发“新尼群地平原料及制剂”为国家 1 类新药，共申报国家发明专利 6 项，授权国家发明专利 2 项。获得国家新药证书 2 项，注册批件 12 项，新产品的批准上市带来了较大的经济效益和社会效益。公司持续做好“泰山学者—药学特聘专家”岗位建设，引进博士以上高端人才 10 人，企业总体研发人员达到 200 人；研发国家 1 类新药 2 项，非专利大品种仿制 4 项；销售收入每年增长速度不低于 30%。

14.3.7　烟台绿叶制药有限公司

绿叶制药拥有一支 305 人的科技创新团队，95% 拥有大学或以上学历，其中享受国务院政府特殊津贴专家 1 人，博士 32 人、硕士 75 人。公司拥有 SFDA 批准的 GLP 药物安全评价中心，具备按照 1 类新药研发要求开展药学、质量分析、药理药效、安评、临床试验等的技术实力。在研新药项目 50 余种，在研主要产品中有正在临床Ⅲ期阶段的中药 5 类新药 1 个，临床Ⅰ期、临床Ⅱ期的化药 5 类新药各一个，有多个项目处在临床前药代、安评阶段。自 2008 年以来新增 10 万元以上科研用仪器设备 29 台套。绿叶制药近 3 年制定主要产品国家标准 5 项，正在研究制定的国家标准 15 项，共发表 SCI 收录论文 8 篇，单篇影响因子最高达 4.96，共申请专利 30 项，授权发明专利 47 项，其中含国际发明专利 1 项。2008 年以来共承担省级以上科技立项 18 项，其中国家重大新药创制项目 6 项，促进了我国创新药物发展。获得各级科技奖励 7 项，2009 年实现销售收入 16 亿元，其中新产品收入占主营业务收入的 93.6%。公司在保持原有创新制剂和天然药物领先优势的基础上，深入拓展生物技术药物和复方中药领域的业务，持续加大研发投入，加强专业技术人才的引进与培养，组建高素质医药创新团队，加快在研项目产业化，并承接全国各国家新药研发大平台新药科技成果在我公司转化，2015 年实现销售收入 60 亿元、利税 15 亿元，成为我国医药行业的龙头企业，并成功将山东国际生物科技园建设成为我国一流的生物科技人才和企业孵化基地。

14.3.8 先声麦得津生物制药有限公司

公司近3年累计研发投入8000多万元（含研发固定资产），技术中心建立了约1500平方米的生物工程实验室，企业技术中心仪器设备投资1500万元，装备了先进的小试、中试工艺开发仪器设备以及分析仪器。公司先后引进了房建民、王鹏、杜笑寒等十多位海外优秀人才，组建高端创新团队。目前公司在研项目7项，已申请发明专利9项，其中PCT专利一项。拥有自主知识产权的全国首个重组蛋白类新药“重组人血管内皮抑制素（恩度）”在中国获准上市。2008年“恩度”的发明专利“生产内皮抑制素的方法”获得了第十届中国专利金奖；2009年公司的科研项目“血管抑制剂抗肿瘤新药的药物设计、千克级制备技术及临床应用”获得2008年度国家技术发明奖二等奖。“恩度”产业化示范项目，于2009年投产后，“恩度”实现了产业化生产，年产量达50万支。公司建成了产学研相结合的生物创新药物孵化基地；构建完备的重组蛋白、重组疫苗及抗体生物创新药物三大研发体系，形成高效的创新药物寻找及研发能力；进一步完善先声麦得津现有重组蛋白研发体系，新建完备的重组疫苗和单抗研发体系，因为这两个领域在全世界代表未来的重点方向；汇聚一批优秀创新创业人才，形成由资深科学家领军、梯队和结构合理、与国际接轨的创新药物研发团队；开展国际生物制药研发合作，引进吸收再创新项目，成为我国生物药物自主创新的一支重要力量。

14.3.9 烟台荣昌制药有限公司

自2008年以来，累计投入1000多万元，购进生物创新药物研发所需实验设备200余台套。国内发明专利“优化的TACI－FC融合蛋白”2010年8月已获得授权，国际专利已于2008年6月通过PCT程序被美国、日本、欧盟、巴西、印度、韩国等国受理。公司重点研发的生物一类新药“抗自身免疫疾病一类新药TACI－抗体融合蛋白”（泰爱）于

2010 年 6 月向国家食品药品监督管理总局申请了临床研究，2011 年获得临床批件，2020 年获得国家食品药品监督管理总局批准上市。公司还开展了生物一类新药“肝细胞生长因子－抗体融合蛋白”“抗 VEGF 抗体注射液”“重组人活化蛋白 C 注射液”等后续项目的研发，取得了阶段性成果。初步建立了包括基因工程重组 CHO 细胞构建平台、高效重组细胞系筛选平台、哺乳动物细胞放大平台在内的“CHO 细胞高效率表达系统平台”。“十二五”期间，公司完成了国家山东创新药物孵化基地的建设任务，建成较为完善的 CHO 高效率表达系统平台，使主要技术接近国际先进水平，到 2015 年，完成 CHO 高效率表达系统平台建设，使其主要技术指标达到世界先进水平，并支持开展 2～3 个生物一类创新药物研发。到 2015 年，完成国家新药研发大平台“十二五”建设任务。到 2016 年，完成“生物新药创制联合平台及开发基地”建设，开展广泛的“官产学研”联合开发。2020 年位居中国医药创新百强企业第 24 位。

14.3.10　寿光富康制药有限公司

3 年来，公司不断加大研发投入，按国际标准装修了 2000 平方米的有机合成和制剂实验室，新购进仪器设备总额达 600 万元。2010 年公司研发人员达到 117 人，其中技术骨干力量 56 人。公司多年来致力于科技创新能力的提升，取得了良好的成绩，共获得奖励 10 项，其中省科技进步奖 2 项；承担省级以上课题 14 项，其中国家级课题 7 项；发表核心期刊论文 6 篇；申请专利 17 项，其中申请国际专利 1 项，获得授权专利 8 项。目前在研国家一类新药两项（硫辛酰维格列汀、HDACs 抑制剂），国家三类新药两项（曲司氯铵、埃索美拉唑），为公司下一步的持续发展储备力量。2010 年，富康制药拥有固定资产 16 亿元，实现销售收入 25.4 亿元，产值 24 亿元，实现利税 3 亿元，其中利润 2 亿元，自营出口创汇 7020 万美元，各项指标同比增长均超过 20%。公司新药研发集中定位于治疗糖尿病的代谢系统用药、抗肿瘤用药和消化系统用药三大领域，研制开发具有自主知识产权的创新新药 5 个，占领国际市场；申请发明专利 20 项。公司将着重于国家一类新药 HDACs 抑制剂类抗癌新药 D08－a 和硫辛酰维格列汀的研究与开发，确保 3～5

个国家一类新药拿到临床批件，进入不同临床阶段，2 个国家三类新药拿到新药证书，为公司后续发展积蓄力量。在大品种改造方面，争取继续承担省及国家级课题 2 ~ 5 项，同时公司将全力做好已承担 4 项国家级大品种改造课题的研究工作，严格按照合同目标和要求组织项目实施，争取全面完成任务目标。

14.3.11 山东鲁抗医药股份有限公司

近 3 年来，公司共承担国家火炬计划一项、国家重点新产品计划一项，2008 年公司申请专利 13 项，2009 年公司申报专利 17 项，其中发明专利 2 项，外观设计专利 15 项，2010 年公司申请发明专利 5 项（均已受理，其中公开 1 项）。近 3 年公司共获得授权发明专利 2 项，外观设计专利 27 项，取得药品批准文号 26 个，其中人用药生产文号 19 个，兽药生产文号 7 个。头孢地嗪钠原料及注射剂，塞曲司特原料及其制剂、辛伐他汀胶囊，头孢他美酯片，头孢呋辛酯干混悬剂，仑氨苄西林片，头孢克肟片，美洛西林、阿洛西林、头孢匹胺、罗格列酮原料及制剂、酒石酸泰乐菌素及磷酸泰乐菌素原料、预混剂，硫酸粘杆菌素及可溶性粉剂、预混剂，硫酸安普菌素原料等新产品成为鲁抗公司新的经济效益增长点。2010 年公司新产品实现销售收入 74981 万元，出口创汇 1500 万美元，利税 5000 余万元，取得了较好的经济效益。公司研发投入占公司营业收入 5% 以上，立足于现有产品生产技术的延伸、挖潜或系列化开发通过新技术应用和技术进步降低生产成本，同时通过技术挖潜和产品的系列化开发延长产品生命周期，提高公司经济效益。针对国内外医药市场的发展趋势，在适当的时机与国内科研单位进行合作开发一批拥有自主知识产权的创新药物。同时根据目标市场的发展要求，通过产学研联合和引进技术消化吸收。通过产、学、研联合，至少开发一个一类新药，每年至少研究开发一个原料药新品种，每年至少在相关领域研究开发、注册 20 个制剂新品种。公司申请专利数量达到 50 件，其中发明专利 20 件，外观设计 30 多件，知识产权意识得到明显增强。

14.3.12 山东鲁抗辰欣药业有限公司

山东鲁抗辰欣药业有限公司现有员工 2000 余人，其中各类专业技术人员700余人。公司玻璃瓶输液年生产能力达到4.5亿瓶、塑瓶输液年生产能力达到1.5亿瓶、非PVC多层共挤膜软包装年生产能力达到8000万袋、水针年生产能力达到10亿支、片剂年生产能力达到50亿片、胶囊年生产能力达到1.2亿粒、膏剂年生产能力达到6000万支、滴眼剂年生产能力达到4000万瓶、冻干产品年生产能力达到6000万支。在研新药品种有：抗生素类3类新药注射用比阿培南，麻醉剂盐酸右美托咪定注射液、罗库溴铵注射液和丙泊酚注射液等，双室袋包装产品——丙氨酰谷氨酰胺氨基酸（18）注射液，三室袋包装产品——氨基酸脂肪乳葡萄糖注射液，抗癌药：注射用磷酸氟达拉滨、注射用盐酸伊立替康、注射用盐酸吉西他滨，载药脂肪乳——多西他赛脂肪乳注射液等。三年间共申请国家专利19件，其中发明专利10件，5件专利获得批准。承担了国家“重大新药创制”科技重大专项1项，完成大品种技术改造1项。2010年，企业总资产达到10亿元，销售收入达15亿元，利税总额达3亿元。公司将抗生素药物、抗癌药物及缓控释和靶向药物制剂列为重点发展领域，以组蛋白去乙酰化酶抗癌药物的筛选与研究开发、抗癌药物载药脂肪乳制剂的研究开发、口服剂型缓控释制剂药物的开发与应用、碳青霉素烯类抗生素的合成及医药产品制剂开发等为主要研究内容，通过开发有临床应用前景的新药，特别是一类创新药，开发有技术含量的药物新制剂，争取取得新突破，将辰欣公司打造成国际一流的医药研发生产企业，2015年企业总资产达到10亿元，销售收入50亿元，利税总额达15亿元。

14.3.13 山东泰邦生物制品有限公司

自2008以来，公司累计投资3056万元建设了1700平方米的实验及中试基地，建设了高标准的中心实验室，并配备了先进的办公和科研设备。公司研发中心现有专业研发人员35名，其中高级职称6人，中级11人，中高级人员占中心人员总数的48%，本科以上学历12人。近5年先后承担35项技术创新计划，其中省级以上科技项目16项，填补省内空白的新产品5种，国内空白的新产品1种。申请及获得专利10项、省级科技进步奖5项。成功开发新产品6种，新产品平均销售收入占公司总销售收入的52%，新产品利润占公司总利润的50%，取得了显著的经济效益。中心累计取得的经济效益为1.6亿元，利税9000万元，出口创汇210万美元，取得了巨大的经济效益。中心开发的狂犬病人免疫球蛋白应对临床需求在国内市场占有率近3年连续排名第一位，乙型肝炎人免疫球蛋白排名第二位，破伤风人免疫球蛋白排名第三位。2010年销售收入54000万元，利税31000万元。近3年公司连续在国内同行业中排名前三位，2010年进入行业前二位。公司密切关注国际生物制药领域最新的发展动向，立足血液制品的技术创新和综合利用，积极参与国际技术交流，引进先进技术，加强国内外技术合作，致力于生物应用技术等生物制药（血液制品、生物制品方向）研制开发，重点围绕以血浆综合开发利用展开课题研究，积极开展新技术的应用。尽快把公司最新科技创新成果人凝血酶原复合物、人凝血因子Ⅷ及静注乙肝人免疫球蛋白产业化转化为生产力。公司将面向市场，搞技术创新，充分利用现有资源和产品优势，加大新产品开发力度，进一步调整和优化产品结构，搞好血液制品的综合利用及现有产品的技术提升，提高产品附加值。

14.3.14 威海迪沙药业集团有限公司

3年以来，公司对研发仪器设备的投入2000万元，研发仪器设备已达500台套左右，中大型仪器设备也已达近百台套。三年间共引进硕士研究生以上学历人员50多人，其中博士6人。三年间新增品种15个，集团自主研发项目共100多项，其中涉及原料药、医药中间体项目50多项，制剂项目45项。集团共承担山东省自主创新成果转化重大专项2项，省级科技创新项目35项，其中阿折地平片获山东省技术创新优秀成果二等奖，苯磺酸氨氯地平、洛索洛芬钠原料及其片剂分别获得山东省技术创新优秀成果三等奖。2010年，集团优秀产品坎地沙坦酯原料及其片剂、头孢克洛咀嚼片通过山东省科技厅的科技成果鉴定。集团共向国家知识产权局申请发明专利15项，外观设计专利6项，获得授权的发明专利4项，实用新型1项，外观设计专利6项。2010年实现销售收入15.8亿元，上缴税金8169万元。公司完成1.1类新药氯桂丁胺的临床研究，取得生产批件；完成MQ、XQ、PG等1.1类新药的临床前研究，获得临床批件。获得三类以上化学药品新药立项10个左右，其他药品立项 100 个左右，申报发明专利 10 个以上，2015 年上市产品在现有基础上，又取得 60 个左右的生产批件，培育至少 5 个新的产品利润增长点，保证集团总销售收入达到 100 亿元以上。公司科研中心被中华人民共和国工业与信息化部认定为“国家认定企业技术中心”，人社部认定为“国家博士后科研工作站”，山东省科学技术厅批准设立“山东省内分泌药物工程技术研究中心”，山东省发展与改革委员会认定的“山东省精神神经系统药物工程实验室”等科技创新平台。拥有专职研发人员 130 人，其中博士 6 人，硕士 73 人，本科及以上学历人员占比 90% 以上。公司十分重视研发创新，不断加大科技投入，建立经费保证机制，2020 年科研投入占销售收入的 13.2% 以上。科研中心科研场所建筑面积达一万平方米，配备了液/气质联用仪、高效液相色谱仪、气相色谱仪、傅立叶变换红外分光光度计、原子吸收光谱仪、热分析仪、紫外/可见分光光度计、卡氏水分测定仪等先进检测仪器以及高压反应釜、哈氏合金冷凝器等多台套中试研究试验设备。先进的仪器设备，完善的管理体制机制和国内一流的药品研发人才队伍，保证了公司持续不断创新能力。公司累计获得授权发明专利 90 余项，参与制定国家标准 25 项，承担国家级课题 10 项，省级课题 62 项，获国家科技进步二等奖 1 项，山东省科技进步一等奖 2 项，山东省科技进步二等奖 4 项。

14.3.15　威海威高集团有限公司

威高集团有限公司在新药大平台的框架下设有药物研发中心，研发中心设有临床营养实验室、缓控释制剂实验室、医用液体实验室、合成实验室、微生物实验室，化学实验室和精密仪器实验室及实验动物房。研发中心领导小组由沈阳药科大学、军事医学科学院 7 位药学专家与公司领导组成，研发中心科研技术人员 106 人，其中高级工程师 5 人、硕士 8 人、大本 48 人。公司研发团队人员配置合理，有较强的新药研发能力。公司在药品方面已获得 76 个批准文号，新药证书 10 个，临床批件 3 个，发明专利 2 个。在研发和准备申报的新产品有 27 个，主要包括“重大新药创制”国家重大科技专项 DZ5 原料及注射液、中长链脂肪乳注射液、丙泊酚中长链脂肪乳注射液、氨基酸（15）双肽（2）注射液、复方羟乙基淀粉 130/0.4 醋酸钠林格注射液、复方 α-酮酸原料药及片剂、氯吡格雷原料及片剂、吡拉西坦与洛索洛芬钠原料等产品。DZ5 上市后年增销售收入 5 亿元，年增利税 1.5 亿元以上。其他新产品上市后年增销售收入 30 亿元，年增利税 6 亿元以上。公司以工程技术研究中心建设为核心，以实验设施和科研基地建设为主体，以提高研究中心整体素质为目标，以药品研究开发、规范化生产、质量控制和标准制定等为主要研究内容，重点研制开发药物缓（控）释、靶向制剂等新颖给药系统，再经工程化研究后，将该制剂技术以整套成熟的生产线为公司拓展产品，促进公司制剂事业的发展。通过本平台的建设，提升山东威高药业有限公司科研生产的整体水平。

14.3.16 鲁南制药集团股份有限公司

公司现有员工 9000 余人，大专以上学历占 85% 以上。公司现有专职科研人员 876 人，其中研究员 12 人，高级工程师 47 人，工程师 371 人，高中级人员占技术开发总人数的 50% 以上。公司共有国家级创新平台 4 家，包括国家手性药物工程技术研究中心、国家重点实验室、国家工程实验室、国家企业技术中心。自 2008 年以来，鲁南制药集团股份有限公司及其子公司共获得国家科技进步二等奖 5 项、山东省科技奖 11 项、发表学术论文 37 篇。共承担“重大新药创制”国家科技重大专项课题 10 项，国家“863”计划课题 1 项，国家科技支撑计划课题 3 项，山东省自主创新成果转化重大专项项目 3 项。2010 年全年共获得 3 个新药生产文号，取得临床批件 8 个，正在开展或已经完成临床试验的品种 24 个，完成申报生产的品种 8 个，完成临床申请的品种 15 个，完成质量标准转正等补充申请事项 25 次。近 3 年共申请中国发明专利 181 项，获得中国发明专利授权 86 项，国家发明专利授权 1 项。2010 年，公司实现销售收入 37 亿元，实现利税 7.5 亿元，上缴税金 3.7 亿元。“十二五”期间，公司完成了生物工程药物、中药、天然药物以及化学药物重大新药创制规划，完成生物技术新药中试放大及分离纯化技术平台以及以企业为主的药物开发技术平台建设任务，完成鲁南制药生物技术药物研究与开发技术体系建设。“十三五”以后，每年拿出销售收入的 10% 以上用于科技创新和技术改造，发挥科技创新平台优势，加快技术创新体系建设，提升自主创新能力。以科技进步提升企业的综合实力，靠自主创新培育企业的国际竞争力。以技术改造降低生产成本，提高产品质量。产业结构明显优化，技术研发能力明显增强，生物工程技术、中药现代化技术等高端技术得到进一步推广应用。2020年鲁南制药集团有限公司位于中国医药创新百强企业第21位。

14.3.17 山东罗欣药业股份有限公司

山东罗欣药业股份有限公司坚持“科技兴企”的战略方针，形成了由总部药物研究院、上海科研中心、恒欣研发中心三位一体的科技创新体系。目前，集团已获准设立或被授予的科研平台有“国家认定企业技术中心”“国家地方联合工程实验室”“国家综合性新药研发技术大平台（山东）产业化示范企业”“国家博士后科研工作站”“山东省级示范工程技术研究中心”“山东省冻干粉针剂药物重点实验室”“山东省冻干粉针剂药物工程实验室”“泰山学者—药学特聘专家”岗位和“山东省企业院士工作站”等，拥有120多台套从新药合成实验、制剂改造、质量研究一体化的国内领先仪器设备，如红外分光光度计、紫外分光光度仪、高效液相色谱仪、气相色谱仪、反应釜、单冲压片机、真空冷冻干燥机等，可满足药物研究的检测工作，设施与管理完善。拥有专职科技人才176名，其中博士13名，硕士28名，有多年研发、生产经验，技术实力雄厚，可有力保障新药研发大平台产业化示范企业的顺利运行。2008～2010年，注射用兰索拉唑、巴洛沙星原料、普卢利沙星原料等7个产品获得国家新药证书，填补了国内空白。头孢唑肟钠原料、奥美拉唑肠溶微丸、注射用头孢美唑钠等52个规格产品获得生产批件，并迅速完成产业化转化投入生产。先后对注射用盐酸氨溴索等近20个产品进行大品种技术改造项目，2010年新增销售收入5亿余元，取得了良好的经济效益和社会效益。目前正在研究开发的新药品种有50多个，共有近100个规格，其中获得临床试验批件的品种近20个。获得国家科研专项3项、省市级立项的科研专项32项。2008～2010年获得22项国家发明专利，还有近30项发明专利正在受理中，获得省市级科技成果奖励20项，进行科技成果鉴定29项。公司完成了注射用盐酸头孢唑兰、注射用雷贝拉唑钠等三类新药生产批件的审批，2011 年上市新产品制剂 20 个、原料药 7 个。完成比阿培南制剂等 12 个新药的临床审批，同时对 30 个新药进行立项研发。填补 3 ~5 项国内一类新药空白，加快国家一类新药及填补国内空白新药研发开发，逐步上市。完成 70 个左右的国内新药（二类新药 5 个，三类—五类新药 23 个）的研制上市，提高企业产品竞争力，优化产品结构，提高规模化效益生产能力。自主创新能力显著增强，为企业发展提供强有力的支撑；取得一批在国内甚至世界具有重大影响的科学技术成果，为我国重大疾病防治提供优质、价廉、安全、有效的大品种药物，进入战略性新兴产业行列。截至 2020 年，集团公司拥有药品生产批件 309 个，及消毒杀菌类产品生产批件 6 个，拥有新药证书 48 项，获得国家科技进步奖二等奖。有 13 个科研项目被列入国家、省、市重点建设项目、自主创新专项计划及获得科技奖励。共 8 个产品被列入国家重大新药创制“十二五”计划，12 个品种被列入国家火炬计划项目，4 个品种被列入国家重点新产品计划。拥有中国发明专利 151 项。集团连续多年被评为“中国医药研发产品线最佳工业企业”。科技的创新带来产品的创新，一大批国家级新药的诞生，填补了国内空白。2020 年公司副总经理获国家科技进步二等奖。2020 年进入国家医药百强企业，排名第 67 位。

14. 3. 18　山东东阿阿胶股份有限公司

公司近 3 年来，“注射用重组人白介素 -11（I）”和“重组人组织型纤溶酶原激酶衍生物的研制与产业化”相继荣获 2009 年和 2010 年山东省科技进步一等奖，申请发明专利 9 项，授权 3 项，发表论文 20 篇，获得新药证书 1 个，引进人才 2 人，完成大品种技术改造 1 项，承担“十一五”重大新药创制 1 项，国家火炬计划 1 项，山东省自主创新成果转化重大专项 2 项，山东省科技发展计划 1 项，山东省国际科技合作计划 1 项。公司 2010 年实现销售收入 26 亿元，利税 8 亿元。“十二五”期间，公司以阿胶等主导产品的技术研发为带动，围绕打造“央企医药平台”的战略目标，开展动物胶类中药的研发。广泛的产学研合作，以阿胶现代化研究带动动物胶类中药的整体研发水平，延长老产品的产品线，开发适合女性的动物胶类系列产品，开发用于老年病、慢性病预防和治疗的中药，培育2个年销售额超过10亿的中药大品种，加大创新力度，提升产品科技含量、强化知识产权的保护，培育一支认同企业文化、创新力强的科研团队，培养技术带头人。实施“研发平台建设与完善”“市场导向的产品开发”“主导产品为导向的核心竞争技术开发”三板块并进的研发战略，从而形成强大的企业核心竞争力，成为销售额超过50亿的大型医药企业。2014年山东东阿阿胶股份有限公司位居利润百强企业第5位。

14.3.19　山东华鲁制药有限公司

公司国家新药研发大平台现有人员86人，其中具备高级职称9人，中级职称14人，硕士5人，获执业药师资格的16人，其他人员均具备相关专业大专以上学历。自2008年以来，公司研发部门成功开发国家三类、四类、五类新药共7个，主持或参与制定国家药品标准5项，并且均已投入规模化大生产，为企业创造了很好的效益。公司拥有国家发明专利3项，实用新型专利3项，外观设计专利12项。几年来随着输液产品的品种及规格进一步优化，产值及利税分别增长了7倍和12倍，生产规模扩大了5倍。2010年公司完成销售收入5.1亿元，实现了利税8984万元，其中大输液产品占全年产量的85%以上。“十二五”期间，公司借助国家新药研发大平台，重点任务是制定与公司发展相适应的新药研究开发计划，并以制度保证。在高科技人员的带动下，争取开发化药一类新药1个，二类新药3个，三类新药7~10个，并积极承担国家级各类计划项目5项，科技成果鉴定项目5项以上。力争建设一个在中国输液行业内，具有国际水准的药品研发平台，努力创造一个能为整个行业提供新技术和新产品以及技术信息咨询服务的基地，推动输液行业进步。

14.3.20　山东步长制药股份有限公司

2010年公司实现销售收入8.18亿元，实现利税2.8亿元，资产总额达76500万元。相继取得了山东省中药现代化科技示范企业、山东省高新技术企业、山东省企业技术中心，国家综合性新药研发技术大平台

(山东）产业化示范企业、国家火炬计划重点高新技术企业等荣誉称号。现公司拥有药品批准文号61个，在研的新药品种43个，其生产品种涉及心脑血管用药、消化系统用药、妇科用药、感冒用药等十类药物、六大剂型。通过自主研发、受让等形式获得发明专利25项，外观专利3项，受理发明专利14项。公司主导产品稳心颗粒经国家食品药品监督管理总局南方医药经济研究所查新结果显示，在抗心律失常中药口服制剂中连续多年排名第一，占市场份额的7.56%。“十二五”期间，山东步长制药集团将重点整合旗下企业，完成上市工作；加强中药新产品的研发，取得新药证书8个以上；加强大品种的技术改造（主要针对稳心颗粒、丹红注射液等企业主导产品），使过亿元产品达5个以上，过10亿元产品达3个以上。在菏泽牡丹工业园区建设一个涉及天然植物药类、生物药类及保健食品类三大领域：以心脑血管病药为主的口服固体制剂、口服液制剂、注射剂，抗癌药注射剂，以妇科药为主的口服制剂、外用药制剂等生产基地和一个医药研究所，形成一个多领域、剂型全的现代化步长医药工业园，目标产值100亿。2019年、2020年步长制药股份有限公司进入中国中药TOP100排行榜第2名。2020年步长制药股份有限公司实现营业收入87.82亿元，同比增长50.76%[14-4]。

14.4　医药制造业主营业务收入与药物大品种

2010年，山东省持有《药品生产许可证》的制药生产企业407家，其中过亿元企业86家，过5亿元企业25家，过10亿元企业12家。生产范围包括化学原料药、化学制剂药品、中成药、生物制品、中药饮片、辅料、医用氧等。其中生产化学原料及制剂为主的企业174家、以生物制品为主的企业9家、以生产中成药为主的企业100家、中药饮片企业38家、辅料及医用氧气生产企业86家。全省解热镇痛、抗生素、抗肿瘤、心脑血管、磺胺、激素等原料药持续增产，总产量达到20余万吨，生产总量位居全国第二位，其中氨基比林、咖啡因、阿司匹林、对乙酰氨基酚、布洛芬、吡哌酸等产品产量均为国内第一。阿胶作为山东省传统特色产品，控制市场50%以上份额。寿光富康制药生产的化学原料药甲氧苄啶（TMP），占世界市场的60%以上，年销售收入超过

13亿元。新开发的头孢曲松、头孢呋辛、头孢唑啉、头孢氨苄、头孢羟氨苄、头孢拉啶、头孢克洛等抗生素原料药也已经形成了新的规模；片剂、粉针剂、输液等化学药物进入快速上升阶段，部分特色大品种已经形成。片剂生产能力超过800亿片、针剂超过60亿支、输液超过30亿瓶，在国内举足轻重的地位得到巩固。4个大品种列入国家专项。山东省有16个项目申请“十一五”国家重大新药创制专项的药物大品种技术改造。其中4项列入国家药物大品种技术改造项目：鲁南制药集团的单硝酸异山梨酯、山东先声麦得津生物制药有限公司的一类抗肿瘤新药重组人血管内皮抑制素注射液、山东东阿阿胶股份有限公司的中药大品种复方阿胶浆、山东绿叶制药股份有限公司的注射用七叶皂苷钠。一大批基本药物没有进入药物大品种技术改造。我医药企业生产品种多为常规普药，为保障我国百姓基本用药做出了一定的贡献，下一步争取通过大品种技术改造降低产品成本，提高质量。据不完全统计，山东省产值过3000万元的国家基本药物和国内市场占有率第一的大品种32个。山东省多个产值过亿的非国家基本用药大品种尚未列入国家大品种改造计划。如菏泽步长制药有限公司的丹红注射液（销售额为16亿元）、寿光富康制药公司的甲氧苄啶（TMP，13亿元）和齐鲁制药集团的神经节苷脂钠盐（6亿元）等。其他销售收入过亿元的大品种还有鲁南制药集团的中药心通口服液、山东沃华医药科技股份有限公司的中药“沃华心可舒片”、博士伦福瑞大有限公司生产的透明质酸系列眼科药、齐鲁制药公司的头孢他啶原料药、阿米卡星原料药及制剂、新华制药公司的安乃近系列产品等。从2010年山东省医药制造业主营业务收入为1564.4亿元，到2016年达到4546.8亿元，2017年4598.9亿元，又是连续8年全国第一（见表14-6）。累计连续17年山东省医药制造业主营业务收入位居全国第一。2017年，山东省医药制造业主营业务收入4599.0亿元，同比增长12.81[14-5]。江苏省医药制造业主营业务收入近4000亿元，规模以上医药企业生产总值近5000亿元[14-6]。2018年，山东省医药制造业效益出现严重下滑，医药制造业主营业务收入仅为2678亿元，回到2012年水平，被江苏省反超，山东省位居第二。同期，中国医药制造业景气度持续回升[14-5]。山东省下滑的可能原因：山东省是原料药生产大省，受到国家环境保护政策影响较大；生物医药产业还没有形成规模，等等。

表 14-6　医药创新体系建设以来山东省医药制造业主营业务收入情况

年份	主营业务收入（亿元）	在全国位次	国内生产总值（亿元）
2010	1564.4	1	39416.2
2011	1957.0	1	45429.2
2012	2608.2	1	50013.2
2013	3496.3	1	54684.3
2014	3715.8	1	59426.6
2015	4161.7	1	63002.3
2016	4546.8	1	67008.2
2017	4598.9	1	72678.18
2018	2678	2	76469.7
2020*	2783	2	73129.00

注：*孙杰．山东全省规模以上医药工业企业 600 余家，去年营收超 2700 亿元．大众网，2020-07-20.

参考文献

[14-1] 澎湃号．山东 13 家企业进入全国药企百强，医药工业规模占全国七分之一．大众网客户端，山东发布 2020-09-08.

[14-2] 2014 年度中国医药工业百强榜单．http：//blog.sina.com.cn/s/blog_44c7d65e0102vv8k.html.

[14-3] 医药工业百强榜单发布！山东 13 家药企入榜．大舜财经，2021-08-02 17：21.

[14-4] 金融界．步长制药荣登 2020 年度中国中药企业 TOP100 榜单，生物医药业务结硕果．金融界网．

[14-5] 姚恩华．2017 年全国医药制造业实现主营业收入 28185.5 亿元，实现同比增长 12.50%．中研网，2018-04-02.

[14-6] 涟漪．江苏省生物医药产业发展现状分析．火石创造．前瞻网，http：//www.qianzhan.com.2019-04-01.

[14-7] 山东强化药品医疗器械创新，激发医药产业发展活力．中国新闻网，2018-07-03.

第15章　医药科技创新发展趋势与对策研究

15.1　医药创新发展趋势分析

15.1.1　医药产业作为战略性新兴产业，快速发展态势明显

发达国家大多把生物医药产业作为新的经济增长点来培育。我国与发达国家一样都深刻认识到生物医药产业是引领生物经济的制高点，已成为各国特别是大国经济社会发展战略的重点，遂把生物医药产业作为新的经济增长点来培育，纷纷采取加强领导、争夺人才、增加收入、税收优惠、建立园区等重大措施，加速生物技术及医药产业的发展，生物医药产业已成为世界新一轮发展竞争的焦点。自2020年之后进入了快速发展期，例如，新冠疫苗，不到两年就形成大产业。到2050年，生物医药产业将会与人工智能产业一样，成为引导世界经济发展的主导产业。

15.1.2　超大医药企业、药物大品种、跨国发展已成为当代世界医药产业发展的显著性标志

超大型制药公司的特点是科研团队规模化、研究开发工程集成化、模块化，集中一大批一流的科学家和工程技术人员，以极其精细的技术专业分工，采取类似于工厂流水线的协作形式，针对新的靶点基于成熟的平台技术进行创新药物分子的研发，或基于新的技术平台针对新的和

老的靶点研发创新药物。成果的出路是产品上市，成为销售收入几十亿美元的药物大品种。整个过程中所需经费巨大，研发经费的主要来源是来自企业的利润和通过资本市场运作的资金。简单的分析可以看出，超大型制药公司是药物创新的核心力量，或者是“创新药物形成产品上市的终极载体”。离开了超大型制药公司，基础科学研究人员的技术可能会缺乏快捷的商业化出路，中小型技术产品创新公司的临床前和临床早期的研发成果也就存在无人接手的风险。因此，打造超大型制药企业也是我国医药创新发展迫切需要进行规划的企业发展战略。形成这种格局的主要原因是新药临床研究和大规模生产工艺开发的巨大资金投入和高失败率风险。世界上的超大型制药企业一般都有一支经验丰富的临床前研究、临床研究、生产过程研发队伍和医药注册人员队伍，同时具有创新链和产业链密切相连、相互依存的医药科技创新体系和生存生态。基础科学研究机构的最新成果和中小企业的临床早期研究成果，通过大公司的专业团队，可以高效快速地完成从临床I期到上市的过程，同时也有很强的抗风险条件，进一步而言这也是对社会资源的一个巨大的节约。

国际化是医药企业快速发展的又一法宝。中国改革开放后，像辉瑞制药公司、礼来制药公司、强生医药公司、罗氏制药公司、拜耳医药公司等国际制药巨头，纷纷在中国布局发展，抢占巨大的中国市场。但是，值得关注的是这些巨型医药企业基本上没有在医药大省山东布局。国际医药市场的不断发展扩大为中国医药企业发展带来了机遇。2010年全球生物医药产业销售额达8800亿美元，比2009年（8150亿美元）增长了7.9%，其中生物技术药物1400亿美元，非专利药（仿制药）1200亿美元。其中，北美、欧盟、日本是全球最大的3个药品市场，约占全球药品市场份额的80%。世界排名第一的制药公司美国强生医药公司公司（Johnson & Johnson），1999年全球销售收入275亿美元，2008年，强生医药公司的全球销售收入为637亿美元，2010年实现销售收入618.97亿美元。2017年全年实现总收入765亿美元，相比2016年增长6.3%，国内销售额增长9.8%。国际销售额增长13.5%。强生制药公司公布2018年全年销售额为806亿~814亿美元，强生制药公司在全球60个国家建立了250多家分公司，拥有约115000余名员工，产品销售于175个国家和地区。国际上医药大品种通常销售额在10亿美元以上，销售额排名第一的产品阿托伐他汀（降脂药，辉瑞公司）

2010 年销售额达 118 亿美元。2018 年全球药品市场规模达到了 1.17 万亿美元①，2020 年全世界医药产品的市场规模达到了 1.4 万亿美元②。由于人类健康需求日益增大，伴随老龄化社会的逼近，生物医药产品的市场增长空间依然非常巨大。

15.1.3　新药研发策略呈现新特点，提出了新要求

近 20 年来，国际上创新药物研究发展迅猛，呈现出一些显著特点：一是生命科学前沿技术如功能基因组、蛋白质组、系统生物学和转化医学等与药物研究的结合日益紧密，以发现和验证新型药物靶点作为主要目标，取得了显著进展；二是理论和结构生物学、计算机和信息科学等一些新兴学科越来越多地参与到新药的发现和前期研究中，以期提高创新药物研究的效率；三是新技术应用催生新的工业生产技术工艺和新品种，例如，合成生物学技术日趋成熟。美国 mRNA 新冠疫苗，尽管有争议性风险，但发展方向、市场占有能力、新药开发路径、原创能力已经凸显。北美是第一大市场，约占 59% 的市场份额，其次是欧洲，约占 27% 的市场份额。再如，2020 年全世界的抗体偶联药物的市场规模达到了 178 亿元，据恒州博智（QYR）药品及保健品研究中心文章预测，预计 2026 年抗体偶联药物的市场容量将达到 242 亿元，年复合增长率（CAGR）约为 4.7%。国外的主要生产医药企业为 ImmunoGen，Seattle Genetics，Roche，Takeda 等。目前，Takeda 公司是最大的生产厂商，约占 57% 的市场份额[15-10]，首家获批上市的企业为荣昌生物制药（烟台）股份有限公司申报的注射用抗体偶联药物（ADC）新药——维迪西妥单抗，该药物是“重大新药创制”国家科技重大专项和山东省重大科技创新计划支持的项目，于 2021 年 6 月 9 日由国家食品药品监督管理总局正式批准上市。这个药物是中国批准上市的第一个原创性抗体偶联药物，临床上用于接受过 2 种系统化疗的 HER2 过表达局部晚期或转移性胃癌（包括胃食管结合部腺癌）患者的治疗。

---

① 资料来源：为了人民群众的健康福祉“重大新药创制”专项实施效果逐步显现［N］. 经济日报，2011 年 3 月 28 日.

② 资料来源：同花顺财经. 全球医药市场规模平稳增长　2019 年全球医药市场规模将超 1.2 万亿［EB/OL］. https：//baijiahao. baidu. com/s？ id = 1631132192546250909.

15.1.4 医药事业面临新的挑战

随着人口的增长、生活水平的提高和自然环境的恶化，疾病谱发生了很大的变化，癌症、心脑血管疾病、代谢性疾病和神经性疾病等各种慢性病成为我国城乡居民死亡的主要原因。据统计，未来十年我国仅仅由于心脏病、中风和糖尿病导致过早死亡的国民收入损失可能高达5580亿美元。萨斯（Sars）、新冠病毒等呼吸道传染疾病成为中国乃至全球健康的重大威胁，快速检测、快速诊疗、快速寻找和研发疫苗、有效药、特效药成为考验各国医药科技创新能力的重要看点。

15.1.5 中国医药产业的快速发展将会引起发达国家的不友好竞争

针对中国医药行业科技创新的贸易壁垒、人才阻断、知识产权保护等，可能会为中国带来新的挑战。尤其是美国对中国发动贸易战，中国医药产品进入美国市场可能会像华为公司5G技术那样，将会面临技术壁垒、市场准入壁垒和跨国超大医药企业的“斩杀”。这些发达国家的不友好竞争会增加中国医药企业做大做强的难度。但是，随着国家“重大新药创制”国家科技重大专项的实施，我国加快了生物医药产业发展的步伐，显现出前所未有的机遇。我们在生物医药领域开始出现原创性新药。近几年我国医药工业增长迅猛，14亿人口，快速步入老龄社会、中产阶级崛起等因素，已经成为全世界最重要的医药市场之一。从2010年中国医药制造业实现销售收入约12000亿元，发展到2018年中国医药制造业主营业收入98634亿元、利润5145亿元，主营业收入比2010年增长821.95%[①]。中国医药企业做好国内、国际两个市场的机会依然存在，自身实力是根本，科技创新是源泉。因此，构筑高层次的医药创新体系是当务之急，必须引起各级党委政府和企事业单位的高度重视，下大力气在基础较好的环渤海、京津冀、长三角经济圈构筑三个大的以医药科技创新发展为主体的医药产业密集区。山东省需要瞄准国家

① 资料来源：国家统计局社会科技和文化产业统计司编.《中国高技术产业统计年鉴2019》[Z]. 中国统计出版社，2020年3月.

布局，抓好区域布局，在济南市、淄博市、潍坊市、烟台市、菏泽市、临沂市、威海市、青岛市加快建设创新药物孵化基地，形成医药产业密集区，突出科技创新。

15.1.6　各省份适应医药产业发展需要，结合实际，各显神通，以构筑医药科技创新体系推动医药产业发展

（1）基础性研究开始突破。由于生命科学为主的多学科理论和方法的不断进步，研究的深度和广度不断拓展。关键技术有所突破，包括功能基因组与重要性状相关基因的研究、蛋白质组与重要蛋白质结构与功能研究、代谢组与系统生物学研究、干细胞与治疗性克隆、组织工程与再生医学、基因工程药物、疫苗和基因治疗、纳米生物技术和纳米药物等重大技术。多学科的交叉渗透融合日益广泛，医药科技发展进入了重要的战略机遇期。

（2）国家相继出台了一系列促进政策，营造了良好的发展环境。2018 年我国医药生产企业发展到 17659 家，整体自主创新能力不强，产业布局比较分散；化学药品和生物药品还以仿制药为主，大中型、中高端医疗器械主要依赖进口，中药产业发展也面临着资源、标准等诸多挑战。产品技术含量不高，产值低，目前还没有进入国际市场的专利药品大品种，这严重制约我国医药产业走向国际。我国将生物医药确定为“十二五”“十三五”“十四五”期间重点发展的战略性新兴产业。2006 年，中共中央、国务院发布的《国家中长期科学技术发展规划纲要（2006—2020 年）》，把生物技术列为八大前沿技术中的首位；2009 年国家出台了《促进生物产业加快发展的若干政策》，突出强调了生物产业的重点战略意义，明确指出要把包括生物医药在内的生物产业培育成为高技术领域的支柱产业和国家战略性新兴产业；2008 年启动的“重大新药创制”专项是《国家中长期科学和技术发展规划纲要》确定的十六个重大专项之一，“十四五”继续组织实施。在国家将创新药物研制提升到战略高度的大背景下，中国的医药企业面临整合、重组、优化，发展出与跨国医药企业比肩的大而强的医药企业是迫在眉睫的事情。2012 年国务院发布《“十二五”生物技术发展规划》，再次将生物医药纳入国家发展战略规划。2015 年国务院颁布《中国制造 2025》发

展规划，提出生物医药是拟重点突破的战略发展领域[15-11]。2016 年国家发展和改革委员会印发的《“十三五”生物产业发展规划》，规划要构建生物医药新体系，把握精准医学模式推动药物研发革命的趋势性变化，立足基因技术和细胞工程等先进技术带来的革命性转变，加快新药研发速度，提升药物品质，更好地满足临床用药和产业向中高端发展的需求。到 2020 年，实现医药工业销售收入 4.5 万亿元，增加值占全国工业增加值 3.6%[15-12]。

（3）国内许多省份都将生物医药作为战略重点。上海、北京、江苏、天津等纷纷制定专项规划和政策，设立专门领导机构和专项资金，培养专门的人才队伍。北京投入 100 多亿元，重点抓中关村生命科学园、大型生物产业孵化器、大兴生物产业园三大生物产业工程，初步形成了以化学制药、中药与天然药物、生物技术为重点，生物医药创新、制造、流通和服务一条龙的产业群；广东省科学技术厅整合广东省内大型制药企业，涉药高等院校、科研院所等以股份制的形式组建“华南新药创制中心”。浙江已整合了制药工程重点实验室、国家新药安全评价研究重点实验室、浙江中医学院动物实验研究中心搭建了新药创制平台。天津市欲打造中国的“药港”，与科技部共建了“国家生物医药国际创新园”，组建一个高水平的国际生物医药研究院，使之成为生物技术和医药产业创新研发基地；并配套企业孵化区将建立完整配套的公共孵化平台和企业孵化设施，为生物技术和医药领域研究和生产提供保障服务。上海市在张江高科技园区内构筑了国家级上海生物医药科技产业基地，生物医药产业目前已形成由罗氏、葛兰素史克、先锋药业等 40 多个国内外一流药厂组成的产业群体，引进中科院药物所、国家人类基因组南方研发中心等 30 多家研发机构，以及以 200 多家中小型科技企业为代表的创业群体，并创造了全市近 40% 的生物医药产业产值。江苏省科学技术厅、江苏省财政厅自 1998 年起到现在还在执行的江苏省新药创制发展资金，重点扶持发展具有自主知识产权的新药产业，促进新药科研成果的转化，提高江苏省新药创制能力，并组建了江苏省三药创制公共服务平台。

（4）各省市医药产业竞争呈现此起彼伏。例如，1999 年，甘肃省医药制造业增加值比 1997 年翻了近两番，其中化学药品原料增长了 14 倍；青海省医药制造业增加值增长了近 1.5 倍，其中化学药品制剂增长了 1.63 倍；海南和内蒙古医药制造业增加值都增长了 1 倍左右；宁夏、山西和云南也都增长了 50% 以上。在这些地区医药制造业均占有本地区高技术产业增加值 60% 以上的份额，且大多是由化学药品原料和化学药品制剂的增长带动医药制造业的增长。浙江省主要是依靠医药制造业拉动了高技术产业的增长，医药制造业增加值占全国的份额由 1997 年的 4.57% 提高到 1999 年的 7.26%，位次也由第八位提高为第五位。黑龙江省高技术产业份额增加也归因于医药制造业。医药制造业增加值占全国份额由 1997 年的 2.33% 提高为 5.12%，从而使位次由第十五位提高为第十位[15-9]（见表 15-1）。

表 15-1 部分省份医药制造业增加值增长速度和占本地区高技术产业增加值比重

指标	海南	青海	甘肃	宁夏	山西	内蒙古	云南
1999 年比 1997 年增长（%）	191.37	148.02	286.69	72.21	84.78	103.65	56.94
占高新技术产业增加值比重（%）	96.42	100.00	63.45	90.61	79.76	66.88	86.68

资料来源：引自山东省科技统计中心报告。

15.1.7 医药产业聚集发展态势日趋明朗

从全国来看，医药生产大省大多建设有医药产业园、创新药物孵化基地，例如上海张江高科技园、江苏泰州生物医药园区、辽宁本溪医药产业园、山东烟台国家生物医药产业园区、济南高新技术产业开发区生物医药产业园区、山东菏泽高新技术产业开发区等。其中，高新技术产业开发区内的生物医药产业园区形成明显优势，国家高新技术产业开发区 2018 年医药产业总产值为 1.48 万亿元，占各园区产业总量的比例接近 25%[15-11]。医药产业聚集发展往往会导致产业群、产业链、创新链聚集，人才发展环境、科研基础条件、产业链配套、政策环境、投融资环境等都相对较为完善，更有利于医药产业发展。因此，规划建设医药产业密集区是推动医药产业聚集发展的有效措施，是建立健全医药创新体系的高质量平台。

15.1.8 部分发达国家重大新药创制研究的主体单位分析

到目前为止，全球医药市场基本上被发达国家的医药跨国大企业占领，仿制药大国是印度和中国。中国坚持知识产权保护，仿制药集中在专利保护到期的药物，并在仿制的基础上坚持创新，例如，新华制药集团有限公司阿司匹林的纯度高于拜耳公司。但是，在重大新药创制方面，中国与美国、日本、瑞典、英国等发达国家相比较，差距虽然在缩小，但真正赶超还需要时日。发达国家在推动医药科技创新方面依靠三大科研主体：第一大医药创新主体是这些国家的大学和非营利性科研机构（我们省属科研机构多转为企业或并入高等学校，其非营利性、公益性相对弱化了）。他们以基础研究为主线，主要从事新药靶点的发现、致疾病机理研究、创造新型临床治疗手段（例如，PD－1 用于肿瘤免疫治疗，获得 2018 年诺贝尔生理学或医学奖[15－13]。再如，治疗艾滋病的鸡尾酒疗法[15－14]）、建立新型药物分子平台技术（例如人源化和全人源化治疗性抗体）。其科研经费主要来自国家和专业基金机构的科研资助，研究成果由接棒企业继续进行转化，科研人员获得技术转让费或者股权。有能力的科学家也会到大学科技园自己创办高科技公司，寻找风险投资公司出资入股，或者争取政府资助，继续进行科技成果转化。第二大医药创新主体是技术创新型的中小公司。基于公司创业人员自主的创新技术，致力于开展新药研发的早期研究。经费主要来自早期风险投资。成功的出路是被巨型制药公司整体或部分兼并。偶尔也有小公司凭借优秀的平台技术自主发展成大公司。第三大医药创新主体是超大型跨国大型制药公司，这些公司集中了一大批一流的科学家和工程技术人员，以极其精细的技术专业分工，采取类似于工厂流水线的协作形式，针对新的靶点基于成熟的平台技术进行创新药物分子的研发，或基于新的技术平台针对新的和老的靶点研发创新药物。巨大的研发经费来自企业的利润和资本市场的资金。成果的出路是产品上市。从上面的分析可以看出，超大型制药公司是重大新药创制的主体，也就是创新药物形成产品上市的终极载体。离开了这些超大型制药公司，基础科学研究人员的技术缺乏快捷的商业化出路，中小型技术产品创新公司的临床前和临床早期的研发成果往往会面临无人接手的局面。形成这种格局的主要原因是新药临床研究和大规模生产工艺开发的巨大资金投入和高失败率风险。世界各超大型制药企业都有一支经验丰富的临床前研究、临床研究、生产过程研发队伍和医药注册人员。基础科学研究机构的最新成果和中小企业的临床早期研究成果，通过大公司的专业团队，可以高效快速地完成从临床 I 期到上市的过程，同时也有很强的抗风险条件，进一步而言这也是对社会资源的一个巨大的节约。

中国重大新药创制也借鉴了发达国家的创新模式，所不同的是中国还没有这么大的医药公司，科研投入远远比不上这些超大型医药公司，对医药研发失败的承受能力比不上那些个跨国医药大公司；中国企业家的战略定力，医药企业创新模式也不如他们成熟。中国创新药物的审批机制也还需要继续优化。中国政府自主重大新药创制的经费虽然有大幅度增加，但资金数额还比不上跨国医药公司的研发经费，甚至中国政府年财政投入到医药的研发经费数额还比不上一家超大型医药公司，这些事差距，也是我们努力的目标。

15.2 关于山东省医药创新发展的战略定位和目标的建议

（1）战略定位。山东省医药科技创新体系在推动山东省由医药大省向医药强省转换方面将会持续发挥重大作用，医药创新体系建设的高度决定了山东省医药创新水平的高度，医药创新能力的大小决定山东省医药产业的强弱。相对于大部分省市，山东省生物医药产业具有非常好的产业基础、科研优势和人才队伍，又恰逢习近平总书记党中央高度重视科技自立自强的发展机遇，因此，建议山东省委省政府应当将医药科技创新体系建设作为推动医药战略性新兴产业发展的重中之重持续推进，将医药产业作为战略和先导产业培育，强力推动其做大做强，非常有利于加快医药科技强省建设，有利于医药经济发展，有利于人民健康安全。

（2）发展思路和目标。根据对近十余年山东医药创新发展经验总结，山东省医药创新发展需要以问题导向，着力解决制约山东省医药科技创新的短板问题，一是创新驱动的动力源问题；二是需要各级政府及其相关部门持续强力扶持；三是集聚创新资源。建议发展思路为以创新发展为驱动，以市场需求为导向，以企业创新为主体，加强科教产融合，建立健全集聚优势科技创新资源的体制机制，搭建高水平的医药创新公共研发服务平台，重点推进药物新型制剂、生物技术药物、现代中药、海洋药物、重大疾病的创新药物和化学原料药产品的升级改造；重点规划，高起点发展一批事关人民健康的高端医疗产品、医院常用医疗仪器，在生物医学材料、制药机械、介入装置、体外诊断试剂、卫生材料等产品领域形成研发、设计、组装等核心竞争力。推动山东科技创新资源主动融入全球创新链和产业链，积极承接国际跨国超大型医药企业、医疗器械企业集团的产业转移与配套。不断培育医药产业集群，促进其向规模化、集约化和专业化方向转变，形成新的医药创新格局。加强重大新药创制体系、医院科技成果转化和孵化体系、医药产业密集区建设，通过聚集发展，建立健全创新链，提升医药企业及其产品的核心竞争力。

（3）总体目标是创新能力显著增强，初步建成系统集成、功能完整的国家综合性新药研发技术大平台，部分关键技术平台实现与国际规范的接轨，优化产业布局，调整产业结构，做大优势产品，培育龙头企业。企业目标为通过引进、培育和重组，力争形成2家企业成为具有国际化竞争发展能力，年产值超过1000亿元的超大型医药企业集团，带动70家年产值超过100亿元以上的骨干企业的发展，聚集2000家科技型中小企业在医药产业密集区发展，逐步形成分工协作、互相配套、协调发展的产业集群。技术目标是突破一批关键核心技术、“卡脖子”技术、颠覆性技术，加速成果转化，力争有若干个国家一类新药被批准上市。加强科技投入，力争企业研发投入占企业年销售收入的比重由现在的整体5%提升到15%以上，逐步形成高校、科研院所和企业技术中心互动发展的创新体系，到2050年整体水平处于国际先进，部分技术和产品达到国际领先水平。

15.3 加快医药科技创新体系发展的对策建议

15.3.1 加大对重大新药创制的政策引导，营造良好的发展环境

政策措施是加快推进医药创新体系建设的重要保障。为此，山东

省人民政府先后出台了《山东省人民政府关于加快医药科技创新体系建设的意见》《关于促进新材料、新医药、新信息 3 个新兴产业加快发展的若干政策》《关于促进新医药产业加快发展的若干政策》《山东省医药工业调整振兴指导意见》《山东省中药产业调整振兴指导意见》等[15-1][15-2][15-3][15-4][15-5]政策措施。这些政策措施对于促进大平台的建设和山东省医药产业的发展具有很好的指导作用，完善了推进大平台建设的政策体系。建议各级党委政府在实际工作中要充分用准、用活、用好。同时，山东医药创新体系建设已经 10 多年，国内国外医药发展形势发生了变化，一些新技术开始应用，需要根据变化的实际，及时调整医药创新政策。

加大资金扶持力度。医药科技创新的特点是高投入、高回报、高收益、高风险，由于研究开发过程中具有不确定性，新药的有效性、安全性是刚性指标，随时都有终止或被终止研发的可能性，中小医药企业没有持续研发的资金能力，大企业具有自主创新能力，但山东省还没有千亿元医药企业，因此，对新药基础研究、重大新药创制等需要政府长期持续支持。尤其是山东省还没有走到企业为创新主体的阶段，各级财政对医药创新体系发展给予支持是必需的，也是必要的。国际上也是这个模式，其他省市都有先例。例如，建议借鉴上海、北京等地的做法，上海设立生物医药投资基金和专业投资公司，集中资源加快培育龙头企业。北京发布了《推动北京生物医药跨越发展的金融激励试点方案及工作管理办法》，并设立了风险补贴专项资金，引导金融机构加大进行重大创新品种的中试放大及产业化项目。为了解决持续支持问题，有必要建议山东省人民政府设立中长期省级重大新药创制专项，一期目标到 2030 年，二期目标到 2050 年，与新中国成立 100 周年的科技发展目标相呼应。年均财政资金支持强度不宜低于 10 亿元，主要用于：一是继续对接“重大新药创制”国家科技重大专项，争取国家更多项目、更多资金落户到山东，并对承担国家“重大新药创制”重大科技专项研发任务的大学、科研机构、医药企业等给予相应的配套支持，以鼓励更多单位、更多科研人员投入到医药创新体系建设中去；二是围绕山东省规划的自主知识产权的重大新药开发、技术平台建设、医药工业生产技术优化集成、医药科技创新企业孵化基地建设等开展工作，推动他们建立健全，成为医院创新体系的骨干；三是吸引市县财政、企业配套和市场融资，每年筹集资金40亿元资金，相当于每年对医药科技创新投资50亿元，到2030年可以达到450亿元以上，届时基本建成完整的技术链和产业链，聚集一批高端人才，培育以重大新药研发为主导的现代医药产业，创制重大新药40个以上。到2050年创制重大新药150个以上，足以支撑山东省医药产业发展的科技需求；四是要加快科技金融融合，加快金融创新，构建以国有企业和民营企业蓬勃发展的创业风险投资系统，强化企业投入，拓宽风险投资、股票债券、专利授权融资等投融资渠道，着力解决医药科技成果转化和孵化问题。推动贷款担保机构发展，着力解决创新型医药中小企业融资难问题；五是鼓励非医药企业向医药领域进军。

15.3.2 实施“人才兴药”战略，加快医药高水平人才队伍建设

医药产业是知识和技术密集型产业，加强人才队伍的建设是产业发展的关键，没有一流的人力资源，不可能有一流的科研创新。没有顶尖科学家团队，就没有参与国际竞争的能力。要下大力气抓好医药创制高端人才队伍的建设。山东省是医药大省，从2006~2009年，全省医药工业销售收入保持了年均22.2%的增幅。从2009~2017年，虽然增幅没有这么大了，但医药行业主要经济指标连续13年位居全国第一，医药产业已经成为山东省最具活力的产业，涌现出一批创新能力强、产业带动明显的骨干企业。但是，我们医药产业“大而不强”，企业多而散，规模偏小，综合竞争力不强的问题始终没有得到很好解决。存在这些问题的根本原因在于缺乏国家级医药领军人物和创新团队。因此，我们要结合国家综合性新药研发技术大平台建设，下大力气抓好高端医药科技人才的培养和引进，努力提高自主创新能力和水平。“泰山学者—药学特聘专家”工程，为吸引国内外优秀医药科技人才，汇聚具有国际竞争力的优秀创新团队创造了条件，做出了贡献。但是，由于山东省人才计划改革，这个计划并入了泰山学者计划，人才专项引进专业人才的强大动作相对弱化，建议恢复。已经列入“泰山学者—药学特聘专家”的设岗单位一定要把配套优惠政策落实到位。还要力争制定出台更多优惠政策，积极营造更加宽松、宽容、宽厚的成才环境，吸引和培养更多

高端医药科研人才和创新团队来山东省创业、发展。

要加强人才队伍建设，利用大平台聚集高端人才团队。一定要坚持边规划、边建设、边科研、边招聘的原则。现在就要启动人才的招聘工作，坚持“以顶尖人才为主、以团队引进为主”的原则。充分利用国家、省出台的人才引进政策，济南市对个别的人才也可给予特别引进政策。我们要针对专门人才和团队研究制定有关优惠政策。

一是进一步完善本土人才培养机制，尤其是加快培养尖子人才。在国家综合性新药研发技术大平台、国家医药工程技术研究中心、国家重点实验室培育出尖子人才团队，并按照山东省重点发展的医药技术领域布局人才。二是大力引进高水平人才。依托山东省现有大学、国家级工程技术研究中心、重点实验室、院士工作站等平台，实行开放式的工作机制，配备一流的设施，提供优惠的创新创业条件，鼓励吸引国内外高水平生物医药创新人才、工程技术人才和研究团队来山东省创业、合作研究、入驻工作。三是用好海外优秀人才。着力研究解决海外医药人才引进中的户口、居住、创业资助、子女就业等方面的问题，努力吸引海外华人科学家和留学人员回国创业或合作进行医药创新研究。四是在济南、淄博、潍坊、烟台、菏泽等国家高新技术产业开发区继续建立健全医药科技企业孵化器、中药现代化企业孵化器，配备科研仪器设备，设立科研仪器管理服务机构，管理科技人员进驻从实技术转移与转化工作，加快培育创新型医药企业，推动企业吸引人才工作；五是优化人才培养与聚集的机制与环境。完善人才评价标准、分配激励机制，营造有利于医药科技优秀人才脱颖而出的机制与环境。加快培养和提高制药企业专业人才素质，以适应市场竞争的需要。建立一支从事新药研究开发到产业化各个环节，学科配套、专业齐全、力量雄厚、长期稳定的科研和管理人才队伍，造就一批具有国际前沿水平的从事创新药物研究开发的中青年学科带头人和具有科技先导意识的企业家群体。六是在省重大新药创制专项中设立“人才团队建设专项基金”，在省自然科学基金计划中设立医药杰出青年专项基金，重点加强对青年科学家的培养。在省人才培养计划“泰山学者岗位”中加大对生物和医药人才的比重，培养山东省医药领军人物。七是用好现有人才计划政策。例如，对于境外顶级优秀医药专家，建议在“一事一议”程序中拓出绿色通道。再如，积极申请中华人民共和国教育部长江学者。泰山学者计划中，重点支持医药创新人才；八是建议总结山东省科学技术厅和山东省委组织部联合打造的泰山学者—药学特聘专家计划，探索山东省科学技术厅对泰山学者—药学特聘专家申报项目评审加分机制，着力推动项目基地人才一体化的培养人才机制体制。

15.3.3 下大力气继续打造重大新药创制创新体系，提升核心竞争力

坚持高标准抓好大平台建设。大平台建设为山东省医药行业的振兴带来了重要战略机遇，在建设过程中我们要坚持高层次规划、高标准建设，力争走在全国 15 个大平台建设的前列。总的要求是要树形象，出成果、出产品、出人才。大平台中心区、各单元技术平台的规划建设，既要立足山东省实际，又要考虑前瞻性，主动与国际接轨，努力把中心区和单元技术平台建成国际先进、国内一流的国家级新药创制与成果转化服务平台；产业化示范企业要在科技投入、人才引进、产业化示范等方面加大力度，多出成果，早见成效，切实起到示范带动作用，促进山东省医药行业研发能力和产品质量整体水平的提高。

主要通过建设六大创新平台，打造鲁药知名品牌，提高产业核心竞争力。集成全省生物医药科技资源，组建重大新药创制综合性研发平台。根据山东省新药研发的需要，结合国家战略布局，集成全省药物创新的研究力量和优势，组建开放型的重大新药创制综合性研发大平台，建立贯穿创新药物发现基本过程的 8 个单元性技术平台，包括天然药物发现平台、药物筛选平台、药效学评价平台、药物代谢平台、释药系统平台、药物分析与质量控制平台、药物安全性评价平台和发酵与产品后处理平台。通过综合性新药物创制技术平台的建设，推动山东省药物源头创新和新药临床前研究各链条功能和技术体系的完善，与国际规范接轨，提升药物创新水平和医药科技成果转化能力，最终实现山东省由制药大省向制药强省的根本转变，保证山东省医药产业可持续发展。平台将实行理事会制，各理事单位对平台进行前期的投入，并优先享受平台的研究成果。“平台”通过承担国家、省重大研究任务、向企业提供科研成果或为企业解决技术难题获得相应的经费支持或收益，用以保证“平台”的可持续发展和良性循环。省政府将在资金和政策方面给予充

分的保障。建设企业技术创新平台，打造山东省具有国际竞争力的医药旗舰企业。完善以企业为主体的技术中心、工程技术研究中心、中试基地等的建设，构筑技术创新平台，鼓励科研院所与企业融合发展，加快新产品的研制、试验和产业化进程。到 2030 年，选择 10 个创新能力较强的企业建立产学研相结合的创新药物研发基地，持续投入，力争用 5 ~ 10 年的时间内培育出山东省工业产值突破 100 亿元的研究型的大型化学药和中药制药企业以及 50 亿元以上的大型生物技术药制药企业。到 2050 年，建设 50 个重大新药创制研发基地。

15. 3. 4　努力推进新药产业化基地建设、产业技术联盟和医药创新创业共同体发展，搭建医药成果转化平台

建立以科技园区或企业为主的创新药物孵化示范基地，推进药物创新成果的转化。选择国家高新技术产业开发区、国家经济技术开发区，在济南、淄博、潍坊、青岛、威海、烟台、菏泽、临沂等国家高新技术产业开发区、经济技术开发区建立医药企业孵化器或创新创业共同体，以此为载体，聚集一批高层次的创业人才，到 2050 年孵化中小医药企业 2000 家以上、转化医药科技成果 3000 项以上，造就一批高素质的科技型企业家，建设高水平、高层次、国际化的医药专业孵化器。加快建设济南生物医药产业园区、烟台国际生物医药园区等“十二五”已经开始建设的生物医药园区，发挥龙头带动作用。例如，潍坊高新区生物医药科技产业园，规划面积 99. 7 公顷，主要由生物医药研发中心（公共技术平台）、专业孵化器、企业研发中心和产业区构成。其中生物医药研发中心（公共技术平台）隶属于高新区管委会，政府投资，配置了近亿元的国际先进仪器设备，为中小企业、归国留学人员、国内高端人才、高等院校及科研机构进驻园区开展生物工程、新药开发、中药现代化及生物医药相关领域的研发及产业化提供先进的技术支持。

15. 3. 5　打造医药产业密集区，搭建企业快速健康发展平台

建设医药产业密集区是实现生物医药产业聚集发展的有效措施[15-7]。创造良好的政策环境与产业发展环境，以济南、淄博、潍坊、烟台、菏

泽等为基地，打造高质量发展医药产业密集区。每个密集区依托大学、科研机构建设重大新药创制综合性研发公共服务平台 1 个、企业孵化器 1 个。孵化医药企业数量在 1000 家以上，年产值亿元以上企业全部设立研发机构，到 2035 年，研究开发新药大品种 50 个，培育千亿元医药企业 2 家、百亿元企业 5 家以上，每个密集区总产值 1000 亿元以上，使得医药产业成为山东省支柱产业。

15.3.6　加强国际交流和国内合作，大力实施医药国际化发展战略

目前医药产业的国际大市场已经形成，竞争日趋激烈，国际间的分工协作逐步开展，人才与技术的跨国流动已成为现实，因此要建立健全省内外、境内外交流机制，引进医药大企业。积极开展多渠道、多层次、全方位的国际国内合作与交流，融入全球分工。充分利用国际和国内两种创新资源，全面提升山东省医药产业的技术创新能力、国际国内市场开拓能力和参与国际国内竞争能力。在省重大新药创制专项中，优先支持山东省自主知识产权的创新药物开展国际临床研究，力争进入国际医药主流市场；继续鼓励企业境外上市融资；鼓励企业直接或通过寻找战略合作伙伴开展产品的国际注册与营销，推进企业通过收购或投资在国外办厂或设立机构；加快企业符合 FDA 的 CGMP 改造，参与承接国际生物医药的 OEM。

15.3.7　高水平编制医药科技创新中长期规划

建设以国家综合性新药研发技术大平台为标志的医药创新体系，非常符合国家战略，有利于推动重大新药创制、医药科技成果转化与产业化。但是，存在以下主要问题：一是从全国来看，医药创新发展不平衡，不建立长效扶持机制不利于形成良性竞争的机制；二是新药创新发展规划与税收、土地、财政、融资等配套政策规划必须同步推进、同步构筑，积极落实这些优惠政策，否则，与国外医药大企业竞争，没有比肩的可能。因为现阶段山东省与那些医药大企业相比差距太大；三是创新体系内部各大创新平台之间，以及医药创制大平台与企业之间缺乏有

效连接，“两张皮”问题没有根本解决；四是过去按照科技项目计划管理的模式，不能形成长效机制。因此，要进一步完善现有医药科技创新体系建设发展规划，继续加快国家综合性新药研发技术大平台中心区建设。中心区基建规划要提高设计标准，从新药发现、中试到产业区配套，建成国内一流的公共服务平台。要建成国际合作的平台，通过这个平台引进一批高层次的人才，产生一批高水平的成果，带动山东省医药产业的发展，促进人民身体健康。要通过这个平台，积极吸引具有优势的企业加入平台运行中来，与周边的产业区配套，形成技术链与产业链紧密衔接的技术创新联盟，不要只考虑各单元平台各自的利益，要有大局观。要加快建设进程，山东虽然是制药大省，但离制药强省的地位还有较大距离，与其他 14 家国家大平台比较，我们无论从技术、规模，还是投资等方面来看也不具备优势，因此我们在建设和规划中不能等，要加快发展，要从整合资源上下功夫，通过医药科技创新资源聚集发展，突出发挥山东省自己的优势和特色。

15.3.8　建立健全长效持续扶持医药创新发展新体制新机制

要进一步加强对医药创新体系建设的组织领导。以国家综合性新药研发技术大平台（山东）建设为突破口的医药创新体系建设，关系到山东省由医药大省向医药强省转变的进程。抓好大平台建设工作，前提在认识，关键在领导，根本在落实。有关市和省直有关部门、单位要把大平台建设作为一项基础性、关键性、长期性的工作，摆上重要议事日程，真正扑下身子、扎实稳妥地去解决大平台建设中存在的问题，形成“一级抓一级、层层抓落实”的良好的领导体制和工作机制。各有关市和省直有关部门要参照省里模式，成立建设工作推进小组，做到领导到位、组织到位、人员到位。继续强化山东省医药科技创新体系建设协调工作领导小组的地位和领导力，由山东省发展与改革委员会、山东省工业与信息化厅、山东省科技厅、山东省卫生健康委员会、相关市委市政府等组成省政府医药科技创新体系建设协调工作领导小组成员单位，办公室设在山东省科技厅，由山东省科技厅提出具体方案报山东省人民政府批准。领导小组要做实，定期开会汇报，研究解决运行中的问题，发现问题也可随时开会解决。日常工作由山东省科技厅负责。如果这个路子走不通，也可以建议中国共产党山东省委在新成立的科技创新委员会中，强化医药创新体系建设职责[15-8]。省推进小组各成员要作为本市、本部门大平台建设工作的第一责任人，对重大问题要亲自抓，并加强督促检查，确保落实到位。山东省科技厅作为大平台建设的牵头组织和协调部门，既要站在大平台建设推进领导小组的高度抓宏观、抓协调，又要充分发挥职能优势抓推进、抓落实，确保今年大平台建设取得重大突破。要继续加强领导，建立健全各级党委政府持续支持医药创新体系建设发展的新机制。在具体的运行管理上，要把大院所、高校、企业拧在一起，形成技术创新联盟，鼓励产学研结合共同申报、共同承担重大科技专项，共同建设实验室。山东省经信委将出台的《关于加快新药产业发展的若干政策》和省科技厅起草的《山东省政府关于加快建设医药科技创新体系意见》，都要把大平台建设作为一项重要内容，要制定有力的促进措施。省高新技术自主创新行动计划中设立的医药专项发展资金，要向大平台和新药创制倾斜。所有新药研发项目都要通过大平台申请，否则不予审批。要动员所有力量，创造条件，形成合力。省政府有关部门、济南市、淄博市、潍坊市、烟台市、菏泽市和临沂市政府有关部门、济南高新区和周边要设单元技术平台和转化基地的几个市都要切实参与进来，拓宽渠道、汇聚资源、集思广益、共同努力。省调控基金配套的两亿元经费是远远不够的，预算的6亿元也是不够的，还需要各部门的大量资金支持，省财政厅在安排年度预算时要考虑支持大平台的建设和运转。省发改委要给予基建经费支持。省经信委在企业技改、技术创新、产权经费分配时也要向大平台倾斜。我们要利用好各个方面的力量做好医药创新体系建设工作，为国家医药产业的发展和人民的幸福安康做出贡献。要推动建立长效支持医药产业发展的机制，通过防止因更换主要负责人导致支持力度、关注度降低或放弃的行为。

15.3.9 积极开展项目对接行动

建议山东省委、山东省人民政府加强与科技部、卫生部、国家发展和改革委员会、财政部等国家部委对接，将山东省医药创新体系建设计划纳入中央部委办的共建计划。山东省重大新药创制中心是全国仅有的

4 个以地方为主（广东、天津、辽宁和山东）建设的国家综合性新药研发技术大平台，是山东省重大新药创制、培育新药产业群的突破口，实施省部共建具有重要示范意义。要积极争取科技部、国家卫健委等国家部委对山东省组织实施重大新药创制专项的领导。过去，在科技部、国家卫健委等的领导下，重大新药创制科技重大专项实施顺利，大大调动了医药企业创新的积极性，为医药产业跨越发展提供了科技支撑，产生了良好的社会反响和经济效益。各省份科技部门的积极性也空前高涨，投入强度不断加大。建议继续争取科技部等进一步加强对山东省承担该专项的项目的组织领导，组织各大平台之间的交流。继续发挥各级科技管理部门等的积极性。继续组织专家队伍，对接“重大新药创制”国家科技重大专项总体专家组，将山东省的优势、规划、决心反馈到总体组专家耳中，以期产生共鸣。争取“十四五”“十五五”“十六五”规划给予地方为主组建的新药研发技术大平台更多的国家科研任务，锻炼队伍，出新成果、出大成果、出更多的可转化医药科技成果，为我国在医药领域赶超发达国家积聚力量。

15.3.10　突破一批重大制药技术，实现产业化

建议规划并组织实施“重大新药创制关键技术创新工程”，组织国内外专家进行重大制药技术的联合攻关，引进技术的消化吸收以及产业化示范，突破一批关键技术。为新旧动能转换、经济结构调整和安全生产提供技术保障，为增加就业机会和提高城乡人民收入提供强有力的技术支撑，为改善社会发展环境提供全面的技术服务，为提高山东省在国内外生物医药经济领域的竞争力提供坚实的技术基础。努力推动全省抓住生物医药产业在全球快速发展带来的机遇，在化学药、生物技术药物、中药现代化、海洋药物、专利到期强仿药物等方面，尽快形成经济增长点，实现技术跨越带动经济腾飞的战略目标。重点在若干个方面实现突破：在生物医药业方面，重点开发预防生物制品类、基因工程药物、血液制品、基因治疗、合成多肽药物、核酸药物、诊断试剂等生物技术药品；原料药及药材、中成药等中药现代化药品；心脑血管类、抗肿瘤类、抗感染类、老年病类、抗寄生虫、呼吸系统、消化系统、计划生育以及作用于中枢神经的生物化学药物、发酵工程药物、半合成化学

药物等。开发国家一类新药10个，开发生产瑞替普酶等国家二、三类新药（含新型中药）100个以上。加快实施中药现代化示范工程，利用山东省是国家中药现代化示范工程试点省的优势，加快建设泰安、蒙阴、文登等国家级、省级中药现代化基地，建立生物资源基因库，培育出口型天然药物与原料药生产企业，形成中医药产业。大力发展生物化学制药工业，开发生产生物化工新产品、生物技术研究用新型试剂、新型生物医药培养和制取设备等。发展医药中间体、生物材料、教学用生物模型、计划生育用品、可降解塑料、高档纺织品整理剂等。药物设计。在创新医药研究开发中，要对药物进行设计，确定先导化合物分子，然后在此基础上进行结构的修饰与改进，进而合成得到较高生物活性的化合物，从而开发出新的高效药物。确定先导化合物的方法除从已有成药的分子结构获得或者从天然药物提取物分离获得外，更重要的是利用现代的药物分子设计方法获得，这就需要利用计算机辅助设计技术，比较成功的是基于先进的三维分子设计软件Apex（Activity Prediction Expert System）—3D的药效团模型方法（Biophore Model Method），能够减少筛选的盲目性，降低人力和物力[15-9]。

15.3.11 要切实抓好创新体系建设配套资金的落实

据有关资料，2018年，包括香港上市在内的中国上市医药企业，其支出的R&D经费（科技三项经费）排名前20的医药生产企业，研发经费总投入合计为225.59亿元。而同期全世界医药生产企业排名前20强，其该年的研发经费总投入为则为7145.91亿元，两者相比相差约32倍。追赶国际先进水平，仅投入这一项就任重而道远。再看看中国排名前20的医药企业研发投入占主营业务的比例均值为9%，而同比世界前20名医药生产企业的研发投入占主营业务的比例则达到了19%，中国医药企业无论是企业规模还是研究开发投入都与国际先进水平的企业有着鸿沟般的差距。因此，各级党委政府都必须重视对医药科技创新的投入，需要想方设法建立新型投融资机制，引导资金投向医药科技创新。医药科技企业同样需要超常规地加大研究开发经费投入，真正转为创新型医药科技企业。为此，建议采取如下措施：一是要做好“重大新药创制”国家科技重大专项立项项目的配套支持。根据科技部、卫生部的要求，配套资金的落实情况是“重大新药创制”国家科技重大专项立项项目的关键环节。要根据与国家签订的合同书落实配套经费。山东省承诺的配套资金如果不能按时筹集到位，对后续支持将会产生重大影响，面临大平台得而复失的难堪境况，同时也会对山东省下一步承担国家重大医药创新任务产生负面作用。因此，各级党委政府、各相关单位一定要高度重视，广开渠道，积极筹措，切实解决好配套资金的落实。省财政厅要根据国家要求，尽快落实相关配套经费，确保不因配套经费问题影响国家验收，并在省级财力许可的情况下，给大平台建设更多扶持；二是山东省科技厅要组织有关单位，根据国家要求认真编写好省级配套资金预算，争取列入年度财政预算；各参建单位也要认真编写好本级财政配套资金预算，积极争取本级财政的支持，确保自筹配套资金能够按照项目进度及时足额到位；三是各市、各企事业单位要继续落实山东省重大科技项目计划立项项目资金配套，争取更多科研经费投入到医药创新体系建设中。持续的资金支持是山东省保持医药大省，抢先转为医药强省的关键；是维系医药科研人员坚持科研方向的定海神针，是能否研究开发出重大新药的保障，切不可因人因事半途而废，结果导致劳而无功及前期投入浪费；四是探索建立针对医药创新的投融资环境，吸引一批风险投资公司、财政投资公司聚集到医药产业密集区，支撑医药科技成果转化和孵化，支持医药科技企业做大做强。

15.3.12　建立健全对“一把手”政策落实等的考核

党政“一把手”对医药产业发展与医药产业密集区建设的重视程度是推动医药创新体系建设的关键。经验表明，凡是“一把手”重视医药创新发展的区域，医药产业、医药科研、医药人才、医药政策落实都到位，医药经济发展就非常快；凡是“一把手”不重视或者认为前任做过再抓也是替别人作嫁衣不是自己的业绩的，医药科技创新发展就会不连续，有时会出现空档期，相关工作连续若干年停滞，导致发展后劲不足，再发力时，外省已经跑到了前头的被动局面。

参考文献

[15－1]《山东省人民政府关于加快医药科技创新体系建设的意见》.

[15 -2]《山东省人民政府办公厅关于成立山东省重大新药平台建设协调小组的通知》.

[15 -3]《山东省人民政府办公厅关于公布“泰山学者—药学特聘专家”岗位的通知》.

[15 -4]《关于印发“泰山学者—药学特聘专家”专项建设工程实施方案（试行）的通知》.

[15 -5]《关于认定“药物安全评价单元技术平台”等8个单元技术平台为“山东省国家综合性新药研发技术大平台单元技术平台”的通知》.

[15 -6] 赵友春. 生物技术产业应成为我省实现经济强省的第一经济支柱. 山东经济战略研究 [J]. 1998 (9): 4 -8.

[15 -7] 王延斌. 全国首创山东省委科技创新委员会成立. 科技日报 [N]. 2021 -07 -21 日, 一版.

[15 -8] 赵友春, 张长铠. 应当重视生物信息学及其产业的发展科技战略研究 [J]. 中国科技论坛, 2001 (03): 14 -16, 55.

[15 -9] 山东省科技统计中心. 我国各省市高技术产业发展状况分析 [R]. 全省高新技术工作会议交流材料, 2000.

[15 -10] 恒州博智药品及保健品研究中心. 2021 ~2027 全球与中国抗体偶联药物市场现状及未来发展趋势 [EB/OL]. 知乎网站, https: //zhuanlan. zhihu. com/p/393830180.

[15 -11] 融中财经. 2020 年中国生物医药行业发展报告. 北京融中传媒科技有限公司官方账号, https: //xw. qq. com/cmsid/20200731A0GXAZ00.

[15 -12] 国家发展改革委员会. 关于印发《“十三五”生物产业发展规划》的通知（发改高技 [2016] 2665 号）[EB/OL], http: //www. gov. cn/xinwen/2017 -01/12/content_ 5159179. htm, 2016 年 12 月 20 日.

[15 -13] 奇云. 陈列平的科学贡献和遗憾 [J]. 生命世界, 2019 (04), 21 -23.

[15 -14] 王瑞良. 治艾滋病有望——何大一的鸡尾酒疗法 [J]. 科学大众, 1997 年 5 期.

附录1　山东省医药科技创新政策摘录

一、山东省人民政府关于加快医药科技创新体系建设的意见

为组织实施国务院批准的“重大新药创制”国家科技重大专项，加快医药科技创新体系建设，提升医药产业自主创新能力，培育战略性新兴支柱产业，实现向医药科技强省的跨越。特提出以下意见。

（一）指导思想

深入贯彻落实科学发展观，加快转变医药经济发展方式，坚持整体规划、突出特色、协作配套、聚集发展，推动“项目、人才、基地”一体化，强化自主创新和体制机制创新，建立“开放、共享、服务”的运行机制，以建设山东国家综合性新药研究开发技术大平台（以下简称“国家新药研发大平台”）和国家山东创新药物孵化基地为突破口，构筑我省重大新药创制体系和重大新药成果转化体系，为建设医药科技强省、培育新医药战略性新兴产业提供科技支撑，努力把医药产业打造成为我省的支柱产业。

（二）建设目标

到2011年，重点建设“一个中心区、六类研发基地、二十个示范企业和三十个创新团队”为主要内容的山东省重大新药创制中心，确保完成国家新药研发大平台建设任务。

到2012年，完成国家山东创新药物孵化基地的建设任务。位于济南高新区的中心区基本竣工，规划1万亩的新药产业区投入运行。国家创新药物（潍坊）孵化基地和国家创新药物（烟台）孵化基地（山东国际生物医药科技园）初具规模，形成三大特色新药孵化基地。

到2015年，把山东省重大新药创制中心建设成为国内一流的国家

新药研发大平台，培育3～5个具有较强竞争力的创新药物孵化基地；国家工程（技术）研究中心、重点（工程）实验室、企业技术中心等国家级医药科技创新平台达15家以上。国家新药研发大平台（山东）产业化示范企业（简称“示范企业”）达50家以上，其中销售收入过100亿元、50亿元、10亿元的创新型医药企业依次为8家、15家、30家；研制10个具有自主知识产权或市场竞争力的创新药物，50个优势品种实现产值、利税双倍增；30个医药创新团队达到国内先进水平，部分达到国际先进或国内领先水平。

到2020年，逐步建成运行机制科学、技术链与产业化链密切衔接、区域相对集中、服务能力完善、具有国内先进水平并能够支撑医药产业快速发展的医药科技创新体系，形成鲁中、半岛、鲁南新药产业密集区，努力把医药产业打造成为全省支柱产业。

（三）重点任务

近期重点任务是围绕建设医药创新体系、提升全省医药科技创新能力和水平的目标，加快建设以国家新药研发大平台和国家创新药物孵化基地为主要内容的山东省重大新药创制中心。通过组织实施“山东省医药产值、利税双倍增科技示范工程”和山东省“泰山学者—药学特聘专家”专项人才建设工程等科技专项工程，打造“一区、六基地、二十个示范企业、三十个创新团队和三个新药产业密集区”为主线的重大新药创制体系和重大新药成果转化体系。

1. 着力打造一个新药研发中心区。在济南高新区建设29万平方米左右的国家新药研发大平台中心区，包括12个单元技术平台的新药创制公共服务平台，以及中试车间、生物医药重点实验室和生物医药企业孵化器，成为全国主要的新药创制、成果转化和医药企业密集区。

加快建设国家新药研发大平台内的单元技术平台，形成完整的新药研发与转化技术链，主要包括：先导化合物发现和优化平台（以中国海洋大学、山东大学为主共建）、药效学评价平台（以省医学科学院、山东大学、省药学科学院为主共建）、药物安全性评价平台（以山东大学、省药学科学院、省医学科学院为主共建）、临床前药物代谢动力学平台（以山东大学、中国海洋大学为主共建）、药物分析与质量控制平台（以省药学科学院、山东大学、中国海洋大学、省药品检验所等为主共建）、新药筛选平台（以山东大学、省药学科学院、中国海洋大学、省医学科学院为主共建）、新制剂与新释药系统平台（以省药学科学院、山东大学、山东中医药大学为主共建）、医药数据集成与信息服务技术平台（以济南高新区、山东大学、省药学科学院、江南计算机所等为主共建）、中药创制平台（以山东中医药大学、省中医药研究院等为主共建），以及新药生产工艺研究平台、新药中试产业化技术研究平台和医药企业孵化平台等12个单元技术平台。

2. 积极创建六类研发基地。按照建设医药科技创新体系的要求，根据全省研发和产业化特色，进行整体布局和规划，主要建设六类研发基地。包括：依托山东大学、省药学科学院，建设“生物药与化药创新基地”；依托中国海洋大学等建设“海洋药创新基地”；依托山东中医药大学与省中医药研究院等建设“中药创新基地”；依托省医学科学院、山东大学建设“实验动物基地”；依托国家中医临床研究基地、省立医院、省肿瘤医院、齐鲁医院等单位建设“新药临床研究基地”；依托济南、潍坊、烟台等高新区建设“创新药物孵化基地”“国家高技术产业基地”，使其成为我省新药研发和产业发展的支撑力量。

3. 大力培育二十个以上“示范企业”。选择齐鲁制药、鲁南制药、绿叶制药、鲁抗辰欣、东阿阿胶、荣昌制药、山东先声麦得津制药、瑞阳制药等有专业研发机构和在研国家一类新药的医药大企业，促进企业与国家新药研发大平台12个单元技术平台密切结合，培育20家具有重大新药创制能力和转化能力的创新型示范企业，承接全国15个国家新药研发大平台新药科技成果来我省转化。力争到“十二五”末期，示范企业发展到50家以上。

4. 加快组建三十个高端医药创新团队。组织实施“泰山学者—药学特聘专家”专项建设工程，为山东国家新药研发大平台和国家创新药物孵化基地引进和培育高端医药创新团队。自2010年起，用3～5年时间，在山东国家新药研发大平台、国家创新药物孵化基地和示范企业中设立30个“泰山学者—药学特聘专家”岗位，每个特聘专家配备4～6名青年科研骨干，组建30个以“泰山学者—药学特聘专家”为标志的医药高端人才团队，为我省医药科技创新体系建设提供人才支撑。

5. 推动形成三个新药产业密集区。在以上工作的基础上，推动形成以济南、淄博和潍坊为主体的“鲁中新药产业密集区”；以青岛、烟台、威海为主体的“半岛新药产业密集区”；以枣庄、济宁、临沂、菏泽为主体的“鲁南新药产业密集区”。每个密集区内要依托大学、科研机构建设重大新药创制平台1个、医药孵化基地1个，销售收入亿元以上企业全部设立具有特色的新药研发机构。每个密集区医药产值达到500亿元以上，实现医药产业聚集发展。

（四）保障措施

1. 加强领导，建立协调配合的联动机制。“省重大新药平台建设协调小组”要加强对医药科技创新体系建设工作的领导，定期调度，督促检查落实协调小组成员单位和国家新药研发大平台、创新药物孵化基地等共建单位的建设进展；省直各有关部门和有关市、高新区要加强协调与配合，成立相应的领导机构，制定优惠政策，并认真贯彻落实已经出台的各项政策。积极对接国家“重大新药创制”重大科技专项，形成促进我省医药科技创新体系发展的合力，不断加快医药产业“转方式、调结构”的步伐，为培育医药战略性新兴产业和增强自主创新能力奠定基础。

2. 加大对建设医药科技创新体系的投入。为完成国家“重大新药创制”重大科技专项规定的配套任务，从2011年起，省级财政结合现有科技资金，分年度安排一定数量的配套资金，主要用于推动山东省重大新药创制中心建设，以及公共服务平台科研条件建设、重大新药创制、新药研发成果奖励、新药产业化、优势产品提升、中药材基地建设等的项目补助。继续组织实施“山东省医药产值、利税双倍增科技示范工程”，积极推进自主知识产权的新药开发，培育具有竞争优势的医药大企业、大品种。加强对我省国家工程（技术）研究中心、重点实验室、工程实验室、企业技术中心等国家医药科技创新平台的支持。鼓励各级财政和企业加大对医药科技创新体系建设的投资金入，培育以重大新药研发为主导的现代医药产业。

加快投融资体系建设，促进多元化股权投资主体的形成，吸引国内外风险投资机构、私募股权投资企业、社会资金参与医药产业投资。推动融资性担保机构发展，着力解决创新型医药中小企业融资难问题。发挥政府引导基金的作用，鼓励和引导社会资金进入医药产业。国家创新药物孵化基地要制定吸引风险投资的政策措施，建立创新型企业金融支持体系，解决孵化企业融资难的问题。

优先培育和引导医药企业特别是中小型企业利用资本市场直接融

资，通过引进资本，扩大对外合作，破解资金瓶颈制约。坚持“境内与境外上市兼顾、主板、中小板与创业板上市并举”的方针，鼓励医药企业因企制宜选择上市途径。重点推动竞争能力较强的医药企业和医药行业龙头企业在主板上市，加快推动具有自主创新能力、成长性较高的中小医药企业到中小企业和创业板上市。帮助医药企业与境内外投资机构、证券中介机构建立联系，通过境外上市融资，实现快速发展。

加大医药上市公司重组力度。对主业突出、经营状况良好的绩优医药上市公司，大力推动战略性资产重组，通过并购重组或整体上市，注入上下游产业优质资产或整合同类资源来延伸产业链，实现与全省优质资源、支柱产业的嫁接和整合，使之成为带动区域经济发展的医药龙头企业；对主营业务缺乏增长潜力的，通过资产重组、引入战略投资者等形式，增强其盈利能力和可持续发展能力。

3. 加快医药高端人才和团队建设。加快培养具有国际视野和水平的高端医药创新创业人才，省各类产业发展与科技计划都应向医药项目倾斜。设岗单位要认真落实“泰山学者—药学特聘专家”专项建设工程承诺的资金、团队建设、仪器装备等配套政策，优化泰山学者团队发展条件。依托我省现有大学、国家工程技术研究中心、重点实验室、工程实验室、院士工作站等平台，实行开放式的工作机制，配备一流的设施，提供优惠条件，鼓励吸引国内外高水平医药创新人才、工程技术人才和团队来鲁创业、合作研究、入驻工作。研究解决海外医药人才引进中的户籍、居住、子女入学、创业资助等方面的问题，吸引更多海外科学家和留学人员回国创业、合作研究。

4. 打造医药科技创新平台。集成全省优势科技资源，重点建设山东省重大新药创制中心。推动企业技术创新平台成为国家新药研发大平台的重要组成力量，打造具有国际竞争力的“旗舰式”医药企业。积极推动济南、潍坊、烟台国家新药孵化基地建设，配备完善的科研仪器装备和专业服务管理机构，降低科技人员创业成本。积极推动鲁中、半岛、鲁南三个新药产业密集区建设，位于三个密集区的青岛、淄博、菏泽、济宁等有条件的开发区要积极建设创新药物孵化基地和医药公共研发服务平台。通过综合运用引导性资金、贷款贴息、偿还性资助、研发投入后补助等多种方式支持医药产业技术创新联盟开展创新成果产业化，加速形成医药产业链。

5. 加强对外科技合作与交流。鼓励企业的生产经营与国际医药行业标准对接。制定专项政策措施，支持有条件的企业加快国际注册和生产质量体系认证，建立国际营销渠道。鼓励企业参与承接国际生物医药的委托加工。在省自主创新科技成果转化重大专项中，优先支持山东省自主知识产权的创新药物开展国际临床研究，力争进入国际医药主流市场。

二、“泰山学者—药学特聘专家”建设工程实施方案

1. 为加快国家综合性新药研发技术大平台和国家企业创新药物孵化园区（基地）等医药创新体系建设，促进我省由医药大省向医药科技强省转变，培育壮大新药产业群和医疗器械产业群，更好地培养、吸引和凝聚高层次创新型人才，带动我省新药创制水平赶超国内外先进水平，依据《中共山东省委、山东省人民政府关于实施“泰山学者”建设工程的意见》（鲁发［2003］20号），制订本方案。

2. “泰山学者—药学特聘专家”建设工程的主要内容是：自2010年起，利用5年左右的时间，在国家综合性新药研究开发技术大平台（山东省重大新药创制中心）和“国家综合性新药研发技术大平台产业化示范企业”中设立50个以上的“泰山学者—药学特聘专家”岗位，招聘50名以上学术造诣深、发展潜力大、具有领导本学科保持或赶超国内外先进水平的“泰山学者—药学特聘专家”，建成50个以“泰山学者—药学特聘专家”为核心、以200至300名学术骨干为中坚的高水平学术团队，带动新药技术链和产业化链的完善，不断推出具有自主知识产权的重大新药，提升新药产业化水平。

3. 省委组织部、省科技厅成立“泰山学者—药学特聘专家”建设工程实施工作委员会，全面负责“泰山学者—药学特聘专家”建设工程的实施工作。省科技厅设实施工作办公室（简称“药学特聘专家”办公室），负责“泰山学者—药学特聘专家”建设工程的各项日常工作。省科技厅每年要把上年度“泰山学者”建设工程实施情况和本年度工作安排，报省人才工作领导小组审定。

4. “泰山学者—药学特聘专家”岗位的设置。

5. 岗位设置的原则是：与我省重大新药创制的技术链和产业化链

紧密结合，2010～2012 年确保综合性新药研发技术大平台及 12 个新药研究单元技术平台、20 个产业化示范企业、医药企业孵化园区（基地）的高层次人才团队需要，以期引进新药研发国家层次的研究团队。2013～2015 年以完善医药创新人才体系为主体，根据需要确定岗位。

6. 申请设置“泰山学者—药学特聘专家”特聘教授岗位的单位应具备新药研发的技术优势和综合实力；能够为“泰山学者—药学特聘专家”岗位受聘人员及学术团队成员提供良好的工作和生活条件。

7. 申请设置“泰山学者—药学特聘专家”岗位应具备下列基本条件：属于国家综合性新药研究开发技术大平台（山东）—省重大新药创制中心以及 12 个单元技术平台、医药企业孵化园区（基地）和大平台产业化示范企业，技术水平处于国内领先或国际先进水平，具有雄厚的教学科研实力和社会服务能力；具有结构合理的学术和研究梯队；具有稳定的研究方向，近 5 年内承担国家级和省部级研究课题，科研经费充足，企业的研发投入超过年销售收入的 5%；发表和出版一定数量的高水平学术论文和学术专著，获得省部级二等奖以上的科研奖励；具有良好的教学科研条件，拥有 800 万元以上的仪器设备；高校或研究事业单位要具有博士学位授予权。

8. “泰山学者—药学特聘专家”岗位按下列规定设置：

山东省重大新药创制中心、新药大平台中心区、孵化园区各设泰山学者—药学首席专家 1 名，各单元技术平台与产业化示范企业设泰山学者—药学特聘专家 1 名。拟申请设置“泰山学者—药学特聘专家”岗位的企业原则上要有国家或省级研发中心，每一大平台产业化示范企业可以设置特聘专家 1 名，设置期为 5 年。“泰山学者—药学特聘专家”办公室发布岗位设置公告。在有关新闻媒体公布，并书面通知有关单位。属于国家新药大平台的单位，已获准设立泰山学者岗位的，可自动转入泰山学者—药学特聘专家岗位，原待遇不变。同时，可增设一个岗位。

9. “泰山学者—药学特聘专家（含首席专家，下同）”2010 年拟设置 15 个左右岗位，2011～2012 年拟设立 35 个左右岗位。可以根据医药平台建设情况适当调整，并逐步加大产业化示范企业的设岗数量。岗位实行目标管理。“泰山学者—药学特聘专家”岗位的日常管理由获准设岗的单位负责。要制定具体、明确、科学、合理的岗位建设目标和年度实施计划，并报“泰山学者—药学特聘专家”建设工程实施工作委员会审核。“泰山学者—药学特聘专家”建设工程实施工作委员会组织同行专家对岗位建设情况进行定期或不定期考核。“泰山学者—药学特聘专家”岗位建设成绩突出的，可按第四条规定的岗位设置条件和有关程序连续设置，进入下一期工程建设。

10. “泰山学者—药学特聘专家”的选聘原则：注重学术水平，培养和引进相结合；公开、公平、公正；竞争择优、宁缺毋滥。

11. “泰山学者—药学特聘专家”应聘人员应具备下列基本条件：

（1）热爱祖国，拥护中国共产党的领导；爱岗敬业，具有良好的职业道德和科学、求实、团结、协作的精神；

（2）学术造诣深，主持过与医药相关的国家重大科技计划项目、或国家重大科技建设工程、或已有具有自主知识产权的处于临床研究阶段的国家一类新药，或者在医药产业化取得技术突破，在科研、开发方面取得国内外同行公认的重要成就，在本学科、本行业、本领域内有较大影响；

（3）具有较强的组织管理能力和带领本学科在其前沿领域赶超或保持国内外先进水平的能力，对本学科建设和学术研究工作有创新性构想；

（4）从事教学、科研、攻关第一线工作或在国内外知名医药研究单位工作，具有指导、培养高水平研发团队的能力和水平；

（5）身体健康，年富力强，一般应具有博士学位或教授职称；首次受聘年龄不超过 55 周岁；聘期内不得超过国家法定的退休年龄；

（6）对省外、海外高层次创新型人才，包括国家 863 计划、973 计划、支撑计划、国家重大新药创制专项等承担主课题的负责人，以及国际医药大企业的科学家，可采取“柔性引进”方式竞聘岗位，以岗位聘用、项目聘用、任务聘用等灵活用人方式引进人才。

12. “泰山学者—药学特聘专家”职责：组织我省重大新药研究和产业化工作，不断推出高水平的标志性研究成果；使本技术领域赶超或保持国内外先进水平，推动我省医药产业不断推出自主创新的产品；负责本技术领域学术梯队建设，培养技术骨干和优秀年轻学者，指导硕士、博士研究生；积极开展国内外医药技术领域的学术交流，加强技术合作。企业内的专家应大力开展科研成果转化和高新技术产业化工作；

聘期内每年在岗工作9个月（含9个月）以上。泰山学者—药学首席专家，除满足上述条件外，还要负责平台的业务指导，组织申报国家、省市各类科技项目，推动平台内各研发团队的创新等工作。

13. “泰山学者—药学特聘专家”按下列规定选聘：

（1）获准设置岗位的单位须通过多种方式向国内外发布招聘条件，公开招聘符合条件的候选人。

（2）“泰山学者—药学特聘专家”候选人提出申请，并填写《山东省“泰山学者—药学特聘专家”申请表》。每个岗位申请人数不得少于5人，其中外单位人数不少于2人。有关单位根据招聘条件，对候选人进行评议、遴选，提出推荐意见，报送“药学特聘专家”办公室。

（3）“药学特聘专家”办公室组织专家评审委员会对设岗单位推荐的候选人进行评审。由“泰山学者—药学特聘专家”建设工程实施工作委员会根据专家评审委员会评审意见，审定并公示拟聘任人员。

（4）获准设置“泰山学者—药学特聘专家”岗位的单位与受聘者签订聘任合同，规定聘期及聘任双方的权利和义务。合同中对受聘人员的在岗工作时间、工作目标与任务、成果归属权、聘期及待遇等有关条款要规范、合法、明确、充分、具体。聘任合同须经过公证机关公证，并报送“药学特聘专家”办公室审核、备案。

（5）设置岗位的单位根据“泰山学者—药学特聘专家”建设工程实施工作委员会的批复聘任特聘教授，并颁发聘书。

14. “泰山学者—药学特聘专家”实行合约管理，由设岗单位按双方签订的合约进行管理。“泰山学者”特聘教授每届聘期为5年，采取分段聘任的方法，第一阶段聘任时间为3年，期中考核合格的，续聘（第二阶段）2年。聘任期满后，根据岗位职责履行情况、岗位设置情况和双方意向，并符合第八条规定的可以续聘。“泰山学者—药学特聘专家”建设工程实施工作委员会组织同行专家对“泰山学者—药学特聘专家”履行岗位职责和合同执行情况进行期中和届满考核。

15. “泰山学者—药学特聘专家”聘期内享受岗位津贴。工程第一期特聘专家岗位津贴标准为每人每年10万元，由聘任单位支付，按月发放。“泰山学者—药学特聘专家”在聘期内的工资、福利、保险等待遇由设岗单位根据国家有关规定和双方协议确定。

16. 技术骨干选聘原则：根据研究单位和企业新药研发需求；尊重

“泰山学者—药学特聘专家”的意愿；兼顾学术水平和梯队结构的需要。

17. 技术骨干应聘人员应具备下列基本条件：热爱祖国，拥护中国共产党的领导；爱岗敬业，具有良好的职业道德和科学、求实、团结、协作精神；在本学科领域某一研究方向上学术造诣较深，能够主持重要科学研究工作，有较突出的科研工作业绩和一定的影响；发展潜力大，通过培养和锻炼，能成为本学科有一定影响力的学者；具有博士学位，首次受聘年龄一般不超过45周岁。

18. 技术骨干的主要职责是：协助“泰山学者—药学特聘专家”进行科学研究，技术领域赶超或保持国内领先、国际先进水平；参与重大科学研究、学术交流和科技开发工作，推出高水平的研究成果；指导硕士或博士研究生；聘期内全职在岗工作。

19. 技术骨干按下列规定聘任：

（1）每一“泰山学者—药学特聘专家”岗位聘任4至6名技术骨干。

（2）“泰山学者—药学特聘专家”根据需要，按第十四条规定的基本条件推荐技术骨干人选，并在单位公示。

（3）“泰山学者—药学特聘专家”所在单位对“泰山学者—药学特聘专家”推荐的人选进行审核和聘任。

（4）“泰山学者—药学特聘专家”与技术骨干签订工作协议，规定双方的权利和义务。工作协议中对学术骨干的工作目标与任务、成果归属权、聘期及待遇等有关条款的规定要明确、具体。

（5）“泰山学者—药学特聘专家”所在学校将聘任的技术骨干名单及工作协议报送“药学特聘专家”办公室备案。

20. 技术骨干实行协约管理。由“泰山学者—药学特聘专家”和所在单位共同负责。

21. 技术骨干每届聘期为5年，采取分段聘任的方法，第一阶段聘任时间为3年，考核合格的，续聘（第二阶段）2年。聘任期满后，根据双方意向，并符合第12条规定的可以续聘。

22. “泰山学者—药学特聘专家”所在单位对技术骨干履行岗位职责情况进行期中和期满考核，并将考核结果报送“药学特聘专家”办公室备案。

23. “泰山学者”特聘教授所带学术团队的技术骨干（4至6人）

聘期内享受岗位津贴。工程第一期，岗位津贴标准为每个学术团队每年10万元，由设岗单位承担。技术骨干的岗位津贴分配，原则上由“泰山学者—药学特聘专家”根据每个技术骨干的贡献大小提出分配意见，由设岗单位按月发放。技术骨干在聘期内的工资、福利、保险等待遇由设岗单位根据国家有关规定和双方协议确定。

24. 新药创制能力建设与新药开发基本目标：

（1）开展新药创制能力建设和新药开发，承担1至2项国家级重大、重点科研项目，取得1~2项达到本学科领域国内乃至国际先进水平的标志性研究成果，科研经费逐年增加，使本技术领域的整体学术水平和科技创新能力达到国内领先水平或国际先进水平。

（2）培养本技术领域某一研究方向上有一定影响的学术骨干，形成一支业务素质高、创新能力强、结构合理的学术团队；提高研究生教育质量，培养一定数量的高层次创新型人才；

（3）为医药企业提供高水平的新药证书或临床研究批件，促进新药成果的产业化，取得一定的经济和社会效益；提供以知识更新为主要内容的多种培训服务，成为高水平的人才培养培训基地。其中，先导化合物发现单元技术平台可提供进入临床申请的候选药物。

（4）发挥对外交流窗口作用，成为全国本技术领域的学术交流和资料信息基地。

（5）本技术领域的仪器设备及其他条件达到国内一流，乃至国际先进水平，为高水平科学研究、高层次人才培养、社会服务和国内外学术交流等工作提供重要支撑。

25. 设岗单位和“泰山学者—药学特聘专家”要根据新药能力建设和研发目标，制订科学合理、切实可行的建设规划和年度实施计划，经充分论证，报“药学特聘专家”办公室备案。

26. 设岗单位要投入一定的建设经费。5年建设期间，至少为每个“泰山学者—药学特聘专家”所在的岗位提供200万元岗位建设经费。其中，设岗前3年应投入总经费的三分之二以上。

27. 建设经费主要用于“泰山学者—药学特聘专家”完成岗位目标、任务以及实施建设规划所必需的仪器设备购置、已有仪器设备的配件购置、实验室改装、图书资料购置、学术队伍建设和学术交流等，其中，仪器设备和配件购置费等科研条件经费不低于80%。

28. 设岗单位每年要投入不低于30万元科研经费，为特聘教授及其梯队成员承担更高层次科研任务、产出标志性成果创造条件。省科技厅对批准的泰山学者—药学特聘专家给予科技攻关计划立项支持，对于按时完成任务的可连续给予支持。对获得国家一类新药证书，实现产业化并取得巨大经济效益的项目，经批准在《山东省自主创新行动计划》中，给予不低于100万元的后补助经费。对获得国家一类新药证书，并取得巨大经济效益的项目，优先授予省级科技奖励。根据任务，划拨给设岗的单位一定国家大平台建设经费用于新药研发。优先推荐申请国家科技计划项目，在地方匹配等方面给予优先支持。凡进入济南、潍坊、烟台创新技术产业开发区的泰山学者—药学特聘专家，高新区管委会要给予科研经费、科研条件等方面的支持。具体支持办法由管委会制定，报省人才领导小组备案。产业化示范企业所在市政府的扶持办法参照高新区制定并备案。

29. 科学研究工作要充分尊重科学家的学术意愿，并结合设岗单位的研究重点，鼓励创新。由“泰山学者—药学特聘专家”及其团队成员参照岗位目标和基本任务，自主选择课题，开展科学研究。

30. 科研课题和科研经费的管理按国家及我省有关科研课题和经费管理办法进行管理。

31. “泰山学者—药学特聘专家”申请省级科研经费资助，课题要符合省级攻关计划的申报指南，按照程序进行管理。在不违背国家及我省科研课题和经费管理办法有关规定的情况下，要给予特聘教授科研课题实施和经费使用等方面的充分自主权。

32. 科研课题的研究任务完成后，“药学特聘专家”办公室组织相应的评审专家委员会，对科研课题的完成情况进行验收与评价。取得的研究成果均应标注“‘泰山学者—药学特聘专家’建设工程专项经费资助”字样，加强职务发明管理和知识产权保护。

33. 考核。“泰山学者—药学特聘专家”建设工程实行考核评估制度。考核的内容主要包括：“泰山学者—药学特聘专家”和技术骨干的岗位职责履行情况与工作任务完成情况，新药研发和能力建设情况和设岗单位支持措施的落实情况等。考核工作遵循实事求是、客观公正、简便易行、注重实效的原则。对“泰山学者—药学特聘专家”的考核着重考核其岗位职责履行情况与工作任务的完成情况，考核分年度考核、期中考核和聘期届满考核。年度考核由设岗单位负责。考核工作于聘任时间每个整年时进行。设岗单位须将考核结果报“药学特聘专家”办公室备案。年度考核不合格者，由设岗单位提出警告和整改措施。连续2年考核不合格者，经“泰山学者—药学特聘专家”建设工程实施工作委员会同意后，由设岗单位解除聘任合同。期中考核和聘期届满考核由“泰山学者—药学特聘专家”建设工程实施工作委员会负责。期中考核在特聘教授受聘满3年（第一阶段）时进行。期中考核合格者，由学校按聘任合同续聘第二阶段；期中考核不合格者，由设岗单位解除聘任合同，停发其岗位津贴和科研经费。

34. 聘期届满考核在5年聘期结束时进行。对圆满完成岗位职责目标和任务、贡献巨大者予以表彰，符合第八条规定的可在下一期工程中优先聘任；对届满考核不合格者予以通报批评。被解除聘任合同的受聘人员或届满考核不合格者今后不得再申请进入“泰山学者—药学特聘专家”岗位。

35. 对设岗单位的考核主要考核其政策、措施的落实情况及工作支持力度、配套经费到位和使用情况等内容。考核分为期中考核和届满考核，由“泰山学者—药学特聘专家”建设工程实施工作委员会负责。

36. 期中考核在药学特聘专家受聘满3年（第一阶段）时进行。对考核不合格的岗位，“泰山学者—药学特聘专家”建设工程实施工作委员会予以通报批评并限期整改，必要时相应减少科技支持力度，直至取消其设岗资格。届满考核在特聘教授5年聘期结束时进行。对支持措施力度大、岗位建设成绩突出的单位，“泰山学者—药学特聘专家”建设工程实施工作委员会予以表彰；对建设力度不大、届满考核不合格者予以通报批评，并取消下一期工程中的申请资格。

附录2 山东省医药科技创新体系建设发展实录

2007年12月26日，国务院原则通过重大新药创制国家科技重大专项实施方案。山东省科学技术厅社会发展处积极与中华人民共和国科学技术部社会发展司、中国生物技术发展中心等沟通汇报，在“重大新药创制”国家科技重大专项指南即将发布之前，就积极向厅领导、省领导汇报，建议由山东省科学技术厅牵头，组织山东省医药科研队伍参加到这个专项中来。2008年4月下旬，山东省科学技术厅召集大中型医药企业、高等院校、医药科研院以及部分市地科技局召开了山东省创新药物发展座谈会，开展调查研究，结合科技部即将启动的专项和山东省的实际，提出山东省加快新药创制工作整体目标和重点。

由科技部中国生物技术发展中心主办的全国健康科技高层论坛暨新特药博览会于2008年9月3～5日在山东省烟台市召开，全国人大常委会副委员长、“重大新药创制”国家科技重大专项专家总体组组长桑国卫院士致辞。全国政协副主席、科技部部长万钢致辞。

国家中药现代化科技产业（山东）基地通过国家科技部验收。国家科技部组织以张伯礼院士为组长的专家组对国家中药现代化科技产业（山东）基地建设进行了考察验收。专家组先后实地考察了山东新时代药业有限公司、平邑县金银花规范化种植基地、山东东阿阿胶股份有限公司等省级中药现代化示范单位。2009年4月22日上午在济南由科技部主持召开了验收会，专家组听取了基地建设工作总结汇报并进行了质询，认为国家中药现代化科技产业（山东）基地圆满完成了规划建设任务，达到了预期建设目标，一致同意通过验收。自2001年被批准为国家中药现代化科技产业基地省以来，山东省委、山东省政府高度重视中药现代化工作，认真贯彻落实《中药现代化发展纲要》和《中医药创新发展规划纲要（2006—2010年）》，结合山东省的实际，以基地建省建设为载体，颁布实施了《山东省人民政府关于加快中药现代化发展的意见》，制定了《关于加快中药现代化发展的实施方案》，建立了协同促进机制，积极引导企业成为创新主体，加大科技投入，科技经费总投入达23亿元，促进了中药产业集群式发展。7年间，全省中药工业销售收入增长10倍，达到185.9亿元，实现利税36.6亿元，中药材种植面积达184万亩，中药材农业产值达到40亿元，年均递增15.1%。技术平台建设成绩显著，建立了1个全国中医临床研究基地、2个国家工程技术研究中心、3个国家企业技术中心，6个省部级重点实验室、6个省级工程技术研究中心和12个省级企业技术中心，为山东中药现代化科技创新搭建了良好的科技平台，人才队伍建设得到进一步加强，先后获得国家科技进步二等奖2项，山东省自然科学一等奖1项，省科技进步一等奖1项、二等奖30项，申请专利460项。培育了一批具有区域特色的品牌企业和“中药大品种”，拥有国家中药保护品种47个，12个“国家重点新产品”。设立了中药现代化科技产业示范园3个、示范县7个、示范基地2个、示范企业23个，有力促进了科技成果转化。建立了创新中药研究开发、中药生产、中药市场服务和中药质量标准等四大技术体系，中药企业技术装备水平显著提高，产业规模不断壮大，中药标准化、规范化与国际化取得了显著进展。

2009年5月，山东省科学技术厅组织山东大学、中国海洋大学、山东省药学科学院申报的山东省重大新药创制中心建设项目，通过了国家“重大新药创制科技重大专项”总体组的答辩，列入了国家综合性新药研究与开发技术大平台的建设计划。参加答辩会的专家对山东平台架构及其前期准备工作给予了充分肯定。“国家大平台”的建设实施对加快建设全省医药科技创新体系，彻底解决高端创新能力弱、科技成果转化体系不健全，可持续发展能力不足的问题具有重要意义。

2009年6月21日在山东大学趵突泉校区召开了山东省重大新药创制中心理事会成立大会暨第一次理事会。会议由山东大学娄红祥副校长主持。大会审议通过了山东省重大新药创制中心理事会组成人员名单，宣告山东省重大新药创制中心理事会正式成立。理事单位为：山东大学、中国海洋大学、山东省药学科学院、山东省医学科学院、山东中医药大学、山东省中医药研究院、济南市高新区管委会。会议选举娄红祥教授为理事长，王凤山教授为秘书长，理事会组成人员有：娄红祥、管华诗、凌沛学、韩金祥、欧阳兵、赵渤年、崔志强。理事会召开了第一次会议。审议通过了《山东省重大新药创制中心理事会章程》、学术委员会组成人员名单；讨论了《山东省重大新药创制中心学术委员会章程》《山东省重大新药创制中心平台管理办法》、山东省重大新药创制中心选址、人员编制和2009年度国拨经费使用方案等事宜。山东省科技厅孙伟副厅长代表省科技厅对理事会成立大会表示祝贺。对以山东大学、中国海洋大学、省药科院等共建单位在前期申报和平台筹建等方面做出的贡献给予了高度评价。并提出要求：山东省重大新药创制中心的建设对提升山东新药研制水平、促进山东由医药大省向医药强省的转变、辐射带动环渤海医药经济发展具有重要意义，因此在建设中既要注重突出重点，又要统筹兼顾。在进一步整合好山东现有的药物研究资源基础上，积极谋求创建特色鲜明、体系完整、具有世界先进水平的创新药物研究体系。参加会议的单位与人员：孙伟（山东省科技厅副厅长）、赵友春（山东省科技厅社会发展科技处处长）、娄红祥（山东大学，副校长、教授）、管华诗（中国海洋大学，医药学院院长、教授、中国工程院院士）、凌沛学（山东省药学科学院，院长、研究员）、韩金祥（山东省医学科学院，院长、研究员）、欧阳兵（山东中医药大学，副校长、教授）、赵渤年（山东省中医药研究院，副院长、研究员）、刘杰（山东省重大新药创制平台服务中心，副书记、经济师）、王凤山（山东大学，药学院院长、教授），傅茂笋（山东大学科技处副处长），郭怀芳（省科技厅社会发展科技处主任科员）。

2009年8月26日，国家综合性新药研究开发技术大平台——山东省重大新药创制中心（以下简称“大平台”）建设工作调度会在济南高新区召开。会议由山东省科学技术厅副厅长孙伟主持。会议对前段时间“大平台”建设工作进行了阶段性总结。一是成功争取到大平台落户山东省；二是成立了山东省重大新药创制中心理事会并通过了理事会章程，标志着大平台建设全面启动；三是根据要求编制了“国家综合性新药研究开发技术大平台”项目预算书并上报科技部；四是成立了山东省重大新药创制平台服务中心；五是济南高新区编制了大平台中心区的详细建设规划（包括8万平方米研发中试大楼和7万平方米孵化大厦共15万平方米）。会议听取并讨论了山东省科技厅草拟的《推进山东省重大新药创制中心建设工作要点》（以下简称《工作要点》）。与会单位一致认为《工作要点》明确了“大平台”的下一步工作重点和建设“一区六基地”的目标、步骤、具体工作任务及分工，可操作性强。会议要求，会后各共建单位修改后，将意见反馈给省科技厅，由省科技厅修改后印发施行。各单元平台建设依托单位应按要求认真落实，共同推进大平台建设工作。会议听取并讨论了山东大学起草的《山东省新药产业技术创新战略联盟章程》。与会单位代表表示积极参与山东省新药产业技术创新战略联盟。会议要求每个单元技术平台与医药企业签署合作协议，吸纳两家以上大企业建立“大平台产业化示范企业”。听取了山东省重大新药创制平台服务中心肖荣刚主任关于“大平台中心区建设规划”的汇报。孙伟副厅长提出四点意见：一是大平台共建单位一定要精诚合作，扬长避短，互通有无。二是《工作要点》由山东省科技厅印发施行，作为下一步绩效考核的依据。希望各单位不等不靠，切实把各项工作任务落到实处，先把自己的单元平台建起来。从明年开始，要建立退出机制，实行绩效考核，优胜劣汰，对不能完成建设任务、工作进展不大的，按照绩效考核要求进行处理。三是要高度重视重大新药产业技术创新战略联盟建设，要求每个单元技术平台的牵头单位与两家医药企业建立密切合作关系，尽快签订合作协议。经山东省科技厅批准后，认定为国家新药创制大平台产业化示范基地。新药联盟要争取进入10月山东省首批启动的创新联盟行动。四是济南高新区将提供15万平方米的研究与中试物理空间，下一步国家和省级财政资金将集中建设高新区公共服务平台，驻济单位要研究如何向高新区集中的问题。山东省科技厅孙伟副厅长、社发处处长赵友春、副处长王守宝、郭怀芳，山东省重大新药创制中心理事会单位的代表娄红祥、张玲、吴强明、姚庆强、田景振、赵渤年、王凤山，济南高新区管委会副主任钱宇建、潍坊高新区生物医药科技产业园武瑞亮主任以及齐鲁制药集团有限公司、鲁南制药集团有限公司、东阿阿胶股份有限公司、绿叶制药有限公司、鲁抗辰欣药业有限公司等省内医药大企业的代表参加了会议。

2009年10月13日至14日，山东省重大新药创制平台服务中心（简称“平台服务中心”）在济南国家高新技术产业开发区召集山东省医药工业研究所、山东同源建筑设计院等单位的建筑设计专家和制药研究与生产管理专家，对“新药大平台”中心区公共服务平台（综合实验室）设计方案进行了专题论证。“平台服务中心”肖荣刚主任介绍了新药大平台中心区建设的有关情况和规划要求。国家“新药大平台”——山东省重大新药创制中心（中心区）位于济南东部城区章锦片区，项目距离高新区中心区约 8 公里，距离济南市政务中心和奥体中心约 10 公里。北临经十东路，西邻刘公河，南至规划 B2 路，东至港西路，港西立交位于项目东北。总占地面积 6.43 公顷，规划总建筑面积约 23 万平方米，其中地上建筑面积约 16.7 万平方米，地下建筑面积约 6.3 万平方米，项目总投资 7 亿元，由济南高新区管委会出资建设，目前固定资产投资建设正按计划稳步推进。项目建成后，整个园区可通过经十路快速干道和绕城高速与济青、京沪等高速公路网、机场联系。园区分为南北两区，建筑（不含地下）包括一栋 8 万平方米的综合科研办公楼、6000 平方米的中试车间、7200 平方米综合实验室及 7.5 万平方米的孵化场地。综合科研办公楼为两栋高度 132 米连体楼；中试车间分别一栋单层和一栋三层标准车间，每层建筑面积 1565 平方米，层高 7 米；综合实验室为一栋 6 层建筑，层高 3.6 米，每层建筑面积 1200 平方米。本项目计划于 2009 年 11 月开工，2011 年建成投入使用。中心区的规划设计方案业已完成，为使设计方案与整个大平台建设的功能要求相适应，此次专题会重点对综合实验室和中试车间的建设提出专业化施工要求，须由有相应资质的医药工业设计院来完成施工图设计。　山东同源建筑设计院介绍了总体建筑设计方案；省医药工业研究所等有关单位对综合实验室的工艺设计提出了改进意见。实验室和中试车间的建筑设计及施工图设计应由有相应资质的医药工业设计院来完成，要充分考虑污染物（生产污水、化学试剂、废弃分析液等）排放问题，对污水、异味、废弃物妥善处理，最大限度地降低废水、废气、噪声等对周边环境可能产生的影响。参加座谈会的有：山东省重大新药创制平台服务中心主任肖荣刚、济南高新技术创业服务中心副主任凌宁；山东省医药工业研究所副所长段崇刚博士、科研部主任张岱州；山东同圆设计集团有限公司设计三分院副院长杨科、副总建筑师丁海青，设备专业负责人牛庆照工程师、电气专业负责人杨璐工程师。

2009 年 12 月 4 日，山东省医科院举行了山东省药物研究院综合实验大楼开工仪式。作为国家综合性新药研究开发技术大平台（即山东省重大新药创制平台）的重要组成部分，省药物研究院综合实验大楼的开建，将对医药大省山东省吸引高端人才、技术和资金，加快提升科研创新和新药研发能力方面具有重要意义。山东省药物研究院综合实验大楼主要将在基础研究、新药研发以及安全性评价等方面，为大平台提供技术支撑。同时，省医科院将进一步发挥山东省药物研究院股份制管理、运行优势，广泛吸引海内外人才、技术、资金，提高科研创新能力和新药研发能力，使山东省药物研究院真正成为全省生物技术和药物研发公共创新平台，进一步推动山东由医药大省向医药强省转变[1]。

山东省应邀参加国家“重大新药创制”科技重大专项推进会。为贯彻落实刘延东国务委员在“2009年国家科技重大专项（民口）组织实施推进会”上的讲话精神，进一步加大“重大新药创制”国家科技重大专项的推进力度，国家重大新药创制专项领导小组、牵头组织单位于2009年12月10日在北京召开了“重大新药创制”科技重大专项推进会。大会为总体专家组和责任专家组专家颁发证书。科技部副部长刘燕华同志传达了国务院2009年国家科技重大专项（民口）组织实施推进会议精神。全国人大常委会副委员长、专项技术总师桑国卫院士对专项实施提出技术要求。卫生部副部长、专项第一行政责任人刘谦对专项实施提出要求。全国政协副主席、科技部部长、专项领导小组组长万钢对下一步专项实施工作作重要指示。万部长强调，要认真贯彻落实2009年国家科技重大专项组织实施推进会精神，强化系统集成，科学推动重大科技专项的实施，尽快产业化一批新药科技成果。各有关省市、有关部委和项目承担单位，要加强领导，责任到位，确保完成各项建设任务。应邀参加会议的省市科技厅有北京、上海、四川、辽宁、山东、广东、江苏。

山东省科学技术厅组织起草的《山东省中药产业调整振兴指导意见》发布实施。文件根据山东省人民政府的统一部署，结合山东省中药产业的发展现状，提出突出自主创新的总体思路，不断完善山东省中药产业链，以基地建设为载体，壮大龙头企业和培育中药大品种，加快中药产业的升级，有力促进中药产业的健康可持续发展。

2010年1月7日山东省人民政府副省长李兆前到济南国家高新技术产业开发区考察国家综合性新药研发技术大平台建设筹备情况。

2010年1月9日山东省人民政府副省长李兆前、山东省科学技术厅厅长翟鲁宁等考察天津泰达国际生物医药联合研究院，中共中央政治局委员、天津市委书记张高丽接见李兆前一行。

2010年2月6日上午，山东省新药产业技术创新战略联盟和国家综合性新药研究开发技术大平台（以下简称“新药大平台”）技术依托单位之一山东大学与省内10家知名制药企业在山东大学举行重大新药创制产业技术创新战略联盟签字仪式并进行了座谈。会议由山东大学药学院院长王凤山教授主持。山东省科技厅孙伟副厅长代表省科技厅对新药产业战略联盟的签约表示热烈祝贺，她在讲话中指出，省政府高度重视“新药大平台”——山东省重大新药创制中心建设，“新药大平台”建设写入了《2010年山东省人民政府工作报告》。作为新药大平台的重要组成部分，“新药大平台示范企业”将在新药产业化进程中发挥更大的作用。本次联盟的建立，将会加快整合省内优势资源，为产学研合作开辟新的途径，希望各盟员单位充分发挥积极性和主动性，围绕“互补、共享、特色、优势”这8个字做好文章，切实把联盟规划好、建设好；联盟之间要处理好各方面的利益关系，建立畅通的协调机制、合理的评估机制、动态管理体制和灵活的退出机制，立足国际前沿，凝聚人才队伍，联合攻关，以国家综合性新药研发大平台为依托，做好重大新药的研究和产业化工作。下一步省里将研究新药大平台示范企业的培育措施，争取承担更多的国家和省级科研任务。新药大平台技术总负责人、山东大学副校长娄红祥教授做了发言，他说，山东省通过GMP认证的医药企业400余家，2009年实现产值1300亿元以上，今天参加签字仪式的10家企业2009年实现销售收入209.3亿元，利税32.9亿元，约占全省的16.1%和20%，属于山东省医药产业的骨干力量。国内外医药创新竞争日益激烈，瑞士诺华制药集团汇集了600余位医药领域的人才，一年的研发投入达40亿美元；我国举国家之力“十一五”规划投入仅66亿元，也是想集中力量办大事。山东省很有幸争取到一个国家综合性新药研究开发技术大平台建设，但是如何做好，如何选择我们的优势和特色，能在激烈的竞争中有一席之地，是我们要考虑的关键事情。山东省的企业规模和创新能力在全国也排在前列，如何能和新药大平台联手做好新药创制与技术进步，建设医药科技强省，是我们医药产业技术创新战略联盟成立的意义。今后联盟将在信息沟通、资源共享、条件平台建设、人才培养、国家新药大平台科研成果的转化、关键技术的联合攻关、引进高层次人才等方面加强合作，互通有无，共同为建设山东省医药科技强省做出更大的贡献。步长制药、益康药业、绿叶制药、瑞阳制药、齐鲁制药、新华制药、齐都制药、东阿阿胶、鲁南制药和鲁抗辰欣药业等10家企业代表分别介绍了企业的技术创新、产业发展情况和下一步工作打算，均表示，将全力支持和参与新药大平台建设，加强产学研合作和研发投入，争取更多的新药上市。

2010年3月16日山东省人民政府办公厅关于成立国家综合性新药研发技术大平台建设领导小组的通知。为加快山东省医药产业自主创新步伐，培育新药产业群，提升科技对医药产业结构调整的支撑作用，国家重大科技专项“重大新药创制”领导小组批准在山东省建设“国家综合性新药研究开发技术大平台”（简称“大平台”）。为保障“大平台”建设顺利实施，加快大平台“一区六基地地二十个示范企业”、山东省重大新药创制中心（研究院）、山东创新新药孵化基地等的建设步伐，根据工作需要，经省政府同意，成立“大平台”建设领导小组。领导小组组长：李兆前副省长。副组长：翟鲁宁山东省科技厅厅长、庞敦之山东省财政厅副厅长、仇冰玉山东省卫生厅副厅长。成员：孙伟山东省科技厅副厅长、刘贵堂山东省委组织部人才处处长、阎作溪山东省发改委副主任、李建生山东省经信委副主任、郭建磊山东省教育厅副厅长、黄麟英山东省人力资源社会保障厅副厅长、王玉志山东省国土资源厅副厅长、宋新强山东省人口计生委副主任、陈绍民山东省食品药品监督管理总局副局长、张宗祥济南市人民政府副市长、陈白峰潍坊市人民政府副市长、许立华烟台市人民政府副市长、娄红祥山东大学副校长、管华诗中国海洋大学院士、凌沛学山东省商业集团总公司副总经理、韩金祥山东省医学科学院院长、欧阳兵山东中医药大学校长。领导小组下设办公室，办公室设在省科技厅，翟鲁宁厅长兼任办公室主任，孙伟副厅长兼任办公室副主任，日常工作由省科技厅社会发展科技处承办。领导小组主要职责：负责新药“大平台”、山东创新新药孵化基地（园区）等医药创新体系建设的宏观指导，协调解决建设过程中的重大关键问题、研究制定促进政策措施等；根据需要召开领导小组会议。领导小组办公室主要职责：承担领导小组的日常工作；研究医药产业发展政策与措施；负责与领导小组成员及有关单位的信息沟通和联系；牵头起草山东省医药科技创新体系建设的政策措施；按照领导小组的工作部署，督促有关单位抓好工作落实；负责领导小组会务工作；完成领导交办的其他工作。

2010 年 3 月 25 日，“山东国家创新药物孵化基地建设”项目顺利通过“重大新药创制”科技重大专项专家答辩。全国 23 个省（市）竞争，山东省答辩成绩排在上海张江生物医药产业园区之后位居第二位，成为 7 个国家创新药物孵化基地之一。项目总投资 5.5 亿元，其中国家科技支大专项支持 1.1 亿元，建设周期 3 年。“山东国家创新药物孵化基地建设”项目整合了济南国家高新区、潍坊国家高新区和烟台省级高新区医药科技园区的优势资源，以“资源高度共享、管理科学规范、服务优质高效”为原则，创新管理体制与运行机制，构建政府引导、园区推进、企业主体、产学研结合、开放共享的创新药物研发、转化、产业化体系。重点开展 10 个基本药物大品种的技术改造，解决 12 个制约新药研发和产业化过程的“瓶颈”技术；研究开发国家一类 30 个候选新药、临床新药，产业化 9 个新药科研成果，建立 10 个新药研发技术平台，开展 4 个新药的国际合作研究，引进一批高水平创新创业人才，进一步提升新药孵化能力，建成条件配套完整、功能齐全完备、技术手段先进、衔接紧密连贯的特色优势显著的创新药物孵化基地。

2010 年 3 月 30 日，山东省委组织部联合山东省科技厅向山东省人才工作领导小组申请启动“泰山学者—药学特聘专家”建设专项工程。为贯彻落实《2010 年山东省人民政府工作报告》“建设国家重大新药创制平台”的任务，通过培养、吸引和凝聚医药高层次创新型人才，全面提升山东省医药产业自主创新能力，推进山东省医药产业由医药大省向医药科技强省转变，自国务院批准实施“重大新药创制”国家重大科技专项以来，山东省争取了国家综合性新药研究开发技术大平台、创新药物孵化基地建设等 33 个课题，已到位国家财政拨款经费 1.5 亿元，感受至深的是山东省缺乏医药研发高端人才。省领导对建设国家重大新药创制平台高度重视。姜异康书记亲自给科技部党组书记李学勇同志打电话。姜大明省长批示，“万钢部长来我省提及此事”，并在《省政府工作报告》中提出，“将新药大平台列为 2010 年全省重点建设的三大科技创新平台之一”。省政协主席刘伟同志批示，“省科技厅领导高度重视，措施有力得当，工作扎实有效，做得很好。希望进一步做好跟进、落实，将工作做得更的更好”。李兆前副省长批示，“前一段时间科技厅及有关部门做了大量卓有成效的工作，下一步加大工作力度，确保各项工作的落实”。王随莲副省长批示，“建议省科技厅牵头成立领导小组，整合山东省力量，积极争取进入国家新药研发平台计划”。因此，为进一步落实省委省政府领导的指示，建设好大平台，需要通过“泰山学者—药学特聘专家”等人才计划汇集国内外优秀医药科技人才。设立“泰山学者—药学特聘专家”可快速聚集高层人才。“泰山学者—药学特聘专家”建设工程分期实施，在山东国家综合性新药研究开发技术大平台、新药创制单元技术平台、企业创新药物孵化基地（园区）和大平台产业化示范企业，设置“泰山学者—药学特聘专家”岗位。2010～2012年起设置50个“泰山学者—药学特聘专家”岗位。面向国内外公开招聘50名学术造诣深、发展潜力大、具有领导本技术领域保持或赶超国内外先进水平能力的中青年杰出人才。2013～2015年根据山东省医药科技创新体系建设与产业发展情况，再设置30名以上泰山学者—药学特聘专家岗位。建设一批具有创新能力的高水平研发团队。充分发挥“泰山学者—药学特聘专家”的带动示范作用，建成50个高水平的研发团队，培养200～300名技术骨干，使其成为全省医药创新的先锋队和中坚力量，使山东省医药研发高层次创新型人才的数量与质量实现较大突破，以满足山东省医药产业发展的需求。以“泰山学者—药学特聘专家”为核心，以研发团队为依托，重点建设12个单元技术平台、3个新药孵化基地（园区）和一批产业化示范企业，形成与山东省医药企业紧密相连、能够为山东省医药企业研发提供服务，建成一批高层次人才培养、高技术研发和成果转化的重要基地。每年列专项资金支持“泰山学者—药学特聘专家”建设工程。山东省科技厅将在科研立项、成果奖励等方面给予大力支持。在第一期工程实施中，省科技厅给予每位“泰山学者—药学特聘专家”不低于20万元的科研项目，对获得国家一类新药证书，实现产业化取得巨大经济效益的项目，在《山东省自主创新行动计划》中，给予不低于100万元的补助经费。对获得国家一类新药证书，并取得巨大经济效益的项目，优先授予山东省科技奖励。获准设置“泰山学者—药学特聘专家”岗位的单位要配套经费，每年给予每个“泰山学者—药学特聘专家”本人10万元的岗位津贴，给予其所带学术团队提供5万元岗位津贴和30万元的科研补助经费。同时5年内为“泰山学者—药学特聘专家”提供200万元平台建设经费。同时，设岗单位及所在地政府也应给予相应的扶持。

山东省科技厅会商济南高新区管委会。研究加快国家新药研发大平台和国家创新药物孵化基地发展的政策措施。2010年4月6日，山东省重大新药平台建设协调小组副组长、办公室主任、省科技厅厅长翟鲁宁同志，办公室副主任、孙伟副厅长带队到济南国家高新技术产业开发区调研国家新药研发大平台建设进展，并就如何加快省重大新药创制中心和国家创新药物孵化基地建设进行会商。济南高新区管委会副主任崔志强同志汇报了山东国家新药研发大平台建设进展：2009年5月和2010年3月，国家综合性新药研发技术大平台和国家创新药物孵化基地先后落户到济南高新区。目前，中心区规划已论证完成，将重点建设公共服务平台和孵化基地，尽快开通大平台网站，规划10000亩生物医药产业区，加快中心区基础设施建设，制定促进生物医药产业发展的配套政策，设立专项资金，做好“泰山学者—药学特聘专家”选聘工作。济南高新区管委会苏树伟主任表示，国家新药研发大平台建设土地手续和规划已完成，4亿元的建设资金已到位，计划5月举行开工奠基仪式，尽快形成新药大平台和创新药物孵化基地外部形象。孙伟副厅长认为，济南高新区应继续加快项目、基地、人才一体化建设，在管理体制和运行机制上开拓创新，多借鉴学习外省的经验。翟鲁宁厅长认为，目前两个国家新药平台落户山东，有了一个良好的开端，但也感重任在肩。一要创建高水平国家新药研发大平台，尽早开工建设大平台中心区，力争成为国际先进、国内一流；二要创新管理体制和政策促进机制。济南高新区要在新药大平台的管理和政策上创新，研究针对生物医药产业发展的优惠政策。省重大新药创制平台服务中心要定位在服务上，为新药研发与转化创造良好的政策环境、服务环境；三要一期建设工程要重点围绕如何完成国家任务目标做好各项工作。

济南高新区设立“山东省重大新药创制平台服务中心”。经济南市编办批准，在济南高新区设立“山东省重大新药创制平台”服务中心，专门为国家综合性新药研发技术大平台建设与进驻的各单元技术平台提供专业化的“一条龙”服务。中心为财政全额拨款的正处级事业单位，核定事业编制12人，内设综合科、项目促进科和平台运营科，领导职数配主任1人，副主任1人，科长3人。这标志着国家新药研发大平台建设进入快车道。

2010年4月17~19日，全国人大常委会副委员长、“重大新药创制”国家科技重大专项技术总师、中国工程院桑国卫院士率国家科技部、卫生部、解放军总后卫生部等专项实施办公室负责同志组成“重大新药创制”国家科技重大专项课题检查评估组来山东省检查指导重大新药创制平台和创新药物孵化基地建设情况，姜大明省长会见并汇报建设进展。王随莲副省长代表山东省政府介绍了山东省经济社会与医药产业发展情况。山东省科技厅厅长翟鲁宁汇报了山东省新药研发和产业化的总体情况、工作思路、下一步工作打算和建议。桑国卫副委员长对山东省新药研发与产业化创制给予较高评价。他认为，在“重大新药创制”1～3 批项目中，山东争取到了 3 亿元国家财政经费，在全国是属于较多的省，组织得比较好。充分体现了山东省委、省政府对新药创制工作的高度重视，配套力度较大，政策措施到位，省科技厅领导非常负责；在专项的支持和引领下，创新型企业、科研院所发展势头非常好，潜力非常大；山东的医药行业有很好的产业基础和发展前景，很有希望做大做强，继续领跑我国医药产业。

2010 年 7 月 21 日，为认真贯彻落实省人才工作会议和省人才工作领导小组《关于印发〈“泰山学者—药学特聘专家”专项建设工程实施方案（试行）〉的通知》精神，加快山东省医药科技创新人才团队建设，把国家新药研发大平台和国家创新药物孵化基地建设成为国内一流的新药创制基地，在山东大厦召开“泰山学者—药学特聘专家”专项建设工程启动会议。参会单位与人员有山东省人民政府李兆前副省长，山东省政府办公厅刘爱军副主任，山东省委组织部于刚副部长，山东省科技厅翟鲁宁厅长、孙伟副厅长；省重大新药创制平台协调小组成员单位；山东重大新药创制中心理事会成员单位、20 个产业化示范企业、山东国家创新药物孵化基地（济南、潍坊、烟台）以及大平台共建单位所在市科技局负责人。新闻单位（大众日报、科技日报山东记者站、新华社山东分社、齐鲁晚报、山东科技信息报、山东卫视）等 80 多人。会议由省科技厅翟鲁宁厅长主持，李兆前副省长等领导给国家综合性新药研究开发大平台（山东）产业化示范企业授牌，山东省委组织部于刚副部长宣读《关于印发〈“泰山学者—药学特聘专家”专项建设工程实施方案（试行）〉的通知》；山东大学、省药科院、济南高新区管委会、烟台市科技局、齐鲁制药有限公司等代表发言。

2010 年 8 月 6 日，全国人大常委会副委员长桑国卫院士为国家山东创新药物孵化基地（烟台）——山东国际生物科技园奠基。8 月 6 日上午，国家山东创新药物孵化基地（烟台）——山东国际生物科技园奠基仪式暨科研院所入园协议签字仪式在烟台高新区隆重举行。全国人大常委会副委员长、国家“重大新药创制”科技重大专项技术总师桑国卫院士，国家食品药品监督管理总局局长邵明立，工业和信息化部党组成员、总工程师朱宏任，全国政协常委、副秘书长、农工党中央副主席刘晓峰，省人大常委会副主任温孚江，副省长李兆前，科技部社发司司长马燕合，科技部中国生物技术发展中心主任、国家“重大新药创制”科技专项实施办公室副主任王宏广，山东省科技厅厅长翟鲁宁，以及国家有关部委办和烟台市领导郝德军、张广波等出席仪式。李兆前副省长致欢迎辞。他代表山东省人民政府向长期以来关心、支持山东医药产业发展的朋友表示感谢。他指出，山东国际生物科技园是山东省国家综合性新药研究开发技术大平台建设的重要组成部分，是山东省重点建设的三大国家创新药物孵化基地之一，山东国际生物科技园的奠基是提高山东省生物与医药科技产业创新能力的重要突破，对打好“转方式、调结构”这场攻坚战具有十分重要的意义。希望各级各部门加强组织领导，完善政策措施，把山东国际科技园区打造成国内一流、国际先进、优势集中、特色突出的生物与医药科技创新园区，为全省乃至全国生物医药科技的发展做出积极贡献。美国哈姆纳研究院、新加坡裕廊国际、中国医学科学院等 15 家单位签订了入园协议。山东国际生物科技园将全力打造成为国内一流、国际知名的创新型生物科技研发基地。山东国际生物科技园位于烟台高新区核心区，总投资 60 亿元，规划占地 1046 亩，由烟台高新区管委与山东绿叶集团共同建设，重点发展生物医药、生物农业、海洋生物等产业，吸引更多的制药企业和科研单位入驻，并积极在公共研发服务平台建设、新药研发、核心技术应用等方面实现突破。该项目拟建设科技研发区、生活配套区、滨海度假区三部分。其中，科技研发区包括生物医药技术研发区、海洋生物技术研发区、农业生物技术研发区、国际生命科学中心、国际生命健康中心等；生活配套区规划建设五星级酒店、观海酒店公寓、专家公寓、国际学校、健康服务一条街、社区配套服务设施等，倡导健康科技生活新理念；滨海度假区规划建设各种休闲娱乐设施，提供身心放松场所。到 2020 年，山东国际生物科技园吸引入驻 100 家以上全球知名生物企业的研发中心、100 家以上国内外知名大专院校研究院所的研发中心和实验室，吸引 10 位国际生物科技领域知名科学家、20 位国内生物科技领域一流科学家、200 位国内外生物科技领域学术带头人，打造成为引领生物与医药发展的国内一流、国际知名的创新型生物科技研发基地。

2010 年，潍坊国家高新区生物医药科技产业园已投入运营使用。潍坊国家高新区生物医药科技产业园是潍坊市委、市政府“十一五”期间为优化产业布局、促进产业升级而重点打造的专业性园区，投资主体是潍坊国家高新区生物医药科技产业园管理办公室，下设潍坊高新生物园发展有限公司，两个机构“一套班子，两块牌子”。园区由研发孵化区、成果转化加速区组成，规划占地 1000 亩，2006 年 6 月动工建设，目前已完成 2 亿元的前期投入，完成新药公共服务技术体系 5 万平方米的空间建设，配备了包括 600 兆核磁共振、透射电子显微镜、流式细胞仪、全自动遗传分析仪、高速冷冻离心机、全自动制备型液相色谱等在内的国际先进的大型精密研发实验仪器 100 多台套。目前进入园区公共服务平台的新药产业化项目达 100 余项，整合园区企业 3 亿元研发设备资源，孵化基地中建有规模以上创新药物企业研发中心 15 个，园区企业与全国 47 所高校建立了长期稳定的合作开发关系。现有博士（后）103 名，其中海外留学归国博士（后）47 名，入驻企业 56 家。园区设立了院士工作站和博士后科研工作站，先后被认定为“国家级高新技术创业服务中心”“中国产学研合作创新示范基地”“中国博士后创新创业基地”“国家级大学生创业见习基地”，是山东省唯一的国家级生物医药专业孵化器和省级中药现代化科技企业孵化器，是财政部重点扶持建设的公共技术服务平台，是国家山东创新药物孵化基地的重要组成部分。

2010 年 8 月 16 日济南市召开了建设省重大新药创制平台领导小组第一次全体会议，研究确定领导小组的工作职责，并对进一步做好平台建设作出安排。副市长张宗祥出席会议并讲话，高新区管委会主任苏树伟主持会议。中心区将分三期工程建设：一期工程重点是提升现有的医药企业专业孵化器。二期工程将在出口加工区的东临建设大平台和孵化基地，已经完成了 7 亿元基本建设经费的筹集工作，专项用于大平台核心区和孵化基地建设，将建设具有一定规模和国内一流水准的生物医药企业中试加速器，目前即将开工建设，预计 2011 年将部分建成并投入使用。三期工程的建设，高新区拟在两河片区规划 1 万亩土地建设生物医药科技产业园，通过高效率转化创新药物项目，逐步形成由目前的孵化企业提升为培育、壮大产业，使高新区成为全国最成功的创新药物成果转化基地和全国最主要的创新药物产业化聚集区。

2010年10月29日下午，李兆前副省长在济南高新区主持召开“山东国家新药研发大平台建设调度会”，山东省重大新药创制平台建设协调小组成员参加会议。会议听取了山东省科技厅翟鲁宁厅长、济南市张宗祥副市长和山东省商业集团凌沛学副总经理关于大平台建设有关情况的汇报，现场考察了省药品检验所，研究讨论了《山东省人民政府关于加快医药科技创新体系建设的意见（征求意见稿）》，深入分析了大平台建设中存在的问题，对下一阶段工作进行了安排部署。会议认为，大平台建设启动以来，在山东省委、山东省政府的正确领导下，山东省大平台建设协调小组各成员单位、各参建单位及主管部门按照大平台建设的目标任务和有关要求，积极作为，齐抓共管，扎实推进了各项建设任务的顺利实施，取得了初步成效。山东省科技厅牵头为平台累计争取国拨资金3亿多元；济南市政府及济南高新区筹集资金7亿元，积极筹备平台中心区建设；烟台市政府正式启动了总投资为50亿元的国际生物科技园区建设；潍坊市政府投入2亿元，已完成5万平方米的国家创新药物（潍坊）孵化基地的基础设施建设；山东省委组织部和山东省科技厅启动了“泰山学者—药学特聘专家”专项建设工程；省科技厅和省财政厅筹集4200多万元资金，启动了“山东省医药企业产值、利税双倍增工程”；山东大学、中国海洋大学、省药科院、省医科院、山东中医药大学、省中医药研究院等单元技术平台和省新药产业技术创新战略联盟建设也取得实质性进展。为了做好下一步工作，会议研究确定：一要进一步加强对平台建设的组织领导。各有关市和省直有关部门、单位要参照省里模式，抓紧成立建设工作推进小组，做到领导到位、组织到位、人员到位。省推进小组各成员要作为本市、本部门大平台建设工作的第一责任人，对重大问题要亲自抓，并加强督促检查，确保落实到位。要在平台建设中引入竞争机制，通过淘汰机制和激励机制，把建设好的单位吸纳进来，不理想的单位淘汰出去，提高大平台建设的质量和水平。二要认真抓好平台建设配套资金的落实。山东省科技厅要组织有关部门和单位抓紧提出资金预算需求，争取列入明年省财政预算；山东省财政厅要根据国家有关要求，尽快落实相关配套经费，确保不因配套经费问题影响国家验收；济南、潍坊、烟台三个市要设立医药创新专项资金，并在经费使用上对大平台建设适当倾斜。同时，要吸纳更多的社会资金特别是医药企业的资金参与大平台建设。三要坚持高标准抓好大平台中心区建设。在规划设计上，要邀请知名专家，进一步对中心区、生活配套区、孵化器、GMP车间，特别是综合信息平台的方案进行充分研究论证，综合统筹，实现资源高度集中，信息充分共享，避免重复建设。在立项方面，要与国土资源厅进一步协商，优化土地使用条件和中心区建设布局，争取把中心区列为省重点建设项目，并积极申报国家重点。四要加快制定和完善推进大平台建设的政策体系。对省政府已经出台的《关于促进新材料、新医药、新信息3个新兴产业加快发展的若干政策》《关于促进新医药产业加快发展的若干政策》《山东省医药工业调整振兴指导意见》《山东省中药产业调整振兴指导意见》等，要充分学用好；对这次会上研究讨论的《关于加快建设医药科技创新体系的意见》，会后要认真组织研究，抓紧修改完善，争取及早上会研究并下发实施。五要下大力抓好医药创制高端人才队伍的建设，吸引和凝聚更多高端医药科研人才和创新团队来山东省创业、发展。参加会议的有：山东省委组织部常务副部长于刚，山东省政府办公厅副主任刘爱军，山东省发展改革委张晓青，山东省经信委张新明，山东省教育厅张厚吉，山东省科技厅翟鲁宁，山东省财政厅张光月，山东省人力资源和社会保障厅张保民，山东省国土资源厅刘继宝，山东省卫生厅仇冰玉，山东省人口和计生委宋新强，山东省食品药品监督管理总局公培献，济南市政府张宗祥，济南高新区管委会马玉星、崔志强，烟台市政府办公室李咏梅，潍坊市科技局安卫红，山东大学娄红祥，山东中医药大学姜少华，中国海洋大学胡斌，省商业集团凌沛学，省医科院寻建华，省中医药研究院赵渤年等同志。

2010年，为加快“转结构、调方式”步伐，完成山东省委、山东省政府确定的“加快培育新医药产业”的战略目标，加快构筑医药科技产业创新体系，培育医药大企业、大品种和新药产业群，实现产业拉动创新的山东特色，根据《山东省高技术产业自主创新行动计划》，山东省科技厅发布2010年度“山东省重大药物产值利税双倍增科技示范工程”项目招标指南。包括重大新药创制、药物大品种技术改造、非专利药物的国产化、新药研究开发关键技术等招标项目。

2010年11月7日上午，山东国家综合性新药研发大平台中心区和国家山东创新药物孵化基地项目开工奠基仪式在济南举行，这标志着山东省国家重大新药创制平台建设进入了全面实施阶段。山东省省长姜大明、山东省委常委济南市委书记焉荣竹、山东省副省长李兆前、济南市市长张建国出席国家综合性新药研发技术大平台中心区和国家山东创新药物孵化基地建设开工奠基仪式。山东省委副书记、省长姜大明出席项目奠基仪式并宣布开工，山东省委常委、济南市委书记焉荣竹出席，副省长李兆前致辞，济南市市长张建国主持奠基仪式。李兆前在致辞中说，国家综合性新药研发大平台中心区和国家创新药物孵化基地项目开工奠基是山东国家重大新药创制平台建设的基础和关键。希望省重大新药平台建设协调小组成员单位、济南和其他各有关市，切实加大对平台建设的支持力度，加快建设步伐，力争把山东国家重大新药创制平台打造成国内一流、国际先进、优势集中、特色突出的综合性医药科技服务平台，为山东省乃至全国医药产业的创新发展和人民群众的健康做出新的更大的贡献。济南高新区将依托国家新药研发大平台，打造环渤海的“中国药谷”。国家山东创新药物孵化基地项目相继落户济南高新区。为进一步强化基础环境建设，济南高新区管委会规划的新药大平台中心区已开工奠基。国家综合性新药研发技术大平台中心区建设规划总建筑面积29万平方米，概算总投资12亿元。全部建成后，将整合山东大学、省药科院、省医科院等研发资源进驻中心区发展，形成从化合物发现到中试直至产业化的完整公共服务创新平台，将会极大地降低山东省生物医药科研机构和企业的研发成本，对于加快推动医药科技成果转化，提升自主创新能力必将起到积极的促进作用。国家山东创新药物孵化基地将以集聚国内外优势名牌、知名企业、研发机构和集团总部为重点，以完善服务体系、法律保障、融资机制、基础设施为支撑，努力打造世界一流、国内领先的创新药物孵化基地。规划的新医药产业区占地10000亩，力争到“十二五”末，引进国家级平台转化项目100项，引进孵化企业200家，完成科技医药成果转化1000项，生物医药产业实现年销售收入300亿元以上。济南高新区管委会主任苏树伟同志在开工奠基仪式上表示，中心区建设将坚持高水平规划、高标准建设的原则，进一步加大招商引资和资源整合力度，千方百计引进国际先进、国内领先的技术，加快培育生物医药产业集群，争取建成创新能力强、产业配套完善的“中国药谷”。

2010 年印发了《山东省人民政府关于加快医药科技创新体系建设的意见》《山东省人民政府关于促进新医药产业加快发展的意见》《山东省人才工作领导小组关于印发“泰山学者—药学特聘专家”专项建设工程实施方案（试行）的通知》《山东省人民政府办公厅关于公布“泰山学者—药学特聘专家”岗位的通知》《山东省中药产业调整振兴指导意见》（以上文件由山东省科技厅社会发展处组织起草）。

《山东省医药工业调整振兴意见》；《山东省关于促进生物产业加快发展的指导意见》。

2010 年 12 月 19 日，国家综合性新药研究开发技术大平台——山东省重大新药创制中心专家委员会在济南山东大厦举行成立仪式并举行第一次会议。山东省科技厅厅长翟鲁宁出席会议，山东省重大新药创制中心理事会理事长、中心主任、山东大学副校长娄红祥作主题汇报。会议分两个阶段进行。第一阶段成立专家委员会。翟鲁宁在会上致辞。会议通过了专家委员会主任、副主任、委员名单，并宣告山东省重大新药创制中心专家委员会成立。会议通过的山东省重大新药创制中心专家委员会名单共 13 人。其中主任委员 1 人：中国工程院院士张伯礼（天津中医药大学）；副主任委员 2 人：中国科学院院士陈凯先（中国科学院上海药物研究所）、中国工程院院士管华诗（中国海洋大学）；委员 10 人：中国科学院院士张礼和（北京大学）、中国工程院院士刘昌孝（天津药物研究院）、张永祥教授（军事医学科学院）、杜冠华教授（中国医学科学院药物研究所）、王军志研究员（中国药品生物制品检定所）、王广基教授（中国药科大学）、田志刚教授（中国科技大学）、肖诗鹰研究员（科技部国家生物中心）、娄红祥教授（山东大学）、凌沛学研究员（山东省药学科学院）。本阶段会议由山东省科技厅社发处处长赵友春主持。会议第二阶段听取并讨论了山东省重大新药创制中心建设进展报告。会议由张伯礼院士主持。会议听取了娄红祥所作的《山东省重大新药创制中心建设进展》工作报告。各位专家针对报告进行了讨论，对山东省重大新药创制中心一年来取得的成绩给予了充分肯定，对存在的问题进行了深刻剖析，提出了中肯的意见与建议，并形成了山东省重大新药创制中心专家委员会第一次会议意见与建议。讨论后，翟鲁宁、娄红祥、济南市高新区管委会副主任崔志强分别发言。他们对专家委员会提出的意见和建议表示感谢，并表示在下一步的工作中，将按照专家委员会的意见和建议进行针对性的建设和完善，力争以优异的成绩迈入“十二五”，为我国的重大新药创制和山东医药经济的发展做出积极贡献。会议开始前，专家委员会成员还前往山东大学实地考察了新药创制大平台建设情况。来自山东大学、中国海洋大学、山东省药学科学院、山东省医学科学院、山东中医药大学、山东省中医药研究院、山东省药检所等山东省重大新药创制中心各联合单位的代表，齐鲁制药有限公司、山东新华制药股份有限公司、山东鲁南制药集团、山东绿叶制药有限公司、瑞阳制药有限公司、山东东阿阿胶股份有限公司、山东齐都药业有限公司、山东鲁抗辰欣药业有限公司、山东步长药业有限公司、山东益康药业有限公司等山东省重大新药产业技术创新战略示范联盟部分企业的代表以及专家委员会成员等50余人参加了会议。

2011年1月，山东省科学技术厅印发了《关于做好国家综合性新药研发技术大平台建设总结工作的通知》，对大平台建设三年来的主要成绩、合同任务完成情况、存在的主要问题等以及“十二五”发展规划思路进行了全面总结。据统计，到2010年底，山东国家综合性新药研发技术大平台共投入医药科研经费54.7亿元，其中共争取国拨经费4.23亿元；共获得国家批准新药证书56件，临床研究批件73个；在国内外核心期刊发表学术论文2457篇，其中SCI、EI收录论文达1191篇，出版学术专著33部；共获得省部级以上科技奖励83项；全年新药研发大平台共申请专利870项，其中授权国际发明专利17项，授权国内发明专利414项。

2011年4月26日山东国家综合性新药研发技术大平台省级配套经费预算论证会日程。山东省财政厅教科文处刘玉栋处长、牛红副处长；省科技厅领导，规财处、社发处有关人员；省重大新药创制平台服务中心人员。驻济国家新药研发大平台共建单位（山东大学、山东中医药大学、省医科院、省药科院、省中医药研究院、山东省药检所、济南高新区管委会）；齐鲁医院、省立医院、省中医院、省肿瘤医院，蓝金公司。主持人：社发处处长赵友春。省科技厅领导讲话；省重大新药创制平台服务中心负责人汇报预算内容；各共建单位专家评审论证，形成论证意见；省财政厅教科文处领导讲话。一是重点建设大平台公共服务平台，进一步完善创新药物研发的技术链，省财政配套4000万元支持大平台公共服务平台建设。二是建设“抗癌缓释植入剂特色平台”，省财政配套1000万元用于支持建设山东蓝金生物工程有限公司主建的“抗癌缓释植入剂特色平台”，作为大平台建设的重要组成部分。三是扶持省级新药临床评价研究（GCP）技术平台建设。为解决山东省没有国家新药临床评价研究（GCP）技术平台的问题，省财政拿出1000万元扶持齐鲁医院、省立医院、省中医院、省肿瘤医院四家临床医院建立省级新药临床评价研究（GCP）技术平台，其中，山东大学齐鲁医院心脑血管病新药临床评价研究（GCP）技术平台已列入“重大新药创制”科技重大专项建设计划，争取国拨经费800万元。

2011年5月，华中区域中药材规范化种植及大宗中药材综合开发利用技术研究（2011BAI06B00）项目已完成项目可行性论证、课题评审及预算评审评估工作。经研究，同意将其列入“十二五”国家科技支撑计划组织实施。项目组织单位：山东省科技厅、河南省科技厅、湖北省科技厅、陕西省科技厅。项目完成时间：2014年12月。本批启动课题经费总额：11942万元，其中，国家科技支撑计划专项经费3542万元。项目的主要考核指标为针对华中区域内金银花、茯苓、地黄、山茱萸、厚朴、绞股蓝、怀山药、盾叶薯蓣等大宗中药材和区域特色药材，开展规范化种植深化研究，优化升级SOP，扩大规范化种植面积。进行以目标中药材为原料的工业产品研究开发，发展新型大中药产业。开展药效基础物质研究，突破质量控制关键技术，提升目标中药材的质量标准。新扩药材种植面积3万亩，选育优良品种6~8个，制定地方标准25~30项，开发保健食品、新资源食品等非药品产品3~5种，申报国家发明专利12~15项，授权国家发明专利2~5项，发表学术论文60~80篇，培养博士10~15名、硕士研究生30~50人，培训技术员和药农10000人次，提高农民种植收益，每亩增收300元以上，总产值突破5亿元。

为深入贯彻落实《山东省人民政府关于加快医药科技创新体系建设的意见》，继续培育大平台（山东）产业化示范企业（以下简称示范企业），促进产学研结合，共建山东省新药研发大平台。2011年11月16日下达了申报示范企业的通知，共受理了17家企业申报。12月14日，组织药学专家进行了评审论证，重点对企业的规范化管理、生产规模、研发基础、产学研结合情况、企业科研规划和发展潜力等方面进行了综合论证。共有10家企业被认定为第二批“国家综合性新药研发技术大平台（山东）产业化示范企业”。

2011年，山东省科学技术厅推荐的山东东阿阿胶股份有限公司的“国家胶类中药工程技术研究中心”顺利通过了社发司和计划司组织的专家评审。截至2020年底，山东省共建有4家医药类国家级工程技术研究中心。

2011年6月18日，翟鲁宁厅长率国家新药研发大平台项目共建单位有关负责人等一行参加了在北京举行的课题总结答辩中期评估，专家组对山东医药产业的雄厚产业基础和科技需求给予充分肯定[1]。

2011年6月，山东省委组织部、山东省科技厅联合邀请同行专家对“泰山学者—药学特聘专家”候选人进行了评审，经考察、公示等遴选工作，确定赵忠熙等10人为“泰山学者—药学特聘专家”，其中，国外引进5人，外省大院大所引进5人；2人入选国家“千人计划”；1人为国家杰青基金获得者，省科技厅在科技攻关计划中每人支持50万元科研经费。

2011年6月，山东省科技厅转发了《“重大新药创制”科技重大专项“十二五”计划2012年新增课题申报指南》，并组织有关单位认真做好课题申报工作。同时积极帮助申报单位完善申报材料，协调有关业内专家予以指导。目前山东省累计争取“重大新药创制”科技重大专项项目共22项，国拨经费总计7356.61万元。其中，山东国家综合性新药研发技术大平台承担20项，合计经费6334.8万元。大平台共建单位山东中医药大学承担1项，9家大平台（山东）产业化示范企业承担了17项。

2011年7月，山东国家综合性新药研发技术大平台建设现场汇报会在济南召开。会议由省政府主持，会议总结“十一五”山东国家新药大平台建设成效，研究存在问题，部署“十二五”工作和近期工作重点。山东省科技厅翟鲁宁厅长汇报新药大平台建设进展。济南高新区管委会苏树伟主任汇报新药大平台中心区建设规划与进展。孙伟副省长做重要讲话。会上考察了大平台中心区一、二期工程、山东省药科院、山东大学药学院。参会单位与人员（约40人），包括山东省委常委、副省长孙伟，山东省政府副秘书长张德宽，山东省发改委、山东省经信委、山东省科技厅、山东省教育厅、山东省财政厅、山东省人力资源社会保障厅、山东省国土资源厅、山东省卫生厅、山东省人口计生委、山东省食品药品监督管理总局、济南市人民政府、山东大学、中国海洋大学、省商业集团总公司、省医学科学院、山东中医药大学、省药科院、山东省中医药研究院，济南高新区管委会、济南市科技局等单位主要负责人。新闻单位有大众日报、山东卫视、科技日报山东记者站、新华社山东分社、齐鲁晚报、山东科技信息报等。

2011 年 9 月 23 日，国家重大专项评估检查工作组一行十四人来山东省对新药创制重大专项任务执行情况进行实地调研评估。评估组对山东重大新药创制平台两年多来的工作表示认可，对山东省委、省政府 3 年出台 8 个加快医药创新与产业发展的政策性文件给予了高度评价，认为重视程度居各省之首。并提出了“要进一步加强课题资源集成，突出优势和特色，创新和完善运行机制，提高对外支撑与服务的能力和水平”的意见建议。

为组织实施“国家重大新药创制科技重大专项”，建设山东省医药科技创新体系，研究提出做大做强山东省生物医药产业的工作思路和政策建议，山东省科技厅组成调研组对全省医药发展与平台建设所涉及的 16 个地市科技局、100 多家企事业单位，采取会议座谈、问卷调查、现场考察、专题研讨等形式进行了专题调研。形成的《努力打造新药创制平台，建设生物医药强省》调研报告，并将报告的主要内容落实到了医药创新大平台建设中。在 2011 年度全省政府系统优秀调研成果评选中，调研报告获得一等奖。

国家临床评价研究平台取得突破。山东省科技厅扶持 300 万创建的齐鲁医院“山东省心脑血管新药临床评价研究（GCP）平台建设”列入“重大新药创制”科技重大专项平台建设计划，这也是山东省争取到的第一个国家级新药临床研究平台建设，山东省新药大平台已形成了完整的技术链。

2011 年 11 月，山东省人民政府办公厅正式下文公布了“泰山学者—药学特聘专家”名单。2011 年 6 月 30 日，“泰山学者—药学特聘专家”评审会在山东大厦召开。来自中国医学科学院、北京大学、清华大学、军事医学科学院等 5 名国内知名医药专家组成评审专家组。省委组织部胡文荣副部长、省科技厅翟鲁宁厅长出席会议并讲话。省科技厅郭九成副厅长主持会议。胡文荣副部长在讲话中指出，省委、省政府高度重视高层次人才和团队建设。泰山学者建设工程是山东省培养吸引高层次领军人才的龙头工程，目前已选聘了191名泰山学者特聘专家（教授），183名泰山学者海外特聘专家，培养了一批学术研究、技术创新领军人物，建设了一批高水平科研基地，带动了一批高水平创新型学术团队，形成了推动山东自主创新的核心力量。山东省医药产业连续七年全国产值第一，已成为山东省最具活力的战略性新兴产业，对人才尤其是医药科技领军人才的需求日益迫切，急需自主创新能力强的人才团队。“泰山学者—药学特聘专家”专项建设工程，目的就是为了山东省新药大平台招才引智。该工程计划用3~5年时间，面向海内外公开选聘20~30名学术造诣深、发展潜力大、具有领导本学科赶超世界先进水平的药学特聘专家，带动山东省企业不断推出具有自主知识产权的重大新药，推进山东省由医药大省向医药强省转变，努力把医药产业打造成为山东的支柱产业。翟鲁宁厅长在讲话中指出，加快山东国家综合性新药研发技术大平台建设，首要任务是壮大高端医药研发人才队伍。山东省委、省政府高度重视新药大平台建设。围绕大平台建设，构建了四个保障体系（组织保障体系、政策保障体系、人才保障体系和资金保障体系），其中人才保障体系是重中之重。在省委组织部的大力支持下，出台了《山东省人才工作领导小组关于印发“泰山学者—药学特聘专家”专项建设工程实施方案（试行）的通知》。据了解，这是全国第一个省级政府专项为大平台建设设置的品牌人才岗位。为了改变山东省医药研发人才布局不合理，缺少国家队专家的局面，经商省委组织部，决定今明两年的“泰山学者—药学特聘专家”全部从省外、国外引进。引进人才的标准，要符合“泰山学者”条件并高于山东省现有医药专家的平均水平。省政府批准的17个“泰山学者—药学特聘专家”岗位共推荐了35个候选人。其中，5人为国外知名高校的教授或医药大企业的科学家；22人有海外学习背景或在国外知名医药企业工作经历。2人（王鹏、赵忠熙）已入选国家千人计划；2人（柳红、邵荣光）为国家杰出青年基金获得者。因2个岗位候选人有国家千人计划，依照有关规定，不参加答辩直接入选“泰山学者—药学特聘专家”。另有5个岗位因候选人不能到场答辩或候选人为省内专家，而取消此次答辩资格，可继续招聘合适人选参加下一轮答辩。参加此次答辩的共10个岗位20位候选人。评审专家组认真听取了20位候选人的陈述，并进行了质疑答辩，最后推出10位“泰山学者—药学特聘专家”。“泰山学者—药学特聘专家”候选人、设岗单位及其主管部门、驻济单元技术平台负责人，省委组织部人才处、省科技厅社会发展科技处、省重大新药创制平台服务中心负责人等50余人参加了会议。

2011年山东省科学技术厅积极组织有关单位认真做好“重大新药创制”科技重大专项的申报工作，帮助申报单位完善材料。争取“重大新药创制”科技重大专项项目共22项，国拨经费总计7356万元。截至2011年底，山东国家综合性新药研发技术大平台共投入医药科研经费54.7亿元，其中共争取国拨经费4.23亿元；共获得国家批准新药证书56件，临床研究批件73个；在国内外核心期刊发表学术论文2457篇，其中SCI、EI收录论文达1191篇，出版学术专著33部；共获得省部级以上科技奖励83项；全年新药研发大平台共申请专利870项，其中授权国际发明专利17项，授权国内发明专利414项。对大平台争进国家“十二五”建设计划起到了重要的支撑作用。

2011年11月12日，由烟台荣昌制药有限公司、同济大学和烟台经济技术开发区共建的“生物新药创制联合平台及开发基地”开工典礼在烟台经济技术开发区举行。中国生物技术发展中心副主任马宏建、医药生物技术处处长郑玉果，同济大学校长裴刚，山东省科技厅副厅长徐茂波，山东省药监局局长李民及烟台市领导和相关部门的负责同志出席了开工典礼仪式。该基地规划面积400亩，一期工程占地220亩，建筑面积65000平方米，主要进行研发中心、GMP生产车间及配套设施建设，拟形成4条1000升一次性细胞培养袋生物反应器生产线，蛋白表达量达到2~3克/升，建立从基因克隆、细胞库建立、小试表达、中试放大直到规模化生产的新药开发生产系统；二期工程将续建6条1000升一次性细胞培养袋生物反应器生产线，总量达到10000升规模，年产重组蛋白大于200千克，可同时进行一系列重组蛋白质药物的开发。烟台荣昌制药有限公司是山东国家综合性新药研发技术大平台科技示范企业，基地的建立对于进一步提高公司的新药研发能力、为国家新药大平台的建设将起到重大的推动作用。

2011年12月12~14日，国家山东创新药物孵化基地项目调度会在济南召开。会议听取了项目技术负责人凌沛学研究员所做的项目总体进展情况报告；听取了77个课题负责人关于各课题进展情况的报告。国家山东创新药物孵化基地由山东省科技厅牵头，组织济南、潍坊和烟台三个生物园区联合申报，2010 年获“重大新药创制”科技重大专项立项，总经费 5.5 亿元，国拨经费 1.1 亿元，实施期限 2010～2012 年，项目涉及 38 家单位和 77 个课题，涵盖了创新药物研制、药物大品种技术改造、关键技术攻关、单元技术平台和国际化等课题。截至 2011 年，项目已获得发明专利授权 70 项，制定国家药品技术标准 14 项，正在审评标准 8 项，截至 2011 年底获得省部级以上奖励 32 项。

2011 年 12 月 22 日，山东省科技厅在济南组织专家对菏泽编制的《山东省创新药物（菏泽）孵化基地“十二五”建设与发展规划》进行了论证。专家组听取了菏泽市科技局和菏泽高新区管委会关于《规划》的汇报，认为《规划》总体思路清晰，目标明确、重点突出、科学合理，政策措施得当，可操作性强，符合国家和省出台的有关生物医药科技发展规划、产业政策及菏泽实际，对菏泽进一步增强医药自主创新能力、营造良好的产业发展环境、形成产业聚集和企业集群、实现基地生物医药产业的快速发展，具有重要的指导意义。12 月 27 日，山东省科技厅正式下文批复同意建设“山东省创新药物（菏泽）孵化基地”。

2011 年，山东省医药产业实现销售收入 2032.95 亿元，连续八年全国第一，约占全国的 14%，规模优势明显。

2012 年 1 月 10 日，国家综合性新药研发技术大平台（山东）产业化示范企业——东阿阿胶股份有限公司与哈尔滨工业大学战略合作签约仪式暨国家胶类中药工程技术研究中心自动化实验室揭牌在北京饭店隆重举行。科技部重大项目办刘玉兰副司长、刘迟处长、科技部社发司郑忠副处长、哈尔滨工业大学书记王树权、校长王树国、东阿阿胶秦玉峰总经理、山东省科技厅社会发展处赵友春处长等参加了揭牌与签约仪式。为加快国家胶类中药工程技术中心建设，提升胶类中药生产的自动化水平，东阿阿胶股份有限公司投资 3000 万元建立国家胶类中药工程技术研究中心自动化实验室和哈工大研究生实习基地，力争在国家胶类中药工程技术研究中心建设期内，使胶类中药生产的自动化水平再上一个新台阶，为国家新药研发大平台建设做出贡献。另外，公司还在哈工大设立了大学生奖学金。

2012 年 4 月 21 日，“泰山学者—药学特聘专家”评审会议在山东大厦临沂厅召开。参会人员有省委组织部胡文荣副部长，省科技厅翟鲁宁厅长、徐茂波副厅长；国家重大新药创制专项实施管理办公室特邀专家5人；“泰山学者—药学特聘专家”候选人及其设岗单位，主管部门。省委组织部人才处负责人，省科技厅社发处负责人。评审会议由山东省科技厅徐茂波副厅长主持。徐茂波副厅长介绍与会专家和领导；山东省科技厅翟鲁宁厅长讲话；山东省委组织部胡文容副部长讲话；山东省科技厅社发处赵友春处长介绍2012年“泰山学者—药学特聘专家”申报情况、资格审查情况，药学特聘专家聘任条件等；省科技厅徐茂波副厅长宣布成立“泰山学者—药学特聘专家”评审专家组，推荐专家组组长。评审专家组组长主持答辩会议。评审专家根据答辩情况和评审条件填写《山东省“泰山学者—药学特聘专家”推荐人选评审表》，集体讨论、酝酿，拟推荐7名符合条件的候选人确定为“泰山学者—药学特聘专家”。

2012年，山东国家综合新药研发技术大平台“十二五”科研条件建设规划（2011～2015）印发实施。为加快国家综合性新药研发技术大平台建设，集中有限资源服务山东省医药科技创新发展，降低医药科研单位和企业新药研发与产业化的成本，山东省科学技术厅组织相关专家和国家综合性新药研发技术大平台共建单位共同编制了《山东国家综合性新药研发技术大平台“十二五”科研条件建设规划》（简称《规划》）。规划经过专家评审论证，专家认为，《规划》坚持高标准、高聚集度、高利用率，坚持整体规划、协作配套、突出特色，可以为建设医药科技强省、培育新医药战略性新兴产业提供科技支撑，符合山东省实际和国家要求。山东省科学技术厅据此发布实施规划。《规划》的主要内容包括“十一五”建设成效、指导思想与基本原则、“十二五”建设任务与目标和推动措施四部分，总体目标是瞄准建设国际先进，国内一流水平的国家综合性新药研发技术大平台的目标，建立适宜重大新药创制和成果转化的科研仪器装备共享管理体制和运行机制，减少仪器设备的重复购置，进一步提高使用效率，加速医药科技创新[2]。

2012年5月18号，“重大新药创制”科技重大专项财务培训班暨新药大平台财务验收复查会议召开。为确保完成国家验收任务，使山东省承担的国家“重大新药创制”科技重大专项“山东省重大新药创制中心建设”“国家山东创新药物孵化基地建设”等课题的财务验收材料顺利通过验收，检查预验收后财务验收材料的整改情况，山东省财政厅、山东省科技厅于5月18号在济南举办“重大新药创制”科技重大专项财务预算与财务验收报告编制培训班暨新药大平台财务验收复查会议。请“重大新药创制”专项财务专家、中国医科院财务处长王延平高级会计师讲课：培训国家科技重大专项财务预算和财务验收材料编报知识和技巧，典型案例解析。并进行现场答疑。对新药大平台和新药孵化基地财务验收材料整改情况进行复查。参加培训人员为新药大平台建设行政和技术责任人，参建单位的财务负责人和分管领导或者项目负责人。新药孵化基地建设行政和技术责任人，项目承担单位财务负责人和分管领导或者项目负责人。会议由徐茂波副厅长主持。山东省财政厅教科文处负责同志讲话。王延平会计师讲课并对各单位财务验收材料进行现场验查指导。

2012年6月1日，国家“重大新药创制”科技重大专项验收组来山东省现场验收山东国家综合性新药研发技术大平台——“山东省重大新药创制中心建设”项目。验收组现场考察了大平台服务中心和部分单元技术平台，听取了山东重大新药创制中心建设课题专项汇报。山东省委常委、副省长孙伟出席验收会议并讲话。专家组对山东省大平台建设的实践给予了高度的评价，一致认为，山东大平台建设令人鼓舞，令人振奋。省委、省政府高度重视，调动了各方面的积极性，省政府连续发八个文件加强大平台建设与医药产业发展，全国仅有一家。山东大平台在省委、省政府的领导下，有效整合了海洋、糖类、微生物等优势资源，取得了一些成果。大平台建设加快了山东医药企业成为自主创新的主体和智力投资中心的步伐。省政府配套了建设资金，济南、烟台、潍坊三地投入77亿元建设区域平台，吸引和凝聚了一大批人才。9月底卫生部科技重大专项财务验收工作小组办公室委托会计师事务所对山东省新药大平台进行了财务审计工作，顺利通过。

2012年6月1日，山东国家综合性新药研发技术大平台顺利通过国家验收。国家“重大新药创制”科技重大专项验收组来山东省现场验收山东国家综合性新药研发技术大平台——“山东省重大新药创制中心建设”项目。验收组现场考察了大平台服务中心和部分单元技术平台，听取了山东重大新药创制中心建设课题专项汇报。山东省委常委、副省长孙伟出席验收会议并讲话。专家组对山东省大平台建设的实践给予了高度的评价，一致认为，山东大平台建设令人鼓舞，令人振奋。省委、省政府高度重视，调动了各方面的积极性，省政府连续发八个文件加强大平台建设与医药产业发展，全国仅有一家。山东大平台在省委、省政府的领导下，有效整合了海洋、糖类、微生物等优势资源，取得了一些成果。大平台建设加快了山东医药企业成为自主创新的主体和智力投资中心的步伐。省政府配套了建设资金，济南、烟台、潍坊三地投入77个亿建设区域平台，吸引和凝聚了一大批人才。9月底卫生部科技重大专项财务验收工作小组办公室委托会计师事务所对山东省新药大平台进行了财务审计工作，顺利通过。

2012年8月根据专项通知要求，山东省组织推荐山东省重大新药平台服务中心牵头申报的“山东省重大新药创制中心建设”和山东绿叶制药有限公司申报的“天然药物及新制剂企业综合性大平台建设”两个平台建设，“天然药物及新制剂企业综合性大平台建设”已获专项资助，国拨经费8400万元。

为加快建设“官产学研用”密切结合的大平台，引导企业成为技术创新主体，继续培育“国家综合性新药研发技术大平台（山东）产业化示范企业”。2012年新认定了10家示范企业，目前全省共30家，示范企业作为新药大平台的重要组成单元，与科研单位密切合作，强化了对新药大平台医药科研成果的转化能力[3]。

继续加强“泰山学者—药学特聘专家”等高层次人才引进工作。为解决山东省医药高端研发人才匮乏的瓶颈，根据《山东省“泰山学者—药学特聘专家”建设工程实施方案》的整体部署，经商山东省委组织部于4月和9月启动了两批“泰山学者—药学特聘专家”的选聘工作。4月药学特聘专家王爱军等7人由省政府办公厅下文公布。第二批5位。上述12位药学特聘专家均在省科技攻关计划中给予了立项资助，每位50万元，共600万元。同时对2011年入选的10位药学特聘专家工作情况进行了评议评价，择优支持了5位，共250万元。药学特聘专家带着科研任务上岗，上一年上岗的药学特聘专家部分取得重要突破，例如益康药业股份有限公司的国家1类新药新尼群地平原料及制剂获得了临床批件，山东大学的王爱军在美国发现干细胞是导致动脉硬化的元凶，这一研究成果为未来的血管疾病治疗提供了全新的目标，并可能会彻底改革心血管疾病的治疗方法。烟台绿叶公司的冯东晓博士搭建了中国第一个转基因小鼠研究平台。

2012年，山东省生物医药领域省级财政经费支持达2.925亿元，创历史新高，有力地支撑了医药科技创新体系建设。山东省医药科技创新体系建设以国家综合性新药研发技术大平台为主要抓手，稳步推进创新药物孵化基地建设，大力支持高端医药人才引进，重点培育医药骨干企业，多措并举，成效显著。其中，山东省财政又拿出6400万元用于新药大平台各单元技术平台和创新药物孵化基地等配套支持，为确保经费使用科学合理，发挥引导和支撑作用，山东省科技厅会同山东省财政厅邀请国内知名专家，对2012省财政配套经费项目进行评审。专家组认为：各单位申报的省财政配套项目目标任务明确，符合国家目标，对培育新医药产业群将会起到重要的促进作用。

2012年8月26日，烟台市与中国科学院上海药物研究所建立烟台分所协议签订仪式在烟台市举行。山东省科学技术厅厅长翟鲁宁致辞，中国科学院副院长张亚平院士，上海药物研究所丁健院士等参加会议。

为贯彻落实全国科技创新大会精神，2012年省财政厅和省科技厅联合启动了“山东省自主创新专项计划”，其中生物医药领域是重点。年初山东省开展了调研工作，并拟订了《山东省生物医药产业路线图》，确定了一类新药临床研究、蛋白质药物大规模制备等为今年的支持重点。今年共立项资助14项，省财政拨款经费1.5亿元，其中设立专项经费从外省引进医药企业1家；在“省自主创新成果转化重大专项”中，立项支持25项，省拨经费7000万元。大力促进了医药科技成果的转化，提升了企业的创新能力。

2012年12月24日，国家综合性新药研发技术大平台汇报会在烟台高新区召开。会议主要内容是贯彻落实党的十八大精神，总结国家综合性新药研发技术大平台和国家山东创新药物孵化基地建设成绩，交流建设经验，研讨存在的问题，部署“十二五”大平台建设任务。现场考察山东国际生物医药园（大平台、国家山东创新药物孵化基地）。为泰山学者—药学特聘专家、大平台产业化示范企业、创新药物孵化基地、新药临床评价研究中心（GCP）颁牌。参会单位与人员（正式代表105人）有山东省委常委、常务副省长孙伟；山东省政府副秘书长张德宽等。山东省重大新药创制平台协调小组成员。大平台参建单位与重点市分管领导。泰山学者—药学特聘专家。新闻单位（大众日报、山东卫视、科技日报山东记者站、新华社山东分社、齐鲁晚报、山东科技信息报）。会议由山东省重大新药创制平台建设协调小组副组长、科技厅厅长翟鲁宁主持。徐茂波副厅长宣读省政府批准的泰山学者—药学特聘专家等文件。山东省委常委、副省长孙伟等领导为泰山学者—药学特聘专家、大平台产业化示范企业、创新药物孵化基地、新药临床评价研究中心（GCP）颁牌。济南高新区、烟台高新区、绿叶制药有限公司、东阿阿胶股份有限公司、山东大学齐鲁医院、泰山学者—药学特聘专家李三鸣（罗欣药业股份有限公司）作典型发言。省委常委、常务副省长孙伟作重要讲话。

2013 年 1 月 14 日，山东省科技厅在全国社会发展科技工作会议上作典型发言。会上介绍了山东医药创新体系建设经验。瞄准切入点，加快推进全省医药科技创新体系建设。长期以来山东医药产业大而不强，关键是医药科技创新能力薄弱，为此我们以培育新医药战略性产业为切入点，以国家启动“重大新药创制”专项为契机，积极整合省内优势科研力量，打造国家综合性新药研发技术大平台（新药大平台），积极构建山东医药科技创新体系。一是打造一个中心区。以济南高新区为重点，建设完成了技术链与产业化链相衔接的 29 万平方米的医药科技创新核心功能区。二是打造一批转化基地。形成了生物药与化药创新、海洋新药创新、中药创新、实验动物、新药临床研究和新药成果转化为主要内容的六大转化基地构架。三是打造一批示范企业。形成了齐鲁制药、绿叶制药、鲁抗辰欣、荣昌制药、山东先声麦得津等 30 家医药大企业组成的示范企业集群。四是打造一批创新团队。形成了一批以千人计划海外人才和泰山学者特聘专家为代表的创新团队。经过 3 年建设，全省新药创制能力得到进一步提升，大平台新药产出大幅增加，尤其是 2011 年以来，一类新药的临床研究受理量达 15 件，高于“十一五”期间的申请量。荣昌制药公司研发的国家一类新药“泰爱”已获临床研究批件，填补了我国自身免疫系统疾病及 B 淋巴细胞肿瘤患者靶点治疗药物的空白。齐鲁制药的一类新药小分子靶向抗肿瘤药物塞拉替尼已获临床研究批件，疗效优于国外上市同类产品，有着广阔的市场前景。2012 年 6 月新药大平台顺利通过国家验收，受到专家好评。标志着集新药研发与成果转化相衔接、产学研相结合、项目基地人才一体化的山东医药科技创新体系建设取得标志性进展。一是组织开展了中药现代化科技示范工程。先后认定了33家省级中药现代化科技示范企业、9个中药现代化科技产业示范县（基地）、3个中药现代化科技产业示范园区和1个中药现代化科技企业孵化器，对示范单位在各类计划中给予重点支持，有效地带动了中药产业的发展。二是深入推进山东省医药科技创新体系建设。加大对新药大平台产业化示范企业的扶持力度，强化骨干企业的技术创新主体地位；继续推进大平台中心区和孵化基地建设，加强公共资源共享机制的研究和实践；继续争取省委组织部、省财政厅在人才引进、资金等方面对大平台的支持，确保人才、项目、基地建设的相互推进；确保组织、实施好山东省生物技术与医药领域的自主创新计划，为山东省医药产业保持国内领先地位提供科技支撑。中医药现代化工作实现突破，跃居国内先进水平。“国家中药现代化科技产业（山东）基地”通过国家验收，受到科技部表彰，标志山东省中药现代化跃居国内先进水平。《科技日报》做了整版报道，《大众日报》等媒体多次报道，在国内引起较大反响。继省政府印发《关于加快中药现代化发展意见》之后，省政府办公厅转发《山东省中药产业调整振兴指导意见》，形成了中药政策链。形成了独具特色的中药现代化科技示范体系。全省建设省级中药现代化科技示范企业33家、中药现代化科技产业示范县（基地）13家、中药现代化科技企业孵化器1家、中药现代化科技产业示范园2家。

从2010～2013年社发领域累计争取在山东省设立国家工程技术研究中心9家，是新中国成立以来到2009年山东省国家工程技术研究中心数量的3倍。其中医药领域国家工程技术研究中心4家，数量均居全国第一名。绿叶制药公司申报的“天然药物与新制剂国家新药大平台”被“重大新药创制”国家科技重大专项批准为全国八大企业新药大平台之一，中央财政支持6158万元；推动了山东省新药研发主体向企业的转变。青岛市立医院获国家新药专项“自身免疫性疾病和神经退行性疾病国家药物临床试验研究平台”，国拨经费800万元，继齐鲁医院之后成为第2家国家新药临床试验机构，完善了新药研发从新药发现到临床前研究、临床研究的创新链条。荣昌制药获批国家“蛋白质工程新药创制平台及开发孵化基地”，山东省企业类创新药物孵化基地达3家。

参考文献

[1] 魏东. 省药物研究院综合实验大楼动工，山东重大新药创制平台建设迈出重要步伐. 科技日报，2009年12月14日，第007版山东之窗.

[2] 山东省科学技术厅.《山东国家综合性新药研发技术大平台"十二五"科研条件建设规划》，科学技术文献出版社，2010年.

[3] 山东省科技厅.《山东科技年鉴》，山东省科学技术厅，2012.